临床膝骨关节炎学

主编 张洪美

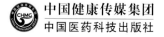

中国健康传媒集团

中国医药科技出版社

内 容 提 要

本书重点阐述了膝骨关节炎的基础知识、诊断与治疗方法、手术方法和前沿研究内容，并结合中西医诊疗特色、临床实践经验和临床实际需求，将围术期处理、加速外科康复和人工智能等内容融入其中，让每一位读者均能有所感、有所悟、有所得。同时，配以大量珍贵图片，使读者能够身临其境，从而更快速的学习与掌握膝骨关节炎相关的知识与技术。

本书适用于骨科医生、护士及在校师生参考、学习。

图书在版编目（CIP）数据

临床膝骨关节炎学/张洪美主编.—北京：中国医药科技出版社，2023.6
ISBN 978-7-5214-3830-7

Ⅰ.①临… Ⅱ.①张… Ⅲ.①膝关节-骨关节炎 Ⅳ.①R684.3

中国国家版本馆CIP数据核字（2023）第047788号

美术编辑　陈君杞
版式设计　友全图文

出版　**中国健康传媒集团** | 中国医药科技出版社
地址　北京市海淀区文慧园北路甲22号
邮编　100082
电话　发行：010-62227427　邮购：010-62236938
网址　www.cmstp.com
规格　787×1092mm $\frac{1}{16}$
印张　14 $\frac{3}{4}$
字数　333千字
版次　2023年6月第1版
印次　2023年6月第1次印刷
印刷　三河市万龙印装有限公司
经销　全国各地新华书店
书号　ISBN 978-7-5214-3830-7
定价　**168.00元**

获取新书信息、投稿、为图书纠错，请扫码联系我们。

编委会

主　　编　张洪美

编　　委　（按姓氏笔画排序）

王秀均　闫　奇　汤吉祥　孙　钢

李　彦　何名江　邸冬雪　张　磊

张志军　张洪美　单鹏程　赵铁军

荆　琳　胡佩岩　顾力军　徐惠青

唐　海　程　桯

编写秘书　何名江　李　彦

序言
XUYAN

　　今受张洪美之邀，为其新书作序，实不敢为之。而细读全书，感受颇多，遂记之。骨关节炎是十分常见的骨科疾病，特别是膝骨关节炎（Knee Osteoarthritis，KOA）更是最常见的关节疾病，也是关节外科医师最常诊治的疾病之一。根据中国健康与养老追踪调查数据库统计，我国症状性KOA的患病率为8.1%，并且随着我国人口老龄化，其发病率逐年上升。KOA不仅发病率高，而且后期导致膝关节畸形和严重功能障碍，不得不需要人工关节置换手术来解决。近年来，我国全膝关节置换手术逐年增加，初步统计已超过每年40万例，给家庭和社会造成巨大的经济负担。故有效预防和治疗KOA已经成为我国亟待解决的重大课题。KOA的治疗方法虽然很多，但疗效却千差万别，尽管有规范或指南，但仍有错诊、漏诊或误诊，或方法与疾病分期、分级不符合。我本人也曾经起草或参与了多个KOA诊疗指南的制订，如中华医学会骨科分会关节外科学组《骨关节炎诊疗指南（2021年版，2018年版）》。其目的是统一认识，形成规范化方案，减少诊疗错误，提高治疗效果，同时，为国家节约资源。不过书海泛舟，有关KOA的专门书籍国内还真不多。早年陈百成教授曾有书成，仿佛久矣。今读洪美新著，兼具系统与全面，基础与临床，药物与手术，文献复习与独特见解，更有我国之特色——中医药。加之病例有趣，图文并茂，令人耳目一新。认识张洪美已经二十年有余，主要通过学术交流和学会工作，再加上同在北京，交流也多。对他每每报告的KOA病例印象深刻，对他团队中的其他医师也有所了解，期间不仅有他的硕士生毕业后续读我的博士，也有我的学生毕业后去他们医院工作。所以对他团队的医、教、研的实际情况，及其在KOA科研和临床方面所做的大量工作比较了解。期望本书对重视骨关节炎研究和临床应用的同仁有所借鉴。

　　感谢张洪美及团队对我的信任与邀约。上述感激与感悟，代之为序。

北京协和医院外科学系主任

中华医学会骨科分会副主任委员

翁习生

2022年12月6日于北京

前言
QIANYAN

　　骨关节炎（Osteoarthritis，OA）是一种因关节软骨退行性改变而引起的以关节疼痛、肿胀、畸形、功能障碍为主的慢性疾病，是中老年人的常见病和多发病，其发病率仅次于心血管疾病居第二位。世界卫生组织将每年10月12日定为"世界关节炎日"。在东方国家，膝关节是全身关节之中最常发生OA的部位，因而在我们中国，随着人口老龄化，膝骨关节炎（KOA）的发病率逐年上升。而KOA不仅发病率高，而且致残率也高，严重危害着人们的生活健康，带来了严重的经济负担和社会负担。

　　KOA的病因仍未清楚，仅仅证实其根本病理变化是软骨皲裂、溃疡、纤维化、脱失等退行性改变，目前尚缺乏针对其病因的治疗，多仅限于基础实验研究中。但是KOA的发病危险因素较为明确，包括遗传因素和非遗传因素，遗传因素如Ⅱ型胶原软骨基质遗传失调；非遗传因素很多，如年龄、雌激素、肥胖、外伤、职业、环境、手术史和继发于其他疾病等，这为KOA的课题研究和临床诊疗工作提供了基础。临床上将KOA分为原发性和继发性两类，以便针对发病危险因素进行预防和治疗。

　　现今，KOA的治疗趋于规范和共识，即"基础性治疗、保膝手术、人工关节置换术"的阶梯化分级方案，这也体现在国内外学（协）会的指南中，如美国骨科医师协会、中华医学会骨科分会关节外科学组和中国中西医结合学会骨伤专业委员会等制订的KOA诊疗指南。目前，治疗KOA的中西药物种类繁多，疗效各异，基本满足了早中期KOA患者需求；细胞分子水平的基础研究和治疗在我国也逐渐发展起来，且日趋成熟；在手术方面，无论截骨矫形和微创（关节镜）软骨修复等"保膝"，还是单髁、髌股关节的部分置换和全膝关节置换都获得了巨大的进步，并结合人工智能与数字化，使手术更为精准满意。

　　二十余年来，我们做了大量的KOA科研和临床工作，取得了一定的经验和临床效果，并时刻关注本领域KOA的基础研究和临床诊疗成就。一直酝酿需要进行系统性地总结，现终于编写成书。本书以KOA的流行病学、病因病机、临床诊断、基础治疗、中医药治疗、保膝手术和关节置换为主线展开。根据临床需要增加了围手术期处理、加速外科康复和人工智能等章节，并加入我们多年来的科研成果及前沿研究的文献报道。在前面五章中，重点阐述了KOA的发病危险因素、软骨分子生物学与病理变化、膝关节生物力学等基本概念，为后面章节打好基础。又利用三章篇幅，介绍了KOA的诊断与基础治疗，尤其总结了药物和非药物疗法的常见种类和基本操作。第九章到第十四章是手术部分，首先阐述KOA的手术麻醉管理与方法；接着书写膝内外翻的截骨矫形和关节镜软骨修复等保膝手术；大量篇幅详述了严重KOA的人工关节置换手术，包括全膝、单髁和髌股关节置换，以及严重膝关节畸形的分类置换手术；这些章节均结合我们自己的临床经验进行书写，并插入我们自己拍摄的手术图片，以做到图文并茂，使读者身临其境；此外，初步介绍了人工智能技术和加速外科康复在KOA手术中的应用。在第十五章中，首先论述了中医将KOA归为痹症范畴（膝痹病），及其病因病机和辨证施治，而后结合我们的课题成果和临床实践，阐述补肾除湿法和温阳益髓法联合软骨修复技术的现代分子生物学机制和临床疗效。最后，在第十六章中初步总结了KOA的细胞分子学前沿研究与应用现状，以供科研和临床参考。

KOA病因不明，是目前医学界的研究热点，临床治疗方法各有千秋、百家争鸣，致使许多学（协）会制订指南或共识，以期达到规范化。本书希望为此做出贡献，以体现规范化诊疗与阶梯化方案的价值，期望对大家有所裨益。虽然我们在书写过程中根据现代研究和学会指南，并紧密结合自身经验，尽量采用一手资料，但是仍然很难做到全面与深刻，可能还会存在争议问题，衷心希望同仁们纠偏斧正。

在此，感谢我们团队的辛勤工作！感谢读者同仁们的不吝赐教！开卷有益！

张洪美
2022年冬于望京医院

目录
MULU

第一章　膝骨关节炎的概念

膝骨关节炎（Knee Osteoarthritis，KOA）是一种以膝关节软骨退行性病变和继发性骨质增生为特征的慢性关节疾病，是一种常见病、多发病，严重影响患者的生活质量。KOA症状往往进展缓慢，随着时间推移逐渐出现膝关节疼痛、肿胀、僵硬、畸形等，导致膝关节不能自如活动，严重者可完全无法行动。KOA的病因和发病机制尚不十分明确，目前认为其发病与患者年龄、肥胖、炎症、创伤及遗传因素等有关，以老年人群常见，男女均可发病，女性多于男性。

第一节　膝骨关节炎的分类

KOA根据病因可分为原发性KOA和继发性KOA。少数KOA的发病缺乏明确的病因，被称为原发性KOA。原发性KOA多与遗传及老年退化有密切关系，多发生在老年人。而由于创伤、关节畸形、炎症或代谢及神经源性疾病导致的KOA，被称为继发性KOA。继发性KOA在青壮年甚至儿童均可发生。

原发性KOA是由全身或局部的综合因素所致，如软骨营养和遗传失调等，但其具体病因尚不完全清楚。继发性KOA一般是在原发疾病基础上发生的继发性改变，主要是创伤及炎症所导致。创伤包括骨折、脱位、半月板损伤、韧带损伤等，炎症以化脓性关节炎、类风湿性关节炎等为主。通过治疗后，炎症即便消退，关节软骨面会受到不同程度的损害，出现关节软骨面的溃疡、纤维化、脱落，从而引起膝关节出现骨质增生，导致KOA的发生。

根据中华医学会《骨关节炎诊疗指南》（2021年版）提出的KOA分期标准，KOA的临床症状和体征包括膝关节疼痛、活动障碍、肿胀和畸形4个方面，其中患者的主观疼痛为主要症状，使用视觉模拟评分法评价疼痛的严重程度，同时将客观影像学检查作为确诊标准，其中X线片表现为基本标准，磁共振为补充标准。以目前临床上应用最广泛的Kellgren-Lawrence（K-L）分级作为X线片表现的分级标准（图1-1-1），膝关节核磁共振表现以Recht分级作为标准（图1-1-2）。

疼痛是绝大多数KOA患者就诊的主要因素，初期为轻、中度疼痛，非持续性，运动或受凉时可诱发或加重疼痛，随着疾病的进展，疼痛可能首先影响上下楼梯或蹲下起立动作，且与活动呈明显相关性，疾病进展到中期时疼痛症状会进一步影响到平地行走过程，晚期可以出现持续性疼痛，明显影响活动甚至影响睡眠及非负重活动。KOA早期不明显影响膝关节活动，多表现为膝关节长时间固定姿势后，改变体位时的短时间不灵活感，晚期关节活动可能明显受限，甚至导致残疾。KOA早期畸形不明显，随着疾病进展、软骨层变薄、半月板损伤脱落或骨赘增生等变化，可导致膝关节出现明显内外翻和（或）旋转畸形。膝关节X线片是KOA临床诊断的影像学基本标准，是首选的最简单、最有价值的影像学检查。在X线片上，KOA的3大典型表现为：受累关节非对称性关节间隙变窄，软骨下骨硬化和（或）囊性变，关节边缘骨赘形成。当患者主观疼痛等级严重，X线片K-L分级较低，二者不符合时，核磁共振检查作为补充手段，以其分级为准（表1-1-1）。

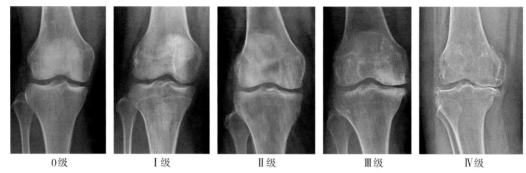

| 0级 | Ⅰ级 | Ⅱ级 | Ⅲ级 | Ⅳ级 |

图1-1-1　膝关节X线片Kellgren-Lawrence分级

0级：正常膝关节；Ⅰ级：疑似关节间隙狭窄及骨赘形成；Ⅱ级：关节间隙轻微狭窄，骨赘形成；Ⅲ级：关节间隙明显狭窄，明显骨赘形成；Ⅳ级：关节间隙消失，骨对骨磨损变形。

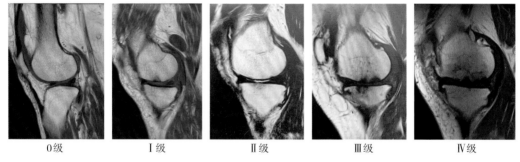

| 0级 | Ⅰ级 | Ⅱ级 | Ⅲ级 | Ⅳ级 |

图1-1-2　膝关节核磁Recht分级

0级：正常关节软骨，软骨发生弥漫性均匀性变薄但表面光滑完整，仍认为正常关节软骨；Ⅰ级：软骨分层结构消失，软骨内见局灶性低信号区，软骨表层光滑完整；Ⅱ级：软骨表层轮廓出现轻至中度不规则改变，软骨缺损深度未超过全层厚度的50%；Ⅲ级：软骨表层轮廓出现重度不规则改变，软骨缺损深度超过全层厚度的50%以上，但软骨未完全剥脱；Ⅳ级：软骨全层出现缺损及剥脱，观察到软骨下骨质的暴露，同时伴或不伴软骨下骨质信号异常改变。

表1-1-1　KOA的疾病严重程度分期及表现

分期	疼痛程度	活动度	肿胀	畸形	X线表现	K-L分级
初期	偶发疼痛	可正常进行日常活动	无肿胀	无明显畸形（或原有畸形）	关节间隙可疑变窄，可能出现骨赘	Ⅰ级
早期	经常疼痛	日常活动基本不影响，常于起立、下蹲或者上下楼梯时疼痛，活动轻微受限	偶发肿胀	无明显畸形（或原有畸形）	关节间隙轻度狭窄，有明显的小骨赘	Ⅱ级

续表

分期	疼痛程度	活动度	肿胀	畸形	X线表现	K-L分级
中期	经常严重疼痛	日常活动因为疼痛而受限	复发性肿胀	可能出现膝关节轻度内翻或者外翻畸形	明确的关节间隙狭窄，有中等量骨赘，软骨下骨骨质轻度硬化，可能出现膝关节骨性畸形（内翻畸形、外翻畸形、屈曲畸形）	Ⅲ级
晚期	非常严重疼痛	日常活动严重受限	经常出现肿胀	可能出现严重的内翻、外翻畸形或屈曲拳缩畸形	严重的关节间隙狭窄，大量骨赘形成，明显的软骨下骨硬化，明显的膝关节骨性畸形	Ⅳ级

第二节　我国膝骨关节炎的流行病学特点

KOA虽无明显致命性，致残率也低于风湿性或类风湿性关节炎，但由于其患病率较高，是对患者生活质量影响最大的一种骨关节疾病。KOA发病分布广泛，居全球范围常见性疾病前列，并且患病人数在逐年增加。流行病学数据显示：我国KOA的患病率约为8.1%，全国约有1.2亿人受KOA疼痛的困扰；KOA的发病率明显高于髋骨关节炎，且呈现明显的地域差异，即西南地区及西北地区明显高于华北地区和东部沿海地区；从区域特征来看，农村地区患病率高于城市地区；45岁以下人群患病率较低，为1%～4%，65岁以上人群患病率约为50%，75岁以上人群患病率高达80%。对于轻度KOA患者，男女发病无明显差别，对于60岁以上重度KOA患者，女性发病率高于男性。

在一项全国范围的流行病学调查研究中，研究者分析计算了6205例KOA患者各间室的患病率，右膝内侧胫股OA的患病率最高，为8.2%（507/6205），城市人群双膝髌股OA患病率均高于农村人群，而农村人群双膝内侧胫股OA患病率均高于城市人群，女性各间室OA患病率均高于男性。无论男性还是女性，各间室OA患病率均随年龄的增长而升高。其中，双膝髌股OA患病率与年龄的相关性最强，且女性各间室OA患病率较男性更易受到年龄影响。由此可见，在我国40岁以上人群中，内侧间室OA患病率最高，各间室OA患病率呈现地区、城乡、性别、年龄差异。

在一项关于KOA患者生存质量调查及慢性病管理的研究结果表明，KOA患者心理健康水平及生存质量水平（Quality of Life，QOL）低于一般健康人群，且KOA患者更容易出现焦虑、抑郁等不良心理状态。其中性别是影响KOA患者QOL的重要因素，KOA患者中女性患者QOL显著低于男性患者。除此之外，患者居住地、门诊复诊频次、医疗费用支付方式这三个因素对KOA患者的QOL也具有一定程度的影响。对KOA患者实施中西医综合治疗，有利于缓解病情，并能改善KOA患者因为疾病所造成的焦虑抑郁情绪，提高其QOL。在中西医综合治疗的基础上对KOA患者实施慢性病管理，相较于单纯运用中西医综合治疗，能够获得更好的临床疗效，对KOA患者的QOL和不良心理状态的改善也更明显。

由于KOA病因复杂，发病率高，而我国是世界人口大国，随着医疗诊断技术的明显改善，人口寿命增长，人口老龄化问题突出，更应增加对KOA的重视，争取做到"早发现、早诊断、早治疗"。

第三节　膝骨关节炎的危险因素

目前，导致KOA的危险因素尚不完全清楚，在已知的多个致病因素中，高龄和超重是已明确的两个主要致病因素。此外，KOA的发病因素还包括性别、气候、饮食、劳动强度及体位等。

高龄一直被认为是KOA最重要的危险因素之一，KOA患病率和发病率随年龄增长不断增高的主要原因是膝关节对于各种危险因素不断累积暴露的结果。随着年龄的增长，生物学方面的改变导致膝关节对于各种损伤变得更加敏感，比如软骨变薄，软骨细胞分裂增殖功能逐渐减弱，软骨细胞合成软骨蛋白多糖的质量下降，肌肉力量下降导致关节力线变化，周围软组织松弛及关节不稳，进而引起应力增加，关节本体感觉减退，加之由于损伤后自身修复能力减弱，导致KOA的患病率随年龄增长而增高。

体重指数（Body Mass Index，BMI）是目前反映全身性超重与肥胖的主要指标。BMI＞24提示中国成人超重，BMI＞28提示肥胖。BMI值对于膝关节的影响主要通过两个方面：首先，全身性的超重与肥胖势必增加患者双膝关节负担，加重关节软骨的机械磨损，诱发KOA；其次，肥胖本身能够引起全身代谢和内分泌方面的改变，这种全身系统性改变对KOA发生、发展过程影响复杂，其原理与机制尚未完全阐明。有研究表明，BMI值由25增加到40，KOA的患病率从51.4%增加到了接近100%。同样有研究结果显示，减轻体重对于膝关节疼痛有积极缓解作用，结合适当体育锻炼的减重治疗效果优于单纯的体育锻炼或减重治疗。总之，全身性超重与肥胖对KOA患者来说是一个重要危险因素，体重的减轻，对于患者相关症状改善有益，同时对于KOA的预防也具有重要意义。

从性别方面来看，50岁以前女性与男性KOA的患病率区别不大，50岁以后女性KOA的患病率则明显高于男性。在围绝经期以及绝经期后，女性KOA患病率、发病严重程度明显增高，与女性围绝经期体内激素水平变化、骨质疏松存在一定关系。

气候对KOA的发病也有较大影响。长期的湿冷环境可引起局部血运减慢，造成骨质内微小血栓形成，骨质内微血栓的形成被证实是KOA发生、发展中重要的病理生理过程。寒冷会加重KOA患者病情，长期处于寒冷及潮湿的气候里，关节可以出现肿大，疼痛持续时间延长，夜间痛尤为明显，导致患者睡眠质量受到严重影响，进而加重疾病的进展。

饮食方面，最有可能对KOA产生影响的营养物质是维生素D，维生素D缺乏会引起骨质疏松，骨脆性增加，甚至骨畸形。维生素C是食物中最主要的抗氧化剂，膳食结构中富含维生素C的水果和绿色蔬菜有助于延缓膝关节疾病的发展，而新鲜蔬菜水果中富含的活性氧可能对关节软骨的损害起到一定保护作用。

KOA的发病与患者的劳动强度及体位密切相关。膝关节承受的力量因姿势不同差异明显，其中以跪地、下蹲时膝关节承受的压力最大，达到体重的8~10倍。膝关节长期受到超负荷应力的影响，将引起一系列病理生理改变，软骨细胞破坏，细胞外基质发生降解与退变，这种变化在KOA的发展中最早出现，并进而导致KOA的发生。

KOA的病因目前尚未完全阐明，可能为一种因素导致，也可能为多种因素交织而成，仍需要更多的循证学证据来进一步明确，而以下原因被认为与KOA的发生与发展相关。

1.老龄化　原发性KOA在老年人群中多见，但KOA并非衰老后的必然结果。在青壮年创伤后也可发生KOA，故年龄增长只是增加了KOA发生的可能性。

2.软骨细胞与基质合成代谢平衡被破坏　在关节软骨中，软骨细胞包围在蛋白多糖基质中，胶原维持了软骨细胞的稳定，同时软骨细胞与基质之间持续存在合成与降解的平衡，而这一代谢平衡又受生长因子和酶的调节。故软骨细胞、基质、体液、滑液及软骨来源的介质的改变均可引起KOA。

3.免疫反应　有证据显示，软骨源性基质蛋白及细胞不能被自体免疫系统识别，当软骨微屑掉入滑膜后，局部淋巴细胞将其识别为抗原而发生自身免疫滑膜炎，但这种炎症与KOA的关系尚待进一步研究。

4.关节力学的改变　①软骨损坏的局部因素是异常载荷，包括一次超负荷的应力及反复多次损伤应力。除造成软骨退变外，其还可以引起软骨下骨的硬化，而因其导致的减震作用减弱又引起软骨载荷加大，进而加速退变；②软骨的润滑减震作用消失后，会引起局部软骨下骨的硬化及骨质增生，因此半月板撕裂及半月板全部或部分切除后均易发生KOA；③侧副韧带损伤及前、后交叉韧带撕裂损伤以及软骨磨损消失后引起侧副韧带松弛导致的膝关节不稳定，均是引起及加剧KOA的因素，膝关节周围神经肌肉的病变也可引起KOA。

参考文献

［1］中华医学会骨科分会关节外科学组，吴阶平医学基金会骨科学专家委员会.膝骨关节炎阶梯治疗专家共识（2018年版）［J］.中华关节外科杂志（电子版），2019，13（1）：124-130.

［2］中华医学会骨科学分会关节外科学组.骨关节炎诊疗指南（2021年版）［J］.中华骨科杂志，2021，41（18）：1297-1314.

［3］胥少汀，葛宝丰，徐印坎.实用骨科学［M］.4版.北京：人民军医出版社，2012：2065-2073.

［4］Hsu H，Siwiec RM. Knee Osteoarthritis［M］.StatPearls，2021：25.

［5］Osteoporosis Group of Chinese Orthopaedic Association. Guideline for diagnosis and treatment of osteoarthritis［J］.Chin J Orthop，2007，27（10）：793-796.

［6］Altman R，Alarcón G，Appelrouth D，et al. The American college of rheumatology criteria for the classification and reporting of osteoarthritis of the hand［J］.Arthritis Rheum，1990，33（11）：1601-1610.

〔7〕Kellgren JH, Lawrence JS. Radiological assessment of osteoarthrosis〔J〕. Ann Rheum Dis, 1957, 16（4）: 494-502.

〔8〕RechtMP, Resnick D. MR imaging of articular cartilage: current status and future directions〔J〕.AJR Am J Roentgenol, 1994, 163（2）: 283-290.

〔9〕Tang X, Wang SF, Zhan SY, et al. The prevalence of symptomatic knee osteoarthritis in China results from the China health and retirement longitudinal study〔J〕.Arthritis Rheumatol, 2016, 68（3）: 648-653.

〔10〕王斌, 邢丹, 董圣杰, 等.中国膝骨关节炎流行病学和疾病负担的系统评价〔J〕.中国循证医学杂志, 2018, 18（2）: 134-142.

〔11〕Altman R, Asch E, Bloch D, et al. Development of criteria for the classification and reporting of osteoarthritis.Classification of osteoarthritis of the knee.Diagnostic and therapeutic criteria committee of the American rheumatism association〔J〕. Arthritis Rheum, 1986, 29（8）: 1039-1049.

〔12〕Altman R, Alarcón G, Appelrouth D, et al.The American college of rheumatology criteria for the classification and reporting of osteoarthritis of the hip〔J〕. Arthritis Rheum, 1991, 34（5）: 505-514.

〔13〕Zhang W, Doherty M, Leeb BF, et al. EULAR evidence-based recommendations for the diagnosis of hand osteoarthritis: report of a task force of ESCISIT〔J〕. Ann Rheum Dis, 2009, 68（1）: 8-17.

〔14〕王欢, 孙贺, 张耀南, 等.中国40岁以上人群原发性膝骨关节炎各间室患病状况调查〔J〕.中华骨与关节外科杂志, 2019, 12（07）: 528-532.

〔15〕Phinyomark A, Osis ST, Hettinga BA, et al. Gender differences in gait kinematics for patients with knee osteoarthritis〔J〕.BMC musculoskeletal disorders, 2016, 17（1）: 1-12.

〔16〕刘哲, 郭静.内蒙古乌海市海南区中老年膝骨关节炎的流行病学调查〔J〕.临床医药文献电子杂志, 2018, 78: 1.

〔17〕廖德发, 李昌柳, 黄东挺, 等.南宁市城区中老年人膝骨关节炎流行病学调查及中医证型分析〔J〕.海南医学, 2016, 27（22）: 3759-3761.

〔18〕李玉飞.湖南省中老年膝骨关节炎的流行病学调查研究〔D〕.长沙: 中南大学, 2014, 1-100.

〔19〕范鸿儒.膝骨关节炎患者生存质量调查及慢性病管理效果分析〔D〕.北京: 北京中医药大学, 2018, 1-80.

〔20〕Liu Y, Zhang H, Liang N, et al. Prevalence and associated factors of knee osteoarthritis in a rural Chinese adult population: an epidemiological survey〔J〕. BMC public health, 2015, 16: 1-8.

〔21〕Misra D, Fielding RA, Felson DT, et al. Risk of knee oa with obesity, sarcopenic obesity and sarcopenia〔J〕. Arthritis rheumatology, 2019, 71（2）: 232-247.

第二章 关节软骨的生物化学与分子生物学

第一节 关节软骨的组织结构

软骨具有许多功能，包括抵抗压迫力、增强骨弹性以及在需要灵活性的骨骼区域提供支持的能力。组成软骨的原代细胞是软骨细胞，软骨基质由纤维组织、蛋白聚糖和氨基聚糖组合而成。当软骨钙化时，软骨细胞死亡，随后用骨样组织替代软骨。与骨骼不同，软骨基质中没有钙，相反，它含有大量的软骨素，这是提供弹性和柔韧性的材料。

在人体内发现了几种类型的软骨。透明软骨是人体中含量最丰富的软骨类型，颜色为淡蓝色，触感光滑，位于长骨端形成关节面，随着年龄增长而色泽变暗，软骨质坚而具韧性，受压时变形，去压后可恢复原形。透明软骨中没有神经血管，但具有大量细胞外基质，软骨细胞位于陷窝之中，稀疏散在。透明软骨主要由Ⅱ型胶原蛋白和蛋白聚糖组成，表面通常是潮湿的，但随着年龄的增长，软骨会变得干燥、薄黄。透明软骨通常位于肋骨、气管、鼻子、骨骺生长板、胸骨和腹侧节段。透明软骨以最小的摩擦产生弹性表面，它可以抵抗骨关节部位产生的压力。纤维软骨的Ⅰ型胶原含量丰富，而蛋白聚糖的含量比透明软骨少，它可以抵抗高度的张力和压力，常见于肌腱、韧带、某些骨骼的关节表面和半月板。纤维软骨与其他软骨不同，它没有周膜。

关节软骨为被覆于骨端关节面的薄层透明软骨，主要由Ⅱ型胶原蛋白、蛋白聚糖、软骨细胞和水组成，具有一定的弹性，表面光滑，有利于关节运动。健康的关节软骨不断保持每个成分之间的平衡，以便软骨的任何降解都与合成相匹配，见图2-1-1。但关节软骨与一般的透明软骨有一定的差异：一是同源细胞群呈单行纵向排列，方向与表面垂直；二是软骨深部与骨组织相连；三是基质中的胶原纤维呈拱形走向，既有加固作用，也为软骨提供较大的应力支持，使关节软骨具有较大的抗压性和一定的弹性。软骨一旦合成，就缺乏淋巴或血液供应，营养和废物主要通过扩散到相邻组织进行吸收和排泄，因此其受伤后修复缓慢。软骨内不含神经，如果疼痛与软骨病理有关，多是由于软骨周围结构的刺激造成。

关节软骨分层，自关节表面向骨端依次为切向带、过渡带、放射带、钙化带和软骨下骨性终板，见图2-1-2。

1. 切向带（Gliding Zone） 位于最表层，厚度约200 μm，主要为胶原纤维、软骨细胞，胶原纤维排列与关节面平行，直径为30 nm，基本不含黏多糖，除与关节平行的纤维外，还常形成直角互相交叉，软骨细胞呈细长状在陷窝内，细胞陷窝的间隙非常小，滑动带在关节的表面有功能性孔或开口，以利于营养物质及低分子量物质出入软骨。

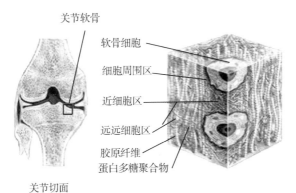

图2-1-1　关节软骨结构图

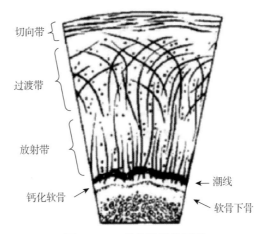

图2-1-2　关节软骨分层图

2．**过渡带（Transitional Zone）**　位于切线层下，软骨细胞较小，散在分布于富含胶原与糖蛋白的基质内，胶原纤维的走向由表面层与关节面的平行逐渐变为斜行。

3．**放射带（Radial Zone）**　在过渡带之下，厚度占关节软骨下半部的1/3，特点是软骨细胞呈垂直放射状，细胞排列为柱形，胶原纤维变为垂直方向，有时见拱形，在放射带的基底，纤维呈粗束状，固定于潮线，放射带的基质更为致密。

4．**潮线（Tidal Line）**　在HE染色时呈波浪状嗜碱性线，包含排列紊乱的原纤维，平行、垂直的原纤维、胶原纤维等。潮线下的钙化带含有大小不等而较小的软骨胶原细胞。潮线的作用是牢固地连接软骨的胶原纤维和软骨下骨板。

5．**软骨下骨板（Subchondral Plate）**　含骨小梁，厚薄不等，由骨皮质与哈佛系统所组成。

第二节　软骨细胞的生物化学

软骨细胞因在软骨组织中存在的部位不同，其形态亦不同。软骨细胞的大小、形状和分布在软骨内呈一定的规律，反映了软骨细胞从幼稚到成熟的发育过程。幼稚的软骨细胞位于软骨组织的表层，呈单个分布、体积较小、呈椭圆形，长轴与软骨表面平行，深层的软骨细胞，体积逐渐增大并呈圆形，细胞核呈圆形或卵圆形，染色浅，细胞质呈弱嗜碱性，常见数量不一的脂滴。成熟的软骨细胞多2~8个成群分布于软骨陷窝内，这些软骨细胞由同一个母细胞分裂增殖而成，称为同源细胞群。电镜下，软骨细胞有突起和皱褶，细胞质内有大量的粗面内质网和发达的高尔基复合体及少量的线粒体，表明软骨细胞具有产生软骨基质的强大能力。在组织切片中，软骨细胞收缩为不规则形，在软骨囊和细胞之间出现较大的腔隙。软骨细胞埋藏在软骨间质内，它所存在的部位为一小腔，称为软骨陷窝。在HE染色标本上，陷窝周围的软骨基质呈强嗜碱性，染色深，称软骨囊。同源细胞群中的每个软骨细胞分别围以软骨囊。软骨细胞具有合成和分泌基质与纤维的功能。

关节软骨中软骨细胞与基质相比，细胞很少，故代谢活性低，软骨中含有高浓度乳酸和糖酵解代谢的各种酶，含氧低，故采取厌氧代谢途径，使软骨在低氧下发挥作用。营养分子可经滑液或骨核弥散到关节软骨。在骨发育成熟后，滑液成为营养唯一来源，经基质弥散来营养软骨细胞。各种营养物质经软骨基质的弥散系数等于水的一半，而且这种弥散是被动过程，即在滑液流动时，软骨能得到充分营养。关节制动时滑液停滞，增加了分子弥散的阻力，影响深部软骨细胞获得营养。由于滑液可以营养软骨，故脱落的软骨和死骨表面的软骨可以存活。在关节反复负载的情况下，才能保持正常软骨的代谢，关节软骨的非负荷部位容易出现变性，反复负荷可刺激软骨细胞合成软骨基质。

除了前述关节表面至骨之间各层的不同特性之外，根据基质与软骨细胞的接近程度分为细胞周、细胞领域与细胞领域间。这些区域的内容物（胶原、蛋白多糖和其他基质成分）各不同，胶原纤维的粗细和排列方式也不同。胞周基质是靠近细胞膜并完全包围软骨细胞的薄层物质，主要由蛋白多糖与其他非胶原成分组成，几乎没有胶原纤维。围绕胞周基质的细胞领域，由于其边界纤细胶原纤维网状结构而与领域间基质区别开来。关节软骨基质中细胞领域间基质占比最大，决定了关节软骨的主要特性。它包括了细胞领域间基质里单个细胞和细胞簇间的基质，含有大分子的胶原纤维与大部分蛋白多糖。关节软骨的形成与维持依赖于软骨细胞，它们来源于间充质细胞，在骨骼的生长过程中，这些细胞可以增加基质的体积。在成熟组织中，软骨细胞占总组织体积的10%以下，负责维持基质。软骨细胞代谢活跃，可以对许多环境刺激产生反应，包括：可溶性调节因子，如生长因子、白细胞介素、药物、基质分子、机械负重、流体压力的变化。虽然软骨细胞一般处于稳定状态，但其对一些因子（如白细胞介素-1）的反应可以导致基质的退变。但关节软骨的软骨细胞对于另外一些通常调节人体生理活动信号的反应是有限的。关节软骨无神经支配，所以，不依赖神经冲动传递信息。

第三节　软骨细胞外基质的生物化学

软骨基质即软骨组织的细胞外基质，表现为复杂的分子网络结构，由无定形基质和包埋在其中的纤维构成，见图2-3-1。无定形基质的主要成分为蛋白聚糖和水，蛋白聚糖与疏松结缔组织中的类似，也构成分子筛结构，使其具有较好的渗透性。尽管软骨组织内无血管和淋巴管，处于软骨组织深部的软骨细胞依然可借助渗透方式与周围组织进行物质交换。软骨中的蛋白聚糖含量远高于一般的结缔组织，使软骨基质形成较为坚固的凝胶。氨基聚糖在基质中的分布不均匀，紧靠软骨陷窝的部位硫酸软骨素较多，故此处嗜碱性较强，于HE染色切片中，形似囊状包围软骨细胞，故称软骨囊。软骨细胞外基质为细胞提供物理支架并调节许多细胞过程，包括生长、分化、迁移、稳态、存活和形态发生。当有序组合时，基质组分显示出显著的结构、生化以及功能多样性，因而具有独特的物理、生物力学和生化特性。软骨基质组成和结构的完整性对软骨等负重组织的正常功能至关重要。近年来，软骨基质引起了广泛的关注，有研究表明，软骨基质通过直接或间接的方式调节几乎所有的细胞行为，并且对主要发育过程而言是必不可少的。

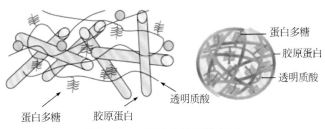

图 2-3-1　细胞外基质模式图

软骨细胞只占关节软骨总体积的一小部分，其组成成分以基质为主，见图2-3-1。水分占正常关节软骨湿重的65%～80%，其余组织的湿重由两种大分子结构组成：胶原和蛋白多糖，见图2-3-2。其他成分包括脂肪、磷脂、蛋白质及糖蛋白，然而它们在总基质中的具体作用还不明确，但必须认识到它们是除了胶原与蛋白多糖之外的重要成分。例如，X型胶原是杂合的，即由胶原和糖胺聚糖（Glycos Aminoglycans，GAG）与蛋白质共价结合组成，这种分子会加强胶原纤维与蛋白多糖间的相互连接。虽然这些成分总体数量少，但也可能与Ⅱ型胶原或大分子聚合物有相同的摩尔当量（如连接蛋白5），而且在基质中发挥重要功能。

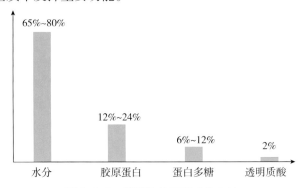

图2-3-2　关节软骨基质成分占比

1. 水分　水分是正常关节软骨最丰富的成分，占湿重的65%～80%。骨关节炎的早期，组织分解以前水分的含量可以达到90%以上。少量水分位于细胞间隙，30%位于胶原中的纤维间隙，剩余的位于基质中的分子间隙。组织水分中溶解有无机盐，如钠、钙、氯、钾。整个关节软骨中水分的含量不尽相同，骨表面为80%，深层只有65%。

当固体基质受到挤压或存在压力梯度时，水分可以在基质中流动，流经基质分子孔隙的摩擦阻力非常高，而组织的渗透性非常低。基质中水分的摩擦阻力和耐压基于两个基本机制，使得关节软骨能支持非常高的负荷。通过组织和关节表面的水分流动，可以促进输送营养物质、润滑关节。软骨中水分流动的流体力学机制遵循流体力学与物理化学定律。根据定律可以证明，使水分在基质中流动需要很大的压力。例如：使水以17.5 μm/s（很低）的速度通过正常的关节软骨，需要1MPa的压力。也就是说，要使水分以该速度通过软骨，则组织两侧必须存在1MPa的压力差。

关节软骨对水的亲和力主要源自蛋白多糖的亲水特性，胶原蛋白的影响较小。纯胶原蛋白构成的物质通过毛细管现象与表面张力被水湿化，是一个相对较弱的物理机制。蛋白多糖吸收水分的能力取决于两方面的物理化学机制：Donnan渗透压，由组织间隙中可以自由移动的对流离子（如Ca^{2+}、Na^+）所形成，而离子是为了中和蛋白多糖的电荷所产生；或者同样地产生于分布在蛋白多糖分子上的固定的负电荷之间的静电排斥力，使蛋白多糖在溶液中存在体积膨胀的趋势。对于关节软骨，水合的程度取决于蛋白多糖产生总的膨胀压力与包绕蛋白多糖的粗大胶原网络所产生的约束力之间的平衡。因此，当水分一旦与任何一种大分子接触，就形成黏着稳定的固态基质，使组织与水分紧密结合。

2. 胶原　胶原是基质的主要结构大分子，至少有15种不同的胶原种类，它们由至少29种遗传性状不同的链组成。所有的胶原家族成员均有特定的三螺旋结构，组成其分子的大部分长度或者被一个或几个非螺旋形的结构域中断。胶原蛋白占关节软骨干重的50%以上，其中90%~95%是Ⅱ型胶原。但是，软骨基质中也有Ⅴ、Ⅵ、Ⅹ型胶原。关节软骨的胶原蛋白使组织具有张力与剪力特性，从而固定基质中的蛋白多糖。软骨中的胶原纤维一般比肌腱或骨组织中的要纤细，部分原因也许与其在组织中与相对多的蛋白多糖相互作用有关。虽然胶原的宽度可以因年龄或疾病增加，但一般在10~100nm，胶原纤维排列并不十分有序，特别在软骨的中间层呈随机分布。所有胶原具有三螺旋结构，由3条多肽链（α链）组成，链中33%的氨基酸是甘氨酸，25%是脯氨酸。由于脯氨酸的存在，每一条多肽链都呈现特征性的左手螺旋构型，并且在三螺旋结构中绕共同的轴右旋，编织成独特的具有抗拉伸应力的结构。胶原蛋白还含有羟脯氨酸、羟赖氨酸、糖基化（半乳糖基或半乳糖葡萄糖基）羟赖氨酸。甘氨酸是构成三螺旋空间结构中必需的分子量最小的氨基酸，因为每3个残基的功能组构成螺旋内部结构。因羟脯氨酸能使分子内氢键沿着分子的长度形成，故对于维持胶原的稳定性是必需的。羟赖氨酸参与共价结合以维持胶原纤维集合的稳定性。某些胶原（如Ⅱ型）分布于整个软骨基质，而另外一些则局限于特定区域，如Ⅵ、Ⅹ型胶原。基质中胶原单体由连续的三螺旋结构首尾或侧侧相连排成1/4交错重叠的三维结构，该结构形式产生了胶原纤维的特征性带形。软骨中该结构以Ⅱ型胶原最为典型，Ⅹ型胶原蛋白也可形成胶原纤维但较纤细。由于三螺旋结构的断裂，Ⅹ型胶原自身不形成纤维结构。

3. 蛋白多糖　蛋白多糖是一种复杂的大分子，从名称上看，蛋白多糖由核心蛋白共价结合多糖链（GAG，以前的名称为黏多糖）组成。故蛋白多糖正规应该叫做蛋白质核心多糖或黏多糖，后者仍被用来描述遗传性疾病。GAG由长链的、未分叉的重复二糖单位组成。软骨的蛋白多糖主要有3种类型：即4-与6-硫酸软骨素同分异构体、硫酸角素和硫酸皮肤素。软骨中硫酸软骨素是最主要的GAG，占总量的55%~90%，主要根据个体的年龄或骨关节炎的情况而定。每一条链由25~30个重复二糖单位组成，平均重量15~20kU。关节软骨中的硫酸角质素主要存在于大的蛋白多糖聚合体中，不像硫酸软骨素一样定义明确，其组成与硫酸化的程度因个体、年龄的不同而变化。人类关节软骨的硫酸角质素链比硫酸软骨素链要短，平均分子量为5~10kU。透明质酸也是一种GAG，但与上述不同，是非硫酸化的，而且不与核心蛋白共价结合，因此，不是蛋白多糖的一部分。

关节软骨中发现的所有GAG都有重复的羧基或硫酸基团。在溶液中这些基团离子化（COO^-和SO_3^-），在生理环境中需要阳性对流离子，如Ca^{2+}、Na^+等来保持其电中性。在间质水分中，这些可以自由移动的离子形成Donnan渗透压。同样地，组织里的蛋白多糖被包裹于自身流动液体的1/5体积中，所以固定电荷基团的空间距离为10~15A，导致很强的电荷间的相斥力量，这种电荷间相互排斥的力量大小也取决于组织中对流离子的浓度。

关节软骨中80%~90%的蛋白多糖形成大的聚合体，称之为可聚蛋白聚糖。它们包括一个长的伸展的核心蛋白，与多达100个硫酸软骨素链和50个硫酸角质素的GAG链共价结合。在年轻人，硫酸角质素的浓度相对较低，4-硫酸软骨素是硫酸软骨素的主要形式。随年龄增长，硫酸角质素的含量增加，6-硫酸软骨素成为硫酸软骨素的主要形式。可聚蛋白聚糖的核心蛋白大而复杂（分子量2ku或更大），形成几个球状或伸展结构域。一个伸展结构域含有大多数的硫酸角质素GAG链，邻近最长伸展区域的是由硫酸软骨素与一些散在分布的硫酸角质素链结合的区域。小的寡糖与核心蛋白相连形成的，球状结构域G1有特殊的功能，能与透明质酸相结合。可聚蛋白聚糖其他球状结构域的功能未明，一个孤立的、较小分子的连接蛋白与可聚蛋白聚糖的G1结构域和透明质酸结合，稳定连接形成可聚蛋白聚糖-透明质酸-连接蛋白复合体，即所谓的蛋白多糖集聚体，它们间以非共价键结合。但是，该复合体间的非共价结合力很强大，如果没有蛋白水解酶的降解这种连接是不可逆转的。基质中聚合作用可以稳定可聚蛋白聚糖，而且由于每条透明质酸链都是无分叉的长链，许多可聚蛋白聚糖分子可以与单一透明质酸链结合形成大的蛋白多糖集聚。集聚体的大小因年龄和疾病状态而变化，随年龄增加或软骨退行性变时，集聚体变小。胎儿关节软骨中含有的集聚体大于300ku，而大部分成熟关节软骨的集聚体只是其部分片段。

关节软骨中蛋白多糖的分布随组织深度而改变，呈不均匀分布。浅表层富含胶原，蛋白多糖较少。在移行层，蛋白多糖的含量增加，分布趋于均一。在深层，分布的变化更大。每一个软骨细胞的胞周基质所聚集的蛋白多糖的量是远离细胞的基质中的2倍。

人膝关节软骨糖蛋白的平均半衰期在300天以上，而髋关节软骨是800天。老年关节软骨氨基多糖中硫酸角质素占有较大部分，硫酸角质素的转换率低于硫酸软骨素，虽然关节软骨的大部分糖蛋白的寿命约600天，但部分糖蛋白可迅速降解并再合成。

关节软骨表面的糖蛋白丢失，可能是由于滑膜的透明质酸对蛋白合成的抑制，营养物与分子可经软骨基质孔扩散，而大分子，如免疫球蛋白、酶则不可。软骨基质中的糖蛋白丢失后，关节软骨随即破坏。

4. 其他成分

（1）非胶原蛋白与糖蛋白　在关节软骨中有很多非胶原蛋白与糖蛋白，但目前研究甚少。其主要由蛋白质组成，含有少量的附着单糖或寡糖，这些分子有助于组成与维持基质的大分子结构。锚定蛋白 CⅡ是一种胶原连接软骨细胞表面蛋白，可以帮助将软骨细胞固定在基质的胶原纤维上。然而，这种相互作用的具体方式不详。软骨寡聚基质蛋白是一种酸性蛋白质，主要聚集在软骨细胞领域的基质中，只在软骨中出现，并且有联结软骨细胞的能力，此分子可以作为软骨更新与骨关节炎患者软骨退变持续的标记。纤维接合素与韧黏素是可以在多种组织中找到的非胶原基质蛋白，并已经在软骨中找到，其在关节软骨中的作用目前未明，也许在基质结构、细胞-基质相互作用、骨关节炎或炎性关节炎的组织反应中发挥作用。

（2）脂质　脂质占成人关节软骨湿重的1%或更少，存在于软骨细胞与基质中，确切功能不明，但随年龄与骨关节炎的出现而变化。磷脂酶 A_2 是在过去几年里引起多方关注的一种酶，可能在花生四烯酸代谢与软骨退变过程中发挥重要的作用。在放射层（深层）中可以发现胞周基质膜被小泡，大小为 $50 \sim 250nm$，含有磷灰石钙化结节。这些小泡随年龄增加而增加，可能在骨关节炎的发病中发挥重要作用。

第四节　软骨细胞与基质的病理学改变

在构成膝关节的诸多结构中，关节面透明软骨的改变与损伤在膝关节炎发生、发展中最为重要，出现也最早。膝关节的透明软骨包含丰富的细胞外基质，软骨基质持续不断的形成与分解，维持着精确的动态平衡，这种平衡主要依赖于合成代谢，如胰岛素样生长因子、肿瘤坏死因子、蛋白酶等分解代谢的相互作用与影响。当作用于关节的危险因素和不利影响超出这个平衡机制的代偿能力时，细胞外基质的降解与退变将变得在所难免，继而启动膝关节的病理生理改变途径，加速继发性改变的发生。

在软骨中，软骨细胞负责由蛋白质、糖蛋白和蛋白聚糖组成的细胞外基质的生物发生和维持。各种细胞应激，如缺氧、营养缺乏、氧化应激或衰老过程中，晚期糖基化终产物的积累以及软骨成分或伴侣蛋白的翻译错误或突变，都会影响细胞外基质蛋白的合成和分泌，导致蛋白质聚集体在内质网中积累，这种情况称为内质网应激，其会干扰软骨细胞稳态并启动未折叠蛋白反应，这是一种恢复细胞活力和功能的拯救机制。然而，慢性或不可逆的内质网应激会触发未折叠蛋白反应，引发细胞死亡。软骨细胞中未解决的内质网应激问题，会导致骨骼系统疾病，如软骨发育不良。内质网应激也被确定为软骨退化过程，是KOA发病机制的一个促成因素。

组织学观察发现，未成熟的关节软骨细胞数比成熟的要多很多，而且大量的研究证实，每单位体积的未成熟关节软骨中含有大量的软骨细胞。在未成熟软骨中，细胞的分布相当均匀，其组织结构与成熟的也有很大不同，各层特征差别很大，特别在深层。在未成熟的关节软骨中，滑动层或切线层的细胞比成熟的关节细胞更大而更少有圆盘状，中间层较宽含有较多随机分布的细胞，深层软骨细胞的排列变化很大，大约在软骨表层与其下骨之间的中点部位，软骨细胞的排列呈不规则的柱状，在更深层柱状形态趋于明显。从软骨表面不断向下深入，发现细胞体积增大，出现固缩致密的核，在胞质中出现含有糖原的空泡，来源于下面骨的血管芽以类似于骺板临时性钙化带的方式侵入软骨细胞柱之间。应用光镜观察未成熟的软骨时易发现有丝分裂象，而且可以包含各个时期。

在非常年幼的动物，有丝分裂发生于两个很明确的层中：一个位于关节表面的下方，推测是软骨细胞生长的补充；另一个位于此层的下方，是一条狭窄的细胞带，所含细胞的形态与下邻的骨核中微骺板的增生层细胞相似。在成年动物中，随着明显的钙化层和潮线的发育，有丝分裂活动停止。而在有些动物中，则随着骺板的闭合，有丝分裂活动停止。仔细寻找许多物种成年动物的正常关节软骨也未能发现有丝分裂的存在，H-胸腺嘧啶脱氧核苷研究也没有发现任何DNA复制的证据。虽然有人认为，软骨细胞是无丝分裂的，但证据有限。而且细胞光度测定法与细胞荧光测定法均没有发现成人软骨中有多倍体核的存在。

随着年龄的增长，关节软骨的化学成分也发生显著的变化。未成熟软骨中，水分的含量较高，随骨骼的发育渐渐减少到一定水平，在成人的大部分阶段中维持在该水平。与成年人相比，胎儿关节软骨胶原含量相对较低，出生后不久，胶原含量达到成人水平并在一生中维持此水平。随年龄的增加，关节软骨基质中发生的最主要化学成分的变化是蛋白多糖的改变。出生时，关节软骨中蛋白多糖的含量最高，随着骨骼发育而缓慢减少。在未成年人中核心蛋白与GAG链较长，接近青春期时，核心蛋白的平均长度缩短，可能是由于蛋白酶对已存在的蛋白多糖的裂解，部位靠近核心蛋白C末端GAG链，特别是硫酸软骨素的长度也缩短。虽然在未成熟软骨中，有非常高的4-硫酸软骨素的浓度，但随年龄的增加，6-硫酸软骨素增加，而4-硫酸软骨素数量减少。同时，随年龄的增加，硫酸软骨素的总量减少，硫酸角质素的量增加，在约30岁时，硫酸角质素可占GAG链总量的25%～50%。在老年人此量保持不变。需要注意的是，随年龄增加的大分子聚合物减少，也许是由于核心蛋白或连接蛋白的变化，并不是由于透明质酸浓度的变化。成年兔、牛关节软骨细胞的体外培养发现，蛋白多糖的合成减少，这与生长期、发育期、成熟期再塑型后的基质一致。而且，随年龄增加软骨细胞对促合成的细胞因子的反应性降低。

在KOA发展过程中，基质金属蛋白酶或降解酶被过度表达，平衡破坏并导致胶原蛋白和蛋白聚糖的整体损失。在KOA的早期阶段，软骨细胞分泌金属蛋白酶的组织抑制剂，并试图增加蛋白聚糖的合成以匹配降解过程，但是这种修复过程是不够的。尽管合成增加，水分含量增加，但胶原蛋白模式紊乱，最终关节软骨弹性丧失，导致蛋白聚糖的量减少。从宏观上看，这些变化导致软骨开裂，并最终导致关节表面的侵蚀。

驱动 KOA 进展的主要因素是慢性炎症和关节组织渐进的结构改变。其中，炎症细胞因子和蛋白酶是两个主要因素，通过调节软骨细胞外基质的组成来改变细胞的微环境，进一步干扰细胞功能。这样在软骨细胞与细胞外基质之间形成一种正反馈回路，加速 KOA 进展。在 KOA 发作期间，软骨外基质甚至在软骨破坏发生之前就经历了重塑和灵活性的丧失。在 KOA 的发展过程中，关节中的许多分子途径功能失调，影响软骨外基质的代谢稳态，从而破坏其结构并导致其生物力学特性恶化。现今，软骨细胞外基质的破坏和稳态异常作为软骨再生的治疗靶点，正受到越来越多的关注。

KOA 软骨的生化改变如下。

（1）DNA 通常在 KOA 组织中的 DNA 浓度是接近正常或稍有增高的，这证实了虽然组织的体积减小，但是细胞数目维持完好。在用 3H-胞嘧啶核苷作放射自显影研究时，一些软骨细胞克隆显示出强活性，而其他一些却很少或没有 RNA 代谢的证据，很可能已死亡或正在死亡。随着疾病的恶化，大范围组织细胞减少，最终病变组织的大片区域内所有细胞实质全部丧失。

（2）水 KOA 软骨最早可测得的变化之一是水含量增加，虽然仅比正常组织增加了几个百分点，但有统计学意义。胶原网状结构的破坏使蛋白多糖伸展，因而使其浓度降低而水含量增加。胶原网状结构抵抗蛋白多糖膨胀的刚度和强度可能是控制组织水合作用的主要机制，而骨关节水性组织相对正常组织总是肿大的。

（3）蛋白多糖 KOA 软骨中的蛋白多糖含量减少，而且和疾病的严重程度呈正比。其中硫酸软骨素的浓度显著增加，尤其是 4-硫酸软骨素，同时硫酸角质素减少。对这种改变的一种解释是 KOA 软骨中合成蛋白多糖的软骨细胞和未成熟软骨中的相似；另一种解释是，蛋白多糖的部分不对称性降低可能会选择性地攻击大分子的透明质酸盐结合区域或含硫酸角质素的区域。在软骨中发现的两类蛋白多糖支持第三种可能性解释：大的一类，富含硫酸软骨素，少的一类，硫酸角质素浓度增加。KOA 中的硫酸角质素的减少，可能与疾病早期，病理软骨更接近未成熟的而不是成熟的软骨相关。在正常软骨，可聚蛋白聚糖由核心蛋白和 GAG 侧链组成，通常以非常大的集聚体形式存在，与存在于联结蛋白的透明质酸中的长链、单极在特殊结合位点结合，主要变化为：①骨关节炎关节软骨中的蛋白多糖比正常软骨中的有明显的易提取性；②较大比例的蛋白多糖以非聚合形式存在；③较少比例的蛋白多糖可以聚合。这些变化提示，增强的蛋白水解活性既攻击可聚蛋白聚糖的游离端，也攻击蛋白富集部分，因而缩短了链的长度，并且破坏核心蛋白的透明质酸结合区域，即使加入再多的透明质酸也不会再有聚合发生。此外，KOA 软骨中的联结蛋白表现出正常特性，但很快就从骨关节炎软骨中丢失，而透明质酸盐仅是中度减少。

参考文献

［1］岳珍，王嘉芙.骨关节软骨损伤研究之-关节软骨细胞程序化死亡［J］.中国运动医学杂志，1998，17（3）：226-227.

［2］吴憾.女性激素与骨关节炎的相关性研究［D］.南宁：广西医科大学，2018，1-30.

［3］李继承，曾园山.本科临床西医教材组织学与胚胎学（第9版）［M］.北京：人民卫生出版社，2018.

［4］Chang LR，Marston G，Martin A. Anatomy［M］.Cartilage，2020.

［5］Julia TO，Jonathon CR. Extracellular matrix in development and disease［J］. International Journal of Molecular Sciences，2019，20（1）：205.

［6］Klingberg F，Chau G，Walraven M，et al. The fibronectin ED-A domain enhances recruitment of latent TGF-β-binding protein-1 to the fibroblast matrix［J］. Journal of cell science，2018，131（5）：jcs201293.

［7］Theocharis AD，Skandalis SS，Gialeli C，et al. Extracellular matrix structure［J］. Adv Drug Deliv Rev，2016，97：4-27.

［8］Lu P，Weaver VM，Werb Z. The extracellular matrix：a dynamic niche in cancer progression［J］. J Cell Biol，2012，196（4）：395-406.

［9］Lu P，Takai K，Weaver VM，et al. Extracellular matrix degradation and remodeling in development and disease. Cold Spring Harb Perspect Biol，2011，3（12）：a005058.

［10］Winkler J，Abisoye-Ogunniyan A，Metcalf KJ，et al. Concepts of extracellular matrix remodelling in tumour progression and metastasis［J］. Nat Commun，2020，11（1）：5120.

［11］Kuettnet KE，Goldberg VMKE，Goldberg VM，et al. Osteoarthritic Disorders［M］. American Academy of Orthopaedic Surgeons，1995.

［12］Rellmann Y，Eidhof E，Dreier R. Review：ER stress-induced cell death in osteoarthritic cartilage［J］. Cell Signal，2021，78：109880.

［13］王新军，袁银鹏，王越，等.软骨细胞凋亡引发骨关节炎的机制研究进展［J］.山东医药，2020，60（2）：109-112.

［14］廖建钊，夏天.细胞外基质在骨关节炎发生、发展中的作用及临床研究价值［J］.中国组织工程研究，2022，26（12）：1937-1943.

［15］Peng Z，Sun H，Bunpetch V，et al. The regulation of cartilage extracellular matrix homeostasis in joint cartilage degeneration and regeneration［J］. Biomaterials，2021，268：120555.

［16］魏丽杰，王文雅.炎症引起的软骨细胞外基质的变化对骨关节炎病理进展的作用［J］.河北联合大学学报（医学版），2014，16（2）：170-171.

［17］Haengseok S，Keun-Hong P. Regulation and function of SOX9 during cartilage development and regeneration［J］. Seminars in Cancer Biology，2020，67：12-23.

［18］Onuora S. Osteoarthritis：Cartilage matrix stiffness regulates chondrocyte metabolism and OA pathogenesis［J］. Nat Rev Rheumatol，2015，11（9）：504.

［19］Lotz M，Loeser RF. Effects of aging on articular cartilage homeostasis［J］. Bone. 2012，51（2）：241-248.

［20］Peng Z，Sun H，Bunpetch V，et al. The regulation of cartilage extracellular matrix homeostasis in joint cartilage degeneration and regeneration［J］. Biomaterials，2021，268，120555.

［21］荆琳，郭志坤，张洪美，等.软骨Ⅱ型胶原和蛋白多糖变化与温阳益髓方干预的影响［J］.中国组织工程研究，2015，19（24）：3798-3802.

［22］张洪美，闵重函，张志强，等.膝骨关节炎关节液蛋白多糖的变化与中医辨证施治影响：随机分组对照［J］.中国组织工程研究与临床康复，2008（20）：3962-3965.

［23］单鹏程，何名江，张洪美，等.温阳益髓中药干预兔膝骨关节炎软骨基质金属蛋白酶的表达［J］.中国组织工程研究，2014，18（7）：997-1002.

第三章　膝骨关节炎的发病机制

KOA的主要发病机制是膝关节软骨的退变，进而影响软骨下骨。根据其病因及发病机制大致分为原发性和继发性两类，原发性包括衰老与遗传因素，继发性包括关节损伤、载荷传导紊乱、骨内高压、肥胖、继发于多种炎性关节炎、代谢异常、细胞因子刺激、软骨细胞凋亡、基质金属蛋白酶（Matrix Metallo Proteinases，MMP）的降解、微量元素失衡、免疫反应、骨内压增高、自噬、自由基、线粒体等。软骨代谢的主要介质是细胞因子，随着分子生物学、免疫学及遗传学的发展越来越明确KOA的发病机制。

第一节　遗传学机制

最新研究发现遗传因素会影响软骨细胞的功能，单基因突变引起的KOA主要涉及的基因有COL2A1、MATN3（编码MATRLIN3蛋白）、COMP（编码软骨寡聚基质蛋白）。Steinberg等通过关节置换手术的患者的退化关节软骨样本中，分离原代软骨细胞中标记OA进展的基因，并结合了全基因组DNA甲基化、RNA测序和定量蛋白质组学数据，综合分析得出细胞外基质降解、胶原分解代谢和血管生成与KOA进展有关，确认了关节软骨细胞中存在AQP1、COL1A1和CLEC3B基因。自2017年英国生物库基因分型数据发布以来，几项全基因组关联研究发现了71个新的OA发展的遗传风险位点，总数增加到90个，证实了其多基因病因。这些基因的大多数效应较小，优势比为1.03～1.25。在多个GWAS研究中检测到的90个基因位点中，有16个基因被认为是KOA的重要相关基因。这些基因是：GDF5、ZNF345、SOX9/ROCR、SMG6、NF1、NFAT/WWP2、USP8、ALDH1A2、SBNO1、COL27A1、COL6A4P1、DUS4L/COG5、BTNL2、AP3B1、SDPR、LTBP1。

OA遗传风险位点变异可以帮助我们理解OA发展的潜在生物机制，OA遗传风险位点变异的预测可能是OA发病率研究的潜在工具。最终这将成为OA治疗的潜在靶点。在开发遗传预测因子时，一方面需结合其他预测OA的因素，包括相关信临床信息，才能更加准确；另一方面需要考虑的重要因素是表观遗传调节机制（DNA甲基化、组蛋白修饰和非编码RNA），它可以导致软骨细胞表型转变、合成代谢和分解代谢平衡失调以及某些转录因子、细胞因子的基因表达改变（促炎或抗炎）和软骨基质蛋白降解，最终导致OA进展。

虽然目前的研究重点是DNA甲基化和mRNA干扰，即通过非编码RNA（ncRNA），但最近在软骨细胞组蛋白修饰的研究取得了突破，确定了12种染色质状态。体外研究报道组蛋白去乙酰化酶（Histone Deacetylase，HDAC）是抑制软骨细胞和MMP-13合成重要的转录因子。动物模型显示，当HDAC3、4、5和7被敲除时，软骨内骨化受损；当HDAC4激活可降低Runt相关转录因其2（Runx2）、MMP-1、MMP-3、MMP-13、血小板反应蛋白解整合素金属肽酶4（Adisintegrin-like and Metallopeptidase with Thrombospondin，ADAMTS-4）和ADAMTS-5表达，进而降低白细胞介素1β（Interleukin-1β，IL-1β）的表达，促使II型胶原和聚集蛋白mRNA的表达。

对OA相关基因DNA甲基化的了解正在逐渐深入，研究发现，一些参与OA进程的基因受到DNA甲基化的影响。受影响基因包括SOX9、COL2A1、ACAN、MMP-13、GDF5和BMP7。DNA甲基转移酶DNMT3B的下调在OA动物模型和人类模型中被发现，而在相同的模型中，它的过表达被观察到具有软骨保护作用，这可能为未来的基因治疗确定一个靶点。Shen等人的一项研究发现，转基因小鼠AC细胞中DNMT3B的靶向缺失可导致早期OA的发生。此外，研究还表明，炎症信号可降低DNMT3B水平，最终导致软骨代谢通路的改变。组蛋白去乙酰化酶（Histone Deacetylases，HDACs）对MMP-1和MMP-13表达的影响与这些发现一致，提示OA发病的另一个表观遗传机制。HDACs也可以影响某些通路和转录因子如RUNX2介导OA中MMP-13的表达。许多调控靶基因表达的OA风险位点位于人类基因组的非编码区。不断发展的基因组技术，如用高通量测序检测转座酶可及染色质测序（Assay for Transposase Accessible Chromatin，ATAC-seq）、基因组编辑和单细胞分析，有助于理解表观遗传对OA发展的影响。最近的进化分析研究了位于软骨细胞基因附近非编码序列的软骨细胞染色质数据集的风险变异，表明在膝关节进化过程中，这些位点在人类和小鼠发育样本中都得到了优化。Richard等通过使用ATAC-seq发现，膝关节发育和后期生活的差异受到位于经典BMP位点的独立调控增强子变体（rs6060369）的影响，该位点与膝关节发育有关，即生长分化因子5（Growth Differentiation Factor 5-UQCC1，GDF5-UQCC1）影响小鼠膝关节形状和OA。同样，通过在OA患者的膝关节软骨上应用ATAC-seq绘制染色质调控区域（启动子和增强子）研究了与OA相关的增强子改变。在研究过程中，作者已经验证了7个OA相关单核苷酸多态性（Single Nucleotide Polymorphisms，SNP）位点（rs10851630、rs10851631、rs10851632、rs12905608、rs12910752、rs4238326和rs35246600），其中三个预测靶基因ALDH1A2可接近增强子。我们在前期筛选得到hsa-miR-378c、hsa-miR-1268a、hsa-miR-483-5p、hsa-miR-375和hsa-miR-1275在OA软骨组织中高表达，在血浆中表达无规律；以上5种miRNA可能为KOA发病的潜在致病基因。

第二节 代谢发病机制

众所周知，肥胖是发生KOA的危险因素，有研究表明，肥胖人群KOA的发生率是正常人群的4倍。肥胖如何增加KOA风险的确切机制尚不清楚。一些作者认为KOA风险的增加与关节负荷的增加有关。另一些研究表明，肥胖与KOA之间的联系是生物力学和代谢因素共同作用的结果。Sharma等的研究表明，肥胖也与非负重关节的KOA相关。Collins等发表了一项研究，其主要目标是量化高BMI和高体脂率与患者胫股的生物力学变化。通过MRI检查，他们得出肥胖、无症状、无膝关节损伤或手术史的患者在运动前胫股软骨厚度较低，负重后胫股软骨压应变较高。他们还发现，BMI高的患者胫股关节松弛时间增加，这可能是软骨内蛋白多糖含量减少的迹象。Boyce等人研究得出结论，病态肥胖（BMI高于40）患者的全膝关节置换术翻修率相对于非肥胖患者有所提高（7% vs 0.2%）。这些患者围手术期并发症的风险也较高。

肥胖能引起脂肪细胞因子水平的异常，使关节内炎症因子和蛋白水解酶增多；高血糖导致的氧化应激、线粒体功能障碍、晚期糖基化终末产物堆积，使软骨细胞代谢稳态被打破；脂代谢异常造成的关节内炎症水平升高、细胞毒性增加、软骨细胞自噬活动减少；高血压使软骨下骨血流减少，使软骨下骨与软骨之间的生物学交流受到影响；"炎性衰老"不但是高血压与OA共同的发病机制，也是二者相互影响的关键环节，KOA中关节软骨为主的正常代谢在滑膜关节的功能维持中发挥着至关重要的作用；当在OA不良微环境下，由于代谢对免疫细胞、非免疫细胞及炎性反应发挥着重要的调节作用，在不利条件下（如感染、创伤），能量代谢会从静止状态转变为活跃状态，以维持能量的平衡状态并促进细胞的存活，所以当代谢状态的转变发生于KOA的关节软骨、滑膜及软骨下骨，会影响软骨细胞、滑膜细胞及骨细胞的代谢行为，进而通过滑膜巨噬细胞影响它们与免疫系统之间的相互作用。这一状态转变会导致具有致炎和促蛋白分解作用的中间代谢产物合成的增加，后者通过激活关键转录因子及信号通路而诱发炎性反应，进而促进软骨分解代谢，加速软骨退变进程。另外，KOA好发于中老年女性，特别是绝经后的女性，这与女性的激素代谢水平变化有关系，绝经后女性雌激素水平显著下降，而雌激素对于关节软骨和骨代谢有保护作用，雌激素水平下降，会加快膝关节的退变，相关代谢紊乱叙述如下。

1.脂代谢紊乱　相关流行病学研究发现高水平的血清胆固醇（Cholesterol Oxidase，CHO）和甘油三酯（Triglyceride，TG）增加了膝关节软骨下骨骨髓损伤的发生，而高密度脂蛋白胆固醇水平（High Density Lipoprotein Cholesterol，HDLC）是骨髓损伤的一个保护因素。此外，OA患者血清载脂蛋白A-I（Apolipoprotein A-I，apoA-I）、载脂蛋白B（Apolipoprotein B，apoB）、HDL-C、低密度脂蛋白胆固醇（Low Density Lipoprotein-C，LDL-C）、总胆固醇（Total Cholesterol，TC）、TG、脱脂转化酶（Lipase-activator，Lpa）水平高于类风湿性关节炎患者，但后者滑液中则有较高水平的apoA-I、apoB、TC、TG、Lpa，即关节炎患者血清与滑液中脂质、脂蛋白水平与炎症水平和滑膜血管的渗透性有关。研究者推测滑液中的脂质及脂蛋白可能参与关节的炎症过程。TG也是动脉硬化的危险因素之一，动脉硬化引起的软骨下骨骨髓损伤也参与了OA的发生发展。

2.糖代谢紊乱　葡萄糖是软骨细胞维持日常生理活动的主要能量来源。然而，过多的葡萄糖则以多种直接及间接方式影响软骨细胞的稳态。正常情况下，软骨细胞根据细胞外基质的葡萄糖浓度，调节细胞膜上的葡萄糖转运蛋白-1（Glucose Transporter-1，GLUT-1）的表达，调整摄取葡萄糖的能力。即使在高糖状态下，正常软骨细胞对GLUT-1的表达和葡萄糖的摄取仍保持在正常水平。然而KOA软骨细胞在同样高葡萄糖浓度下，GLUT-1表达增多，从而增加了对葡萄糖的摄取。由于过量的葡萄糖在软骨细胞内堆积，导致大量的活性氧物质和MMP产生。氧化应激是组织因各种不良刺激引起氧化系统和抗氧化系统失衡并由此产生的损伤过程。KOA关节组织及细胞，如软骨细胞、滑膜成纤维细胞、脂肪细胞，在生物力学及生物化学刺激下都能产生大量的活性氧分子（Reactive Oxygen Species，ROS）和一氧化氮（Nitric Oxide，NO）。ROS和NO通过参与多种炎症通路，如核转录因子κB（Nuclear-transcription Factor κB，NF-κB）、缺氧诱导因子1α（Hypoxia Inducible Factor-1α，HIF-1α）或转录因子AP-1（Activator Protein-1，AP-1）等，对关节造成损害。

3.血液循环障碍　长期高血压会导致血管壁增厚、血管内皮细胞受损，造成血管硬化和周围血管阻力增高，血液循环障碍导致动脉粥样硬化使血流减少，进而减少软骨下骨营养与氧的供应，造成软骨下骨骨髓损伤，影响了软骨下骨与软骨的生物学交流。研究证实高血压与KOA的发生具有独立相关性。

第三节　细胞因子刺激发病机制

细胞因子（Cytokine，CK）是能调节细胞生理功能、参与免疫应答和介导炎症反应等多种生物学效应的小分子多肽或糖蛋白，根据CK对代谢的调节作用特征，将其分为分解性细胞因子和合成性细胞因子。二者之间的平衡维持着软骨基质合成代谢和分解代谢的平衡，是OA软骨基质的降解和破坏的基本原因。OA代谢分解过程的关键诱导物是IL-1β和肿瘤坏死因子-α（Tumor Necrosis Factor-α，TNF-α），这两种是由相同类型的细胞组成。同时，IL-6作为软骨下骨病理改变的关键细胞因子，通过破骨细胞的活化促进骨吸收，在抑制合成代谢和刺激分解代谢过程中扮演多种角色。研究发现，IL-15、IL-17、IL-18、IL-21、白血病抑制因子和IL-8与OA有关，并且有可能成为治疗靶标，而血清IL-15和IL-17是造成KOA患者疼痛的主要因子。目前研究证实的与OA相关的CK主要还有转化生长因子-β（Transforming Growth Factor β，TGF-β）、脂联素、热休克蛋白70（Heat Shock Protein 70，HSP70）等。其中影响最深远的是IL-1β和TNF-α。IL-1β被认为是导致KOA产生的关键因素，它可以独立地诱导炎症反应和软骨分解，也可以和其他介质一同发挥致炎作用。IL-1β是IL-1中的一种亚型，主要由活化的单核-巨噬细胞产生。在KOA患者的滑液、滑膜、软骨和软骨下层中都可以发现IL-1β含量的升高。IL-1β发挥作用需要与膜受体IL-1R1结合，然后与衔接蛋白髓样分化因子（Myeloid Differentiation 88，MyD88）结合，与丝-苏氨酸激酶组白细胞介素-1受体相关激酶（Interleukin Receptor Associated Kinases，IRAKs）黏合，继而影响肿瘤坏死因子受体相关蛋白6（TNF Receptor Associated Factor-6，TRAF-6）。TRAF-6又能诱导结合转化生长因子β活化激酶1（TGF beta-Activated Kinase 1，TAK1）、转化生长因子β活化激酶结合蛋白1（Transforming-Growth-Factor Activated Kinase Binding Protein 1，TAB1）和TAB2。TAK1影响IKB激酶复合物的磷酸化，从而激活转录因子NF-κB。除此之外，p38MAPK、c-Jun氨基末端激酶（c-Jun N-terminal Kinase，c-JNK）和细胞外调节蛋白激酶（Extracellular Regulated Protein Kinases，ERK）信号通路都被激活。激活后的通路迅速传递信号从而导致大量相关基因的表达，增加炎性因子、趋化因子、黏附因子、炎症介质和酶分泌。研究发现，IL-1β可使MMP1、MMP3、MMP13含量增加，导致蛋白聚糖和Ⅱ型胶原降解，因此不仅能促进细胞外基质的降解，还能抑制细胞外基质的合成。IL-1β还能上调ADAMTS-4、ADAMTS-5、NO、前列腺素E2（Prostaglandin E2，PGE2）等表达水平，从而加重关节炎症反应。IL-1β可还以通过自分泌的方式刺激自身的分泌，还能增加其他细胞因子的合成，如IL-6、IL-8、TNF-α和CCL5趋化因子等。TNF-α主要由巨噬细胞、成纤维细胞和软骨细胞产生。凡是IL-1β含量升高的部位，都能检测到TNF-α含量的升高。TNF-α可以与两种膜受体结合：TNF-R1和TNF-R2，其中TNF-R1能在溶解的状态和膜形式下被有效地激活，而TNF-R2只能在膜形式下被激活。目前来看，TNF-R1对软骨的破坏影响大于TNF-R2，但是它们在信号传导中都发挥着重要的作用。TNF-α和TNF-R1的结合可导致TRADD衔接蛋白与其他衔接蛋白（TRAF2、cIAP1、cIAP2和RIP1）相互作用。所形成的复合物继而被RIP1泛素化，同时结合TAK1、TAB1和TAB2，最终共同导致IKK的磷酸化，激活转录因子NF-κB。此外，与IL-1β相似，p38MAPK、JNK和ERK信号通路都被激活，激活后的信号通路共同导致MMP1、MMP3、MMP13含量增加，导致蛋白聚糖和Ⅱ型胶原降解，促进ECM的降解。与IL-1β不同的是，TNF-α只能上调ADAMTS-4，对ADAMTS-5没有太大影响。在TNF-α增加NO、PGE2表达的同时能诱导IL-6、IL-8表达增加。研究还发现，TNF-α可以刺激滑膜周围血管，导致滑膜腺体萎缩，从而间接影响KOA的发生。

TGF-β以非活性形式分泌到细胞外基质中，在软骨和软骨下骨代谢中发挥重要作用。在组织损伤的情况下，TGF-β被激活，并作为修复干细胞的信号分子。这一过程在创伤和正常的骨重塑中都被激活，当破骨细胞吸收骨骼时，它的作用对正常的骨骼和软骨平衡是至关重要的，而TGF-β的过早激活突变是发生某些骨骼畸形的关键致病因素。在健康软骨中，TGF-β具有合成作用，通过激活ALK5受体诱导增殖，然而在OA中，它将其受体转换为ALK1，通过信号级联的改变，其功能从合成代谢转变为分解代谢。在OA患者的滑膜液中发现TGF-β₁诱导软骨细胞培养中MMP-3、MMP-13和IL-18受体的表达，而在大鼠模型中，除了上述作用外，还观察到软骨细胞聚集结构的形成。体外模型显示，间充质干细胞产生的TGF-β₁对软骨细胞具有促合成代谢功能，可抑制软骨和骨降解，也可抑制软组织的钙化。软骨下骨TGF-β₁水平升高可促进破骨细胞活性、增加血管生成和促进蛋白多糖丢失。在啮齿类动物模型中，TGF-β₁的抑制作用减弱。在口服葡萄糖胺治疗OA的大鼠中，也观察到软骨保护作用，可能是通过降低OA的TGF-β₁水平而实现。

第四节　软骨细胞凋亡机制

在关节软骨中也存在软骨细胞的程序性死亡，其在KOA中的作用也引起人们的重视。在正常关节软骨细胞程序性死亡的发生率很低，为0%～5%，而在KOA中关节软骨细胞的程序性死亡明显增高，这再次说明软骨细胞程序性死亡参与KOA

的发生与发展。软骨细胞功能的损害及数量的减少将导致关节软骨的损伤，软骨细胞在含半胱氨酸的天冬氨酸蛋白水解酶、B淋巴细胞瘤-2（B-cell Lymphoma-2，Bcl-2）蛋白家族等媒介下，在NO、IL-1β、TNF-α等诱导剂作用下，通过丝裂原激活的蛋白激酶（Mitogen-activated Protein Kinases，MAPKs）通路、磷脂酰肌醇3激酶（Phosphatidylinositide 3-Kinase，PI3K）/蛋白激酶B（Axborot Kommunikatsiya Texnologiyalarini，AKT）通路、Wnt/β-catenin通路、Fas/FasL通路、NF-κB通路、JAK/STAT通路、高流体剪切力通路，诱发细胞凋亡，从而促进OA形成。

第五节　基质金属蛋白酶降解机制

MMPs是一类结构相似、酶活性依赖于Zn^{2+}并存在于结缔组织中的蛋白酶超家族，MMPs家族的已发现有20余种（MMP1～MMP20），按其作用底物的不同又可分为5类：胶原酶（MMP-1，8，13）、基质溶解素（MMP-3，10，11）、膜型（MMP-14～17）、明胶酶（MMP-2，9）及其他MMPS（MMP-4～7，12，19，20）。MMPs具有的生物活性，一方面可以降解细胞外基质中的各种基质蛋白，另一方面可将激活的MMPs切除MMPs酶原的前肽，从而激活而产生瀑布式放大效应。胶原酶主要作用于Ⅰ、Ⅱ、Ⅲ型胶原，基质溶解素能降解基质中的弹性纤维、蛋白多糖、层粘连蛋白等多种基质蛋白，膜型MMPs可通过激活其他的MMPs而发挥作用，明胶酶主要以弹性纤维、明胶Ⅳ和Ⅴ型胶原等为作用底物，其他MMPs则以弹性纤维、蛋白聚糖、Ⅰ型胶原及明胶等为作用底物。在KOA软骨破坏过程中胶原蛋白原纤维最早降解，主要是胶原酶Ⅱ作用。KOA中关节软骨破坏的严重程度与胶原酶和中性蛋白酶的含量与活性呈正相关，中性蛋白酶和胶原蛋白酶属于MMPs，MMPs与基质金属蛋白酶抑制剂（Tissue Inhibitor of Matrix Metalloproteinases，TIMPs）之间的关系失衡是KOA软骨降解的重要机制，KOA患者的关节液中MMPs要明显高于TIMPs，由于二者间的相对平衡被破坏而促进了软骨降解，进而导致OA发生。

第六节　微量元素失衡

构成人体的基本元素中只占人体总重量万分之一以下的被称为微量元素，它们影响人体生长发育、代谢调节、物质合成与分解。

1.锌与KOA　锌作为一类重要的抗氧化剂，可以对KOA的发生产生抑制作用，其作用机制是锌参与构成的锌脂蛋白Zac1通过AP-1家族蛋白上调IL-6和IL-11转录，且可以直接诱导MMP的表达，当锌参与的ZIP8-Zn-MTF1轴被激活，合成增加的MMP13将加重KOA的软骨破坏。

2.铜与KOA　铜元素具有重要的生理作用，它是许多免疫细胞发挥功能的中间环节参与者，维持机体防御系统的稳定，铜可以通过抑制成骨细胞和破骨细胞功能诱导低骨转换，同时铜也是赖氨酰氧化酶的辅助因子，对胶原蛋白和弹性蛋白的交联尤其重要。铜缺乏使这些功能处于抑制状态，导致软骨的病变和骨质的破坏。除此之外，铜离子还可以抑制炎症反应。

3.硒与KOA 硒是人体红细胞谷胱甘肽过氧化物酶的必需组成成分，因此当硒与锌、铜、维生素、胡萝卜素等物质协同作用时，便可发挥出强大的抗氧化作用，在延缓细胞老化等方面有重要意义。有研究者认为硒可以使软骨细胞免受有机物腐蚀酸和粮食霉菌的破坏，加速软骨再生，促进骨干骺端病变的修复。

4.铁与KOA 铁最重要的生理功能是作为血红蛋白、肌红蛋白等物质的必需组成部分，除此之外，铁元素还是酶构成、氧运输、能量产生、DNA合成、细胞呼吸等环节不可缺少的"铆钉"。正常人每日都需要通过摄入一定量铁元素来维持正常的造血功能，缺铁性贫血被世界卫生组织确认为四大营养缺乏症之一。有学者研究表明血清铁蛋白形式的铁升高导致男性患KOA风险升高，且铁蛋白水平越高，患者关节间隙越窄。

第七节 免疫反应学说

有些学者根据患者关节滑膜炎和反复肿胀表现等症状推测KOA的发生可能与关节软骨的自身免疫反应下降有关。有研究证实，KOA患者关节液中IgA、IgM和IgC的含量下降且伴有补体沉着，因而降低了对炎症的反应能力，易导致关节感染，形成难治的滑膜炎。

1.细胞免疫反应 在KOA患者的滑膜中发现有少数的淋巴细胞、单核细胞以及浆细胞浸润，但却存在大量具有分泌细胞因子功能的滑膜细胞的增殖。KOA的滑膜中常有炎性细胞浸润，T淋巴细胞在炎性浸润中可以激活CD69、CD25、CD38、CD43、CD45和组织相容性白细胞抗原（Human Leukocyte Antigen，HLA）class Ⅱ进而产生抗原抗体反应，促进软骨细胞的破坏。

2.体液免疫反应 Nakagawa等的研究显示，OA软骨中有补体成分的沉积，软骨细胞能够合成补体成分，同时发现C1s在降解软骨的过程中具有对胶原的溶解活性，在OA的软骨细胞中C5a补体受体也呈现出高表达。同时研究表明，补体分裂产物C5a是诱导单核细胞和中性粒细胞的潜在化学趋化剂，而巨噬细胞经由许多C3分解产物的受体激活。从而证实OA中存在体液免疫反应。

第八节 骨内压增高

1983年Carsen首次提出骨内高压概念，由于骨血液动力学的改变，在骨髓腔容积不变的前提下增加内容物引起压力增高，就表现为骨内压力增高。骨内压增高导致营养血管的血流减少，损害关节软骨的养分和气体交换，引发软骨的降解，造成软骨下骨细胞的凋亡，引起骨小梁的损害。骨小梁在修复过程中引起骨质硬化，而关节软骨损害的始动机制之一就是软骨下骨的硬化梯度增加，导致其吸收振荡的能力降低，使软骨承受的压力增大；同时硬化的软骨下骨还可以作用于关节的构型，影响软骨和骨的顺应性及负重时的最大接触面积。这些都可以加重关节软骨的损害，导致退行性改变及OA的发生。在OA早期的病理表现中，尤其表现在肥胖患者中，其关节软骨下端由于磨损变平或凹陷导致了轴向排列不良，从而加大了关节软骨和软骨下骨的应力，增加膝关节的负荷，关节负荷可以诱导关节软骨产生广泛的代谢反应，加速软骨细胞凋亡。同时，在超过关节软骨的耐受性之后，过大的机械表面接触应力会直接损伤关节软骨和关节软骨下骨，并对软骨细胞功能产生不利影响。此外，半月板对关节软骨具有一定的保护作用，在严重的急性微损伤后，半月板的任何实质性损伤都会永久性地改变膝关节的生物力学和生物环境，这也是造成KOA生物力学改变的关键因素之一。

第九节　自噬学说

KOA主要病理学改变为关节软骨细胞的渐进性破坏，而软骨细胞的主要功能为合成细胞外基质、维持组织和细胞的稳态。自噬是一种维持细胞稳态的重要生理机制，根据细胞运送物质到溶酶体内的转运方式不同，将细胞自噬分为微自噬、巨自噬及分子伴侣介导的自噬三种。电镜下观察巨自噬的形态学特征为双层膜结构。细胞自噬是正常关节软骨的一种"自我消化与平衡"机制，主要生理功能在于通过自噬-溶酶体消除错误折叠的蛋白质和受损失活的细胞器、大分子物质等，合成新的蛋白质，阻断细胞凋亡发生，为细胞重建、再生和修复提供必需的原料，维持细胞稳态。软骨细胞自噬相关基因蛋白（Langenhans Cell，LC）主要包括LC3和ATG3，ATG5，ATG7。目前已确认来源于酵母的ATG蛋白有35种，主要有酵母同源ATG1、酵母同源ATG6和微管相关酵母同源ATG8蛋白轻链3等，这些蛋白在哺乳动物真核细胞中高度保守。在自噬过程中，起自噬诱导者的角色为丝氨酸/苏氨酸蛋白激酶-失调51样激酶1（Serine/Threonine Protein Kinase-deregulated 51-like Kinase 1，ULK1），是自噬过程中的关键基因，当ULK1基因沉默则抑制自噬发生。同时，自噬和细胞凋亡之间的关系是很复杂的，但二者均是平衡细胞体内平衡和死亡的基本生理过程，无论自噬体含量增加或降低都会导致细胞异常凋亡，从而使软骨细胞遭到破坏。对于OA患者来说，当软骨细胞出现损伤时，细胞出现凋亡过程从而导致关机软骨的退变和随后的OA发展，而自噬则可以抑制软骨细胞的损伤，从而减轻OA的进展。研究发现，OA中的自噬可以与凋亡结合发生，研究证明，在OA的早期阶段，来自浅表区的软骨细胞表现出凋亡和自噬标记物的表达增加，随着退化过程的进展，这些标志物在浅表区和中间区域的软骨细胞中联合表达，可能与软骨细胞修复缺陷有关。另一方面，在深部区域自噬和凋亡未增加，这可能与软骨细胞的替代有关，软骨细胞的异常钙化存在于OA晚期。因此，OA发病过程中细胞凋亡与自噬之间的功能关系是复杂的，即在OA的早期，自噬可能被激活作为一种避免细胞死亡的适应性反应；而在OA的晚期，这一过程也可能与凋亡同时激活作为细胞死亡的替代途径。Sasaki等用NO、IL-1刺激软骨细胞，发现软骨细胞自噬表达增强，这也进一步说明至少在软骨细胞退变的初始阶段，自噬表达增强。自噬与凋亡的关系可概括为自噬是凋亡发生所必需的，通常发生在凋亡之前，且自噬也是细胞为了避免死亡而进行的一种保护机制。软骨细胞凋亡可以被自噬性细胞死亡抑制，起保护软骨细胞的作用，但是一旦自噬被过度激活，线粒体中的前凋亡因子就会被激活，从而发生细胞死亡。自噬与凋亡还可以相互转化，从而共同促进细胞死亡。在某些条件下，当凋亡被抑制时，细胞会向自噬转化。越来越多的研究，自噬被证实具有双重性，一方面可以保护软骨细胞，而另一方面由于自噬降解了胞内许多大分子物质以及细胞器，也可诱导细胞走向凋亡，软骨细胞自噬受损加重软骨的破坏，这是近年来研究对于KOA发病机制的研究热点。

第十节　自由基学说

自由基是含有1个或多个未配对的电子，具有强活性的基因团，可对氨基酸、多肽和蛋白质进行化学修饰来改变其结构和功能，增加其对蛋白水解酶的敏感性，促进其降解，使细胞膜发生脂质过氧化。自由基可作用于软骨细胞胶原合成的转录、翻译、羟化等多个环节，对DNA及合成胶原所需酶造成损伤；并且自由基诱导的脂质过氧化作用可损害胶原合成的场所内质网。NO是一种高反应性细胞毒性自由基，主要有信息传导功能和细胞毒性因子功能，对软骨细胞产生毒性作用，它能通过减少Ⅱ型胶原al链mRNA的表达而抑制Ⅱ型胶原的合成，并且激活MMPs，促进胶原降解。

第十一节　氧化应激学说

氧化应激是OA发生发展的关键因素之一。在软骨细胞中活性氧的过量积累可引起氧化应激，并通过诱导软骨细胞凋亡、自噬调节失衡、转录后调控等导致软骨细胞损伤和基质降解，促进OA的进展。具体作用机制还有待进一步的医学研究。

第十二节　线粒体遗传学和表观遗传学

据报道，由于线粒体电子传递链（Mitochondrial Respiratory Chain，MRC）活性下降和ATP合成改变，在OA的人类软骨细胞中存在线粒体功能障碍。有两种可能的方式扰乱线粒体功能：mtDNA的体细胞突变和细胞因子、前列腺素、活性氧和一氧化氮的直接作用。尽管活性氧在生理上以纳米摩尔到微摩尔浓度存在于人体内，但过量的活性氧可能会通过氧化脂质、改变DNA和蛋白质结构，对软骨细胞、骨骼和周围组织造成损伤。

线粒体功能障碍可能影响氧化应激、软骨细胞凋亡、细胞因子诱导的软骨细胞炎症、软骨基质钙化等，mtDNA的多态性可能成为检测早期OA的生物标志物。OA中软骨细胞线粒体质量的增加也有报道，这可能是一种代偿机制，因为电子传递不足和ATP产量低。最近的数据表明，mtDNA不仅在OA发病机制中具有深远的影响，而且对软骨细胞的核DNA甲基化组也有影响。此外，线粒体簇JT（人类mtDNA单倍群）内的mtDNA变异是世界人群中OA发病的保护因素。线粒体活性的改变为未来的治疗方案和对OA的可能理解留下了开放的空间，但目前尚不清楚。

第十三节 外泌体

外泌体指的是细胞膜结合的细胞外囊泡，外囊泡被磷脂双分子层包围，磷脂双分子层包含不同的细胞特异性受体、整合素等，在细胞与细胞之间的信息传递中非常重要。细胞外囊泡是间充质干细胞分泌组的主要成分，进入细胞后调节基因转录和受体细胞的功能。最近的一项研究分析了13项使用间充质干细胞外泌体进行软骨修复的临床前研究，表明在大多数研究中，外泌体处理的动物表现出细胞增殖增加，基质沉积增加，组织学评分更好。一些作者认为，与骨髓间充质干细胞治疗相比，基于外泌体的治疗更具可持续性、可重复性和安全性，这主要是因为降低了毒性和免疫原性问题。此外，有报道称，与各自亲本细胞的miRNA水平相比，外泌体与不同的生物分子一起，含有RNAs、DNAs、mRNAs以及更高比例的miRNA。然而，关于来自滑膜液和软骨细胞的外泌体的相关研究仍然有限，我们还没有了解它们在OA中的作用。

参考文献

［1］胥少汀，葛宝丰，徐印坎.实用骨科学［M］.北京：人民军医出版社，1999：1201.

［2］郑洁，袁普卫.骨性关节炎的代谢机制研究进展［J］.中国骨质疏松杂志，2018，024（003）：406-410.

［3］李盛华，周明旺，陈娴，等.代谢性骨性关节炎分子机制研究进展［J］.中国骨质疏松杂志，2016（2）：233-237.

［4］Primorac D，Molnar V，Rod E，et al.Knee osteoarthritis：a review of pathogenesis and state-of-the-art non-operative therapeutic considerations［J］.Genes，2020，11（8）：854.

［5］王迷娜，刘璐，赵洛鹏，等.膝骨关节炎炎性因子及信号通路的研究进展［J］.中国骨伤，2020，33（04）：388-392.

［6］Wojdasiewicz P，Poniatowski LA，Szukiewicz D. The role of inflammatory and anti inflammatory cytokines in the pathogenesis of osteoarthritis［J］.Mediators Inflamm，2014：1-19.

［7］Jeon H，Im GI. Autophagy in osteoarthritis［J］. Connect Tissue Res，2017，58（6）：497-508.

［8］Zhang Y，Vasheghani F，Li YH，et al. Cartilage-specific deletion of mTOR upregulates autophagy and protects mice from osteoarthritis［J］. Ann Rheum Dis，2015，74（7）：1432-1440.

［9］Sasaki H，Takayama K，Matsushita T，et al. Autophagy modulates osteoarthritis-related gene expression in human chondrocytes［J］. Arthritis Rheum，2012，64（6）：1920-1928.

［10］Charlier E，Relic B，Deroyer C，et al. Insights on molecular mech- anisms of chondrocytes death in osteoarthritis [J] .Int J Mol Sci, 2016, 17（12）：E2146.

[11] Primorac D, Molnar V, Rod E, et al. Knee Osteoarthritis：A review of pathogenesis and state-of-the-art non-operative therapeutic considerations [J] . Genes（Basel）, 2020, 11（8）：854.

[12] Bianco D, Todorov A, Čengič T, et al. Alterations of subchondral bone progenitor cells in human knee and hip osteoarthritis lead to a bone sclerosis phenotype [J] . Int J Mol Sci, 2018, 19（2）：475.

[13] Reynard LN, Barter MJ. Osteoarthritis year in review 2019：genetics, genomics and epigenetics [J] . Osteoarthritis Cartilage, 2020, 28（3）：275-284.

[14] Rice SJ, Beier F, Young DA, et al. Interplay between genetics and epigenetics in osteoarthritis [J] . Nat Rev Rheumatol, 2020, 16（5）：268-281.

[15] Shen J, Wang C, Li D, et al. DNA methyltransferase 3b regulates articular cartilage homeostasis by altering metabolism [J] . JCI Insight, 2017, 2（12）：93612.

[16] Cao K, Wei L, Zhang Z, et al. Decreased histone deacetylase 4 is associated with human osteoarthritis cartilage degeneration by releasing histone deacetylase 4 inhibition of runt-related transcription factor-2 and increasing osteoarthritis-related genes：a novel mechanism of human osteoarthritis cartilage degeneration [J] . Arthritis Res Ther, 2014, 16（6）：491.

[17] Richard D, Liu Z, Cao J, et al. Evolutionary selection and constraint on human knee chondrocyte regulation impacts osteoarthritis risk [J] . Cell, 2020, 181（2）：362-381.

[18] Blanco FJ, Rego I, Ruiz-Romero C. The role of mitochondria in osteoarthritis [J]. Nat Rev Rheumatol, 2011, 7（3）：161-169.

[19] Rego-Pérez I, Durán-Sotuela A, Ramos-Louro P, et al. Mitochondrial genetics and epigenetics in osteoarthritis [J] . Front Genet, 2020, 10：1335.

[20] Michael JW, Schlüter-Brust KU, Eysel P. The epidemiology, etiology, diagnosis, and treatment of osteoarthritis of the knee [J] . Dtsch Arztebl Int, 2010, 107（9）：152-62.

[21] Jang S, Lee K, Ju JH. Recent updates of diagnosis, pathophysiology, and treatment on osteoarthritis of the knee [J] . Int J Mol Sci, 2021, 22（5）：2619.

[22] Mahmoudian A, Lohmander LS, Mobasheri A, et al. Early-stage symptomatic osteoarthritis of the knee - time for action [J] . Nat Rev Rheumatol, 2021, 17（10）：621-632.

[23] 荆琳，单鹏程，张洪美，等 . 膝骨关节炎患者软骨组织与血浆中 miRNA 表达变化及意义 [J] . 山东医药，2016，56（37）：61-63.

第四章　膝骨关节炎的病理学

KOA的病理变化主要以关节软骨、软骨下骨、滑膜、滑液、滑囊及周围肌肉的病理学变化为主。

第一节　关节软骨病理学

关节软骨是一种无血管、淋巴管和神经的组织，除软骨细胞，关节软骨还由基质组成，细胞外基质由水（超过70%）和有机成分组成，如Ⅱ、Ⅲ、Ⅵ、Ⅸ、Ⅺ型胶原蛋白、聚集蛋白、其他蛋白聚糖（核心蛋白聚糖、二聚糖和纤调蛋白聚糖）、粘多糖和糖蛋白。研究发现蛋白聚糖mRNA上的提前终止密码子影响软骨发育，而蛋白聚糖生成失败可能对Ⅱ型胶原有二次影响，这与细胞外基质中Ⅱ型胶原反馈调节有关。虽然Ⅱ型胶原蛋白和聚集蛋白是软骨基质中最常见的蛋白，但软骨细胞周围的基质结构存在明显差异，其他蛋白如胶原Ⅵ、纤维调节素和母系蛋白3形成细胞基质，在维持软骨环境中发挥关键作用，平衡软骨细胞的ECM合成和降解过程。另外通过机械信号转导过程，关节软骨代谢受机械负荷刺激产生机械信号调节软骨细胞的生物活性，诱导分子的生物合成，以保持组织的完整性。当机械负荷生物力学刺激不足，可以导致软骨厚度减少10%和膝关节关节软骨软化，无正常关节负荷。相反，过度的机械负荷会导致合成代谢和分解代谢失衡，导致基质成分的消耗，并由于缺乏再生能力，导致不可逆转的破坏，从而使其成为最明显的KOA触发原因。关节软骨可分为四区：表层（切向）区、中层（过渡）区、深层（放射径向）区和高度矿化的钙化软骨区。钙化区和未钙化的软骨界线通常称为潮线，将软骨与下方的软骨下骨分开，两者的差异主要表现为软骨细胞的形状、定位以及胶原纤维的方向；钙化软骨中，胶原纤维垂直于关节面排列，表层区软骨细胞呈圆盘状，胶原纤维水平排列，软骨细胞稀少；中层区胶原纤维呈斜向排列，圆形软骨细胞随机分布；深层区由垂直的软骨细胞柱和放射状排列的胶原纤维组成（图4-1-1）。在OA中，软骨基质似乎是早期改变的，并经历了几种病理变化。机械感受器感知物理力量时，软骨细胞通过适应其代谢活性进行应答。过度机械负荷导致的第一个变化是关节软骨浅表区域的水含量增加，并伴有糖胺聚糖和蛋白聚糖降解的损失。随着OA的进展，基质膨胀过程会扩展到深区。在早期OA未见肉眼关节改变时，软骨基质在降解酶的帮助下发生改变。在这个阶段，ADAMTS的聚合酶，尤其是ADAMTS-4和ADAMTS-5，从透明质酸主干上切割聚集蛋白。裂解位点位于聚集蛋白中富含GAG的部分下方，这导致它们与蛋白聚糖聚合体分离。由于GAG分子负责软骨基质的渗透特性，其功能被破坏。

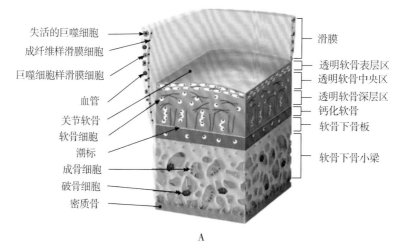

A

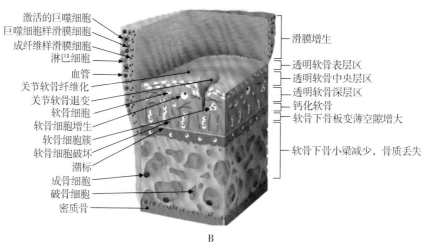

B

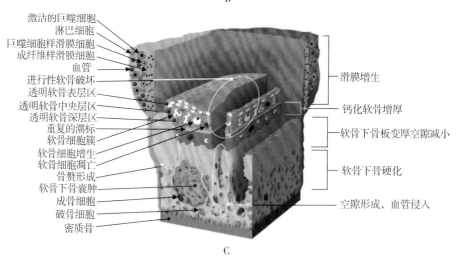

C

图4-1-1　OA软骨、软骨下骨和滑膜的微结构和组织学变化

A.OA主要受累组织正常关节结构和正常组织学状态的表现；B.早期OA软骨、软骨下骨
和滑膜的变化；C.晚期OA受累组织改变

在早期，软骨细胞试图通过增加合成活性来恢复失去的聚合蛋白。聚集蛋白降解首先见于浅表层，表现为浅表软骨纤维性。另一个家族的基质降解酶MMPs参与基质降解和OA发病机制。MMP-13是OA中表达最多的蛋白酶，它及其他基质金属蛋白酶的功能，如基质金属蛋白酶-1和基质金属蛋白酶-3，都是破坏胶原蛋白网络。虽然MMP-13可以降解大量的胶原蛋白、聚集蛋白等蛋白，但MMP-13的主要靶点是Ⅱ型胶原，这是软骨结构中最常见的胶原类型。合成代谢和分解代谢的平衡紊乱可导致OA的进展和进一步的结构改变。

细胞外基质随着蛋白酶的激活而降解。在过度机械负荷引起的软骨基质损伤修复过程中，软骨细胞聚集成簇，进一步增加其合成活性。为了保持较高的代谢活性，软骨细胞经历增殖反应，但它们也通过肥厚分化进行调整。软骨降解产物的产生，以及损伤相关分子机制，进一步增加了促炎介质的释放。它们也会影响临近的滑膜增生并诱发炎症反应，最终导致软骨分解加剧。

通过启动炎症过程和诱导软骨分解代谢，早期表面变化向远端延伸，形成深裂，导致软骨分层。透明关节软骨变薄伴随着底层钙化软骨的扩展，这进一步增加了机械应力和分解因子的产生。此外，钙化软骨的扩大层上覆关节软骨和潮标重复是KOA的另一发现。这些变化是由于血管通道从骨髓穿过软骨下骨、钙化的软骨和潮痕，并伴随交感神经和感觉神经而引起的。

可见浅表切向区和中间过渡区软骨浅层侵蚀，造成细胞外基质破坏，继发性软骨细胞肥大和聚集。其他关节组织的变化，主要是软骨下骨量减少、滑膜增厚、炎症细胞（淋巴细胞）迁移以及细胞活性和数量的变化。

全层软骨侵蚀达到软骨下骨，使软骨细胞凋亡，软骨下骨硬化，骨赘和软骨下囊肿形成与血管浸润，滑膜进一步增厚，并伴有免疫细胞浸润和血管增生。

关节软骨的主要构成是软骨细胞、软骨基质（包括氨糖聚合物蛋白多糖、胶原纤维以及钙基质羟基磷灰石），其中软骨细胞占总组织体积的10%以下，负责维持基质中各个成分的合成与分解平衡。氨糖聚合物决定软骨弹性，胶原蛋白决定软骨强度，蛋白多糖和胶原蛋白占软骨干重80%以上，是软骨的主要成分。关节软骨退变的主要病理学改变是软骨不规则变薄，软骨细胞排列紊乱，局灶性或广泛性坏死，细胞数减少，浅表层连续性中断，可见裂隙局限于浅表或深入深层，同时骨下骨外露，软骨缺损、钙化层增厚，潮线前移、增粗，甚至形成双潮线结构，钙化层及深层软骨缺损等。

第二节　软骨下骨病理学

尽管进行性软骨损伤和最终丧失是KOA的特征，但现在普遍认为，软骨下骨改变会影响关节的所有其他结构，它们的结构变化亦是KOA重要的疾病特征。目前认为，软骨和软骨下骨之间的相互作用是关节稳态的基础，但也是疾病进展的基础，相对于关节软骨较慢的周转速度，软骨下骨经历了更快速的建模和重塑，以适应机械环境的变化。软骨下骨由两层组成：钙化软骨下的板状皮质骨，也称为软骨下骨板，以及软骨下小梁或松质骨的深层。软骨下骨的结构主要依赖于两种细胞：成骨细胞和破骨细胞。这两种细胞在局部环境下合成新骨和吸收旧骨。Sanchez等的一项研究报告称，成骨细胞像软骨细胞一样，通过调整其代谢活动、分泌促炎细胞因子和降解酶来适应机械刺激。KOA软骨退变的进程与软骨下骨的骨重塑和硬化密切相关。KOA的软骨下骨存在双向改建现象，骨重塑的速率也是变化的。KOA软骨下骨重塑包括早期骨周转率增加、微骨折以及后期新生血管形成和骨硬化。早期KOA软骨下骨发生骨吸收、骨重塑增加及骨重塑部位的骨周转率增加。随着退化增快，软骨下骨重塑发生骨周转率减少、软骨下硬化、钙化软骨增厚和骨小梁变薄等病理变化。此外，成骨细胞和破骨细胞活性的改变使骨转换率减少，导致软骨下骨病变、囊肿和骨赘形成等改变。

骨髓病变是指对骨骼的微损伤，其特征是局部纤维化、脂肪坏死和局部骨重塑增加，从而导致骨小梁微骨折。这些特征通常与上覆软骨侵蚀和裂隙有关，尤其是暴露的软骨下骨。研究还发现，骨髓病变和软骨下骨剥蚀区的外观与临床症状，尤其是疼痛有关。随着骨周转率的增加和软骨下骨新生血管的形成，新生血管与神经一起渗入骨骼，侵入其上的软骨组织，形成生物因子交换的通道，这一过程是导致KOA疼痛的另一种机制。软骨下骨囊肿的发展是早期KOA的标志。

KOA依赖于破骨细胞介导的骨吸收，这是一个由前骨髓病变部位的骨损伤和坏死启动的过程。作为一种额外的适应机制，骨赘通过软骨内成骨在关节边缘形成。最近的一项大鼠实验模型发现，前交叉韧带横断时软骨退变发生在软骨下骨改变之前，而在关节内注射胶原酶，软骨改变发生在软骨下骨改变之后，这提示原发性和继发性KOA模型存在不同的病理生理反应。虽然上述软骨下骨结构改变与随后的软骨丢失相关，但MRI检测到的软骨下硬化与此无关，这表明硬化是KOA的晚期特征。

第三节　滑膜病理学

滑膜与滑液共同形成滑膜病理学。滑液在软骨营养中起着重要作用，无血管软骨利用滑液作为营养来源，但也作为其降解产物的"蓄水池"。健康个体的滑膜由内膜（内衬层）和内膜下（亚层）组成，厚度可达5mm。两到三层代谢高度活跃的细胞（滑膜细胞）位于血管化的疏松结缔组织上，形成内膜，其内有大量分泌胶原的成纤维细胞。在滑膜中发现了两种类型的巨噬细胞：典型巨噬细胞和炎性巨噬细胞。在KOA中，炎性巨噬细胞是产生血管内皮生长因子（Vascular Endothelial Growth Factor，VEGF）的重要介质，VEGF可能是引起滑膜炎和炎症的可能机制。巨噬细胞、单核细胞与成纤维细胞样滑膜细胞一起构成内膜。炎症时，巨噬细胞样滑膜细胞增殖，而成纤维细胞样滑膜细胞主要产生透明质酸，且离内膜较远。滑膜产生透明质酸和一种纤溶酶原激活剂，在运动时保持滑膜液量。此外，滑膜还分泌润滑剂和透明质酸，这是滑膜液的重要成分。

滑膜炎被认为是KOA患者的一个重要特征，并与症状和病情进展相关。KOA炎症引起滑膜增生，诱导T、B淋巴细胞和肥大细胞浸润。在炎症介质特别是IL-1和TNF的刺激下，MMPs和其他蛋白酶诱导软骨细胞、滑膜细胞和淋巴细胞产生IL-6、IL-8、

IL–15、IL–17、白血病抑制因子和PGE2。滑膜的慢性炎性渗出是最明显的特征，表现为滑膜呈乳头状增生，表面有纤维素性渗出，滑膜间质内大量免疫细胞增生，如淋巴细胞和浆细胞浸润，以及淋巴滤泡增生。增生的淋巴滤泡常位于乳头状增生滑膜的近关节腔面，使乳头顶端膨大。滑膜的炎症最终累及关节面软骨，在滑膜和关节软骨表面有纤维素性炎性渗出物覆盖，肉芽组织增生而形成血管翳，覆盖于关节软骨表面，由此影响软骨细胞吸收营养并释放蛋白水解酶降解软骨基质，破坏关节面软骨。

滑膜增厚与KOA的影像学和临床进展有关，主要发生在前交叉韧带后和髌上区域，约50%的KOA患者通常在关节镜检查中被发现。此外，滑膜炎症区域往往与软骨退化部位有关。然而在晚期KOA中，滑膜炎是弥漫性的，尤其是在全膝关节置换术后。由于滑膜炎中周围痛觉神经元的反应性增加，OA症状和疼痛敏感性是进行性的。欧洲风湿病联盟（European League Against Rheumatism，EULAR）的一项大型研究包括了600名KOA患者，其中46%的患者出现滑膜肥大或积液。MRI观察到的滑膜增厚被证实为组织学滑膜炎，其增厚程度与关节镜和显微镜下观察到的滑膜炎的程度相关。滑膜炎的分布是弥漫性的，在软骨改变明显的患者和软骨改变很少的患者之间没有统计学差异，这表明滑膜炎从KOA的早期就存在，是弥漫性的，不仅仅与软骨区域有关。MRI增强扫描可以更好地鉴别炎性滑膜和关节积液，但MRI增强扫描对滑膜炎的评估是否可以预测疾病的进展尚不清楚。

第四节　髌下脂肪垫、半月板、关节周围肌肉、韧带和肌腱病理学

1. **髌下脂肪垫病理学**　Hoffa's髌下脂肪垫（Infrapatellar Fat Pad，IPFP）是关节内最大的脂肪结构，位于膝关节前腔滑膜和关节囊之间。作为一个减震器，IPFP作用是减少负载力的冲击，保护膝关节免受机械损伤。IPFP是一种非常敏感的组织，含有脂肪细胞、成纤维细胞、白细胞、巨噬细胞等免疫细胞，它由释放P物质的C纤维支配。KOA患者P物质浓度升高，使免疫细胞的血管扩张和迁移导致肿胀、局部缺血和部分坏死，导致IPFP的结构改变。KOA患者IPFP中，发现巨噬细胞数量增多，与滑膜和皮下脂肪组织的巨噬细胞相似，有CD11c$^+$和CD206$^+$标记物。IPFP是有效的脂肪因子和细胞因子的产生者，如脂联素、瘦素、IL–6和TNF，使IPFP成为一个活跃的内分泌器官。有报道称，在KOA患者中，IPFP和滑膜液中含有大量的碱性成纤维细胞生长因子–2（Fibroblast Growth Factor–2，FGF–2）、VEGF、TNF–α和IL–6。此外，KOA的严重程度可能与滑膜液中瘦素的浓度有关。总的来说，IPFP的病理学改变可能是KOA患者慢性膝关节疼痛的一个原因。

2. **半月板病理学**　半月板的外缘较厚，与关节囊紧密愈着，内缘薄而游离。上面略凹陷，对向股骨髁，下面平坦，朝向胫骨髁。内侧半月板大而较薄，呈"C"形，前端狭窄而后端较宽。前端起于胫骨髁间前窝的前端，位于前交叉韧带的前方，后端附着于髁间后窝，位于外侧半月板与后交叉韧带附着点之间，边缘与关节囊纤维层及胫侧副韧带紧密愈着。外侧半月板较小，呈环形，中部宽阔，前、后部均较狭窄，前端

附着于髁间前窝，位于前交叉韧带的后外侧，后端止于髁间后窝，位于内侧半月板后端的前方，外缘附着于关节囊，但不与腓侧副韧带相连。半月板具有一定的弹性，能缓冲重力，起着保护关节面的作用。由于半月板的存在，将膝关节腔分为不完全分隔的上、下两腔，除使关节头和关节窝更加适应外，也增加了运动的灵活性，如屈伸运动主要在上关节腔进行，而屈膝时的轻度的回旋运动则主要在下腔完成。此外，半月板还具有一定的活动性，屈膝时半月板向后移，伸膝时则向前移，在强力骤然运动时易造成损伤，甚至撕裂。当膝关节处于屈曲位而胫骨固定时，股骨下端由于外力骤然过度旋内、伸直，可导致内侧半月板撕裂。同理，如该时股骨下端骤然外旋、伸直，外侧半月板也可发生破裂。

膝关节半月板与内侧副韧带附着较牢固，但外侧附着较易移动，毛细血管浸润半月板外周边界，浸润宽度达半月板宽度的30%，前、后角是半月板最受神经支配的区域，大部分神经纤维跟随血管走行，半月板的内2/3没有神经或血管。半月板的主要成分是水、胶原蛋白和蛋白聚糖。大多数胶原纤维编织紧密，呈周向排列，但径向纤维、穿孔纤维和表面纤维的方向不那么有序。胶原蛋白基质具有较大的亲水蛋白聚糖分子；然而与关节软骨相比，这些分子在半月板中的浓度较低。胶原蛋白聚糖半月板基质最重要的特性是具有抵抗拉伸、压缩和剪切应力的能力，当膝关节受力时，由于健康的胶原基质的抗拉强度阻止了半月板被压缩。因此，半月板的主要功能是将载荷传递给大面积的关节软骨，在动态运动中稳定关节和减震。

KOA通常是易感个体生物力学负荷增加和关节组织对这种异常生物力学应力的病理反应的结果。膝关节错位、肥胖和职业危害可能导致慢性超载，并伴有退行性半月板基质改变，导致半月板挤压、疲劳和断裂。这一系列事件也可能由膝关节外伤引发，即先前健康的膝关节失去半月板功能。一旦半月板在膝关节失去其关键功能，关节软骨生物力学负荷模式的增加可能导致软骨丢失、骨改变，包括骨小梁改变、骨密度增加、软骨下骨病变和对齐不良增加，导致KOA的恶性循环。

MRI可用于观察半月板，观察中使用专用膝关节线圈是必要的，切片厚度不应超过3mm，并同时观察矢状面和冠状面图像。轴向MRI也被证明对半月板病理的检测和表征是有用的，快速的加权脂肪抑制序列、回波时间约为35毫秒、重复时间较长（为了达到最大的对比度噪声比），是诊断半月板病理的首选。这一序列也可观察其他重要的关节结构，包括软骨、软骨下骨、韧带和关节液。MRI检测半月板撕裂的敏感性和特异性均在82%~96%。

发生KOA的最主要危险因素之一是半月板病变和损伤，可导致半月板对机械力（如拉力、压缩和剪切应力）的阻力降低。此外，在X线片诊断的KOA患者中，半月板几乎总是存在损伤，导致负重、减震、润滑和不稳定性的丧失，这可能导致胫股关节的静态变化，导致关节软骨以及软骨下骨的损伤，促进KOA的进展。在健康人群中，半月板中的胶原基质能够抵抗生物力学应力，使载荷传递到膝关节的其他结构，并使膝关节在运动中保持稳定。如果半月板受损，往往会导致膝关节其他结构的损伤，如软骨丢失、软骨下骨改变、骨髓损伤、滑膜炎等。已有研究表明，半月板半脱位和挤出是胫股软骨丢失和退行性软骨下骨病变的独立预测因子。轻度和中度KOA患者的半月板撕裂和挤压明显增加。此外，半月板部分或完全切除史也是KOA发生的危险因素。综上所述，半月板功能丧失可导致KOA，反之亦然。

3. 关节周围肌肉、韧带和肌腱病理学　过去大家普遍认为KOA患者股四头肌肌力减退主要是膝关节疼痛所致的关节活动减少，进而导致肌肉的萎缩引起的。然而，这一观点无法解释那些仅仅有影像学改变而没有临床疼痛表现的患者的肌力减退的机制。Frontera报道了老年人肌肉横面积和肌肉力量的减退，并且发现肌肉横断面积的改变能够预测肌力的变化。通过双光子骨质密度仪、超声和CT测量肌肉容积和横断面积发现，在男女之间不同肌群的变化是一致的。此外，针对老年人的分析研究发现，那些通过影像学发现的没有疼痛症状的KOA患者存在股四头肌横断面积的减少，腘绳肌和股四头肌横断面积比率降低的人群与KOA的影像学改变有密切的关系。

肌肉、肌腱、韧带和关节的本体感受器对压力和肌肉、关节形状的改变非常敏感，使我们能感觉到身体的位置和运动状态，这种感觉称为本体感觉。本体感觉对运动状态的膝关节保持稳定是非常关键的。为了协调肌肉的活性，本体感觉传入纤维收集多方面的信息，包括前庭、视神经、皮肤、关节及肌肉等。骨骼肌的功能是本体感觉的重要来源，尽管关节受体在关节活动范围的终末发挥重要作用，但肌梭感受器在关节运动过程中间决定本体感觉，并且在疲劳及疾病状态发挥更重要的作用。本体感觉不灵敏能够影响正常的步态，使膝关节表面反复承受不正常的负荷。

有报道指出，在膝关节被动活动和关节位置感觉测试中，KOA患者的本体感觉敏锐度要较同年龄对照组差，当然，对这一现象的机制及临床重要性仍然存在着争论，尤其对感觉减退是KOA的结果还是原因仍不清楚。有人推测KOA患者关节的退行性变改变了传入纤维的兴奋性，引起了运动神经元活性的改变，随之引起了本体感觉敏锐性的减退。然而，在研究KOA患者疼痛和本体感觉的关系中，仅有个别研究得出的结论，即疼痛对本体感觉的减退有轻微的预测作用。

KOA的主要功能限制之一是股四头肌、腘绳肌和髋关节肌功能障碍。关节周围肌无力对膝关节生物力学有重要影响。然而，肌肉无力是否与KOA发病或KOA进展相关，尚不清楚。研究发现，股四头肌肌内脂肪含量的增加是膝关节软骨丢失的一个强有力的预测指标。研究还指出，OA患者的关节周围肌肉存在炎症并产生肌因子。从分子层面观察，肌因子与滑膜、IPFP、软骨和骨骼相互作用，使骨骼肌参与KOA发生。肌腱不稳定和韧带损伤也被认为是KOA的易发因素，约50%的患者在韧带损伤后10~20年内发生KOA。研究表明，神经肌肉训练可以降低既往膝关节损伤后发生KOA的可能性，在10年的随访期间，解剖性前交叉韧带重建被发现可以降低创伤后KOA发生的风险。

膝关节肌肉和韧带在日常功能活动中的重要性是显而易见的，如从椅子上站起、上下楼梯和平面行走。在症状性KOA患者中，肌肉大小的维持与有益的结构改变和膝关节置换术风险的降低相关。

John Dixon研究了17例KOA患者和17例无症状对照在开链运动时股内侧肌和股外侧肌肌电图起点的关系，利用测量和计算机运算两种方法发现两者之间没有明显的差异。肌电图起点的改变与KOA患者本体感觉减退有关。本体感觉减退减弱了上运动神经元的传递，导致中枢对股四头肌的驱动减慢。此外，肌力减弱容易导致疲劳，肌疲劳易引起随意运动和运动反射减慢及抑制，这也提示我们在指导KOA患者康复训练时，不仅仅要提高股四头肌的肌力，还要增加肌肉的反应速度。Hurley等认为，由于股四头肌肌力下降、膝关节疼痛以及关节结构的改变使膝关节稳定性降低。而Sharma等认为，是内外侧肌群的肌力下降造成了膝关节的不稳定。为了维持膝关节功能，改善关节不稳，膝关节周围肌肉会代偿性的收缩。DeVita等发现相对于健康人群，KOA患者在日常行动中髋关节力矩增强而膝关节力矩减弱。Hortobagyi等推测在日常生活中，KOA患者腘绳肌的激活性会增强，为了证实这一点，Hortobagyi等检测了KOA患者年龄、性别相关的健康人以及年轻人在平地行走、上下台阶等日常活动中股二头肌和股内侧肌的表面肌电图，计算股二头肌振幅均值与股内侧肌振幅均值的比率，发现KOA患者此比率显著高于后两者，说明KOA患者腘绳肌的激活性明显增强。

　　KOA作为一种常见的慢性疾病，对关节内的软骨、滑膜、韧带、关节囊等结构以及关节周围肌肉组织都有一定的影响，过去对此疾病的研究主要集中于软骨的病理改变方面。然而，当前的研究发现，关节周围神经肌肉系统在关节的感觉和运动功能方面具有关键的作用，因此，将来应该对神经肌肉系统功能减退在KOA病理进程中的作用作进一步研究，为临床康复治疗提供理论依据。

参考文献

［1］Primorac D，Molnar V，Rod E，et al. Knee osteoarthritis：a review of pathogenesis and state-of-the-art non-operative Therapeutic Considerations［J］.Genes，2020，11（8）：854-859.

［2］Xia B，Chen D，Zhang J，et al.Osteoarthritis pathogenesis：a review of molecular mechanisms［J］.Calcified Tissue International，2014，95（6）：495-505.

［3］Xavier，Houard，Mary，et al. Homeostatic mechanisms in articular cartilage and role of inflammation in osteoarthritis［J］. Current Rheumatology Reports，2013，15（11）：375-384.

［4］Goldring MB ，Goldring SR.Articular cartilage and subchondral bone in the pathogenesis of osteoarthritis［J］. Annals of the New York Academy of Sciences，2010，1192：230-237.

［5］Loeser RF.Molecular mechanisms of cartilage destruction：mechanics，inflammatory mediators，and aging collide［J］.Arthritis&Rheumatism，2010，54（5）：1357-1360.

［6］Crema，M.D，Cibere J，EC Sayre，et al. The relationship between subchondral sclerosis detected with MRI and cartilage loss in a cohort of subjects with knee pain：the knee osteoarthritis progression（KOAP）study［J］.Osteoarthritis and Cartilage，2014，22（4）：540-546.

［7］Sellam J. The role of synovitis in pathophysiology and clinical symptoms of osteoarthritis ［J］. Nature reviews. Rheumatology，2010，6（11）：625-635.

［8］Roos EM，Herzog W，Block JA，et al. Muscle weakness，afferent sensory dysfunction and exercise in knee osteoarthritis.［J］.Nature Reviews Rheumatology，2011，7（1）：57-63.

［9］Roemer FW，Guermazi A，Hunter DJ，et al.The association of meniscal damage with joint effusion in persons without radiographic osteoarthritis：the Framingham and MOST osteoarthritis studies［J］. Osteoarthritis and Cartilage，2009，17（6）：748-753.

［10］Hunter DJ，Zhang YQ，Niu JB，et al.The association of meniscal pathologic changes with cartilage loss in symptomatic knee osteoarthritis［J］.Arthritis & Rheumatism，2006，54（3）：795-801.

［11］Martel-Pelletier J，Barr AJ，Cicuttini FM，et al. Osteoarthritis［J］. Na. Rev Dis Prim，2016，2：1–18.

［12］Xia B，Chen D，Zhang J，et al . Osteoarthritis pathogenesis：a review of molecular mechanisms［J］. Calcif Tissue Int. 2014，95，495–505.

［13］Goldring S R，Goldring，MB. Changes in the osteochondral unit during osteoarthritis：structure，function and cartilage bone crosstalk［J］. Nat Rev Rheumatol，2016，12，632–644.

［14］Carballo CB，Nakagawa Y，Sekiya I，et al. Basic Science of Articular Cartilage［J］. Clin Sports Med，2017，36：413–425.

［15］Primorac D，Stover ML，Clark SH，et al . Molecular basis of nanomelia，a heritable chondrodystrophy of chicken［J］. Matrix Biol，1994，14：297–305.

［16］Primorac D. Reduced type Ⅱ collagen mRNA in nanomelic cultured chondrocytes：an example of extracellular matrix/collagen feedback regulation?［J］.Croat Med J，1995，36：85–92.

［17］Primorac D，Johnson CV，Lawrence JB，et al. Premature termination codon in the aggrecan gene of nanomelia and its influence on mRNA transport and stability［J］. Croat Med J，1999，40（4）：528-532.

［18］Houard X，Goldring MB，Berenbaum F. Homeostatic mechanisms in articular cartilage and role of inflammation in osteoarthritis［J］. Curr Rheumatol Rep，2013，15（11）：375.

［19］Goldring MB，Marcu KB. Cartilage homeostasis in health and rheumatic diseases［J］. Arthritis Res Ther，2009，11（3）：224.

［20］Musumeci G. The effect of mechanical loading on articular cartilage［J］. Funct Morphol Kinesiol，2016，1：154–161.

［21］Jacobs CR，Huang H，Kwon RY. Introduction to cell mechanics and mechanobiology［J］.Garland Science，2012，31（3）：317-326.

［22］Vanwanseele B，Eckstein F，Knecht H，et al. Longitudinal analysis of cartilage atrophy in the knees of patients with spinal cord injury［J］.Arthritis Rheum，2003，48：3377–3381.

［23］Mansfield JC，Mandalia V，Toms A，et al. Collagen reorganization in cartilage under strain probed by polarization sensitive second harmonic generation microscopy［J］. JRSoc Interface，2019，16：20180611.

［24］Mansfield JC，Bell JS，Winlove CP. The micromechanics of the superficial zone of articular cartilage［J］.Osteoarthr Cartil，2015，23：1806–1816.

［25］Korhonen RK，Julkunen P，Wilson W，et al. Importance of collagen orientation and depth-dependent fixed charge densities of cartilage on mechanical behavior of chondrocytes［J］. J Biomech Eng，2008，130（2）：021003.

［26］Wilson W，Driessen NJ，van Donkelaar CC，et al. Prediction of collagen orientation in articular cartilage by a collagen remodeling algorithm［J］. Osteoarthritis Cartilage，2006，14（11）：1196-1202.

［27］Wu JP，Kirk TB，Zheng MH. Study of the collagen structure in the superficial zone and physiological state of articular cartilage using a 3D confocal imaging technique［J］. J Orthop Surg Res，2008，3：29-37.

［28］Mansfield JC，Winlove CP. A multi-modal multiphoton investigation of microstructure in the deep zone and calcified cartilage［J］. J Anat，2012，220（4）：405-416.

［29］Ruhlen R，Marberry K. The chondrocyte primary cilium［J］. Osteoarthritis Cartilage，2014，22（8）：1071-1076.

［30］Goldring MB，Goldring SR. Articular cartilage and subchondral bone in the pathogenesis of osteoarthritis［J］. Ann N Y Acad Sci，2010，1192：230-237.

［31］Stanton H，Rogerson FM，East CJ，et al. ADAMTS5 is the major aggrecanase in mouse cartilage in vivo and in vitro［J］. Nature，2005，434（7033）：648-652.

［32］Pratta MA，Su JL，Leesnitzer MA，et al. Development and characterization of a highly specific and sensitive sandwich ELISA for detection of aggrecanase-generated aggrecan fragments［J］. Osteoarthritis Cartilage，2006，14（7）：702-713.

［33］Loeser RF. Molecular mechanisms of cartilage destruction：mechanics，inflammatory mediators，and aging collide［J］. Arthritis Rheum，2006，54（5）：1357-1360.

［34］Parrish AR. Matrix metalloproteinases and tissue remodeling in health and disease：target tissues and therapy［M］.Elsevier，2017.

［35］Rolauffs B，Williams JM，Aurich M，et al. Proliferative remodeling of the spatial organization of human superficial chondrocytes distant from focal early osteoarthritis［J］. Arthritis Rheum，2010，62（2）：489-98.

［36］Glyn-Jones S，Palmer AJ，Agricola R，et al. Osteoarthritis［J］. Lancet，2015，386（9991）：376-387.

［37］Glyn-Jones S，Palmer AJ，Agricola R，et al. Osteoarthritis［J］. Lancet，2015，386（9991）：376-387.

［38］O'Neill TW，Parkes MJ，Maricar N，et al. Synovial tissue volume：a treatment target in knee osteoarthritis（OA）［J］. Ann Rheum Dis，2016，75（1）：84-90.

［39］Hunter DJ，McDougall JJ，Keefe FJ. The symptoms of osteoarthritis and the genesis of pain.［J］.Rheum Dis Clin North Am，2008，34（3）：623-643.

［40］Fusco M，Skaper SD，Coaccioli S，et al. Degenerative joint diseases and neuroinflammation［J］. Pain Pract. 2017 Apr；17（4）：522-532.

［41］D'Agostino MA，Conaghan P，Le Bars M，et al. EULAR report on the use of ultrasonography in painful knee osteoarthritis. Part 1：prevalence of inflammation in osteoarthritis［J］. Ann Rheum Dis，2005，64（12）：1703-1709.

［42］Fernandez-Madrid F，Karvonen RL，Teitge RA，et al. Synovial thickening detected by MR imaging in osteoarthritis of the knee confirmed by biopsy as synovitis［J］. Magn Reson Imaging，1995，13（2）：177-83.

［43］Loeuille D，Chary-Valckenaere I，Champigneulle J，et al. Macroscopic and microscopic features of synovial membrane inflammation in the osteoarthritic knee：correlating magnetic resonance imaging findings with disease severity［J］. Arthritis Rheum，2005，52（11）：3492-3501.

［44］Primorac D，Molnar V，Rod E，et al. Knee osteoarthritis：a review of pathogenesis and state-of-the-art non-operative therapeutic considerations［J］. Genes（Basel），2020，11（8）：854.

第五章　膝关节的生物力学

第一节　正常膝关节生物力学

一、膝关节的解剖结构

膝关节是人体内最大的关节，本质上是一种铰链关节，由于其负重大、活动多以及创伤因素导致关节容易受损。膝关节运动以屈曲、伸直活动为主，同时也允许一定程度的内外旋转和内外翻活动。膝关节的骨组织结构主要包括股骨远端、胫骨近端和髌骨，此外腓骨和胫骨近端外侧关节面形成上胫腓关节，也被一些学者认为是膝关节的一部分，见图5-1-1。股骨远端、胫骨近端以及髌骨表面被覆关节软骨，股骨远端前方关节面和髌骨关节面形成髌股关节，股骨远端髁和胫骨平台关节面形成胫股关节。膝关节骨骼组织结构通过内外侧副韧带、前后交叉韧带、半月板以及关节囊等组织结构的连接与包裹共同构成了膝关节，这些软组织结构为膝关节静态及动态的稳定性提供了良好的解剖基础。膝关节囊壁上被覆很多细小的滑膜组织，其分泌的关节液是关节软骨主要的营养成分，对维持关节软骨的正常新陈代谢具有至关重要的作用。

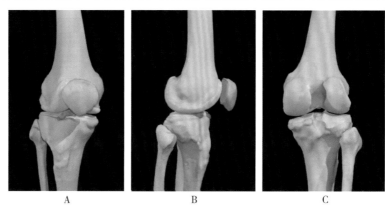

图5-1-1　膝关节骨骼结构
A.下面；B.侧面；C.后面

1. 膝关节的骨组织结构　膝关节的骨组织结构主要由四块骨骼组成，分别是股骨、胫骨、腓骨和髌骨。

（1）股骨远端　股骨远端前方关节面解剖上称为股骨滑车，远端及后部膨大关节面部分称为股骨髁，股骨髁根据其形态及位置又可以分为股骨内侧髁和股骨外侧髁，组织结构上分别是内、外侧股骨滑车的延续部分，行成了凸起的股骨关节面。在股骨内外侧髁之间存在一深窝结构，解剖学上称为股骨髁间窝，髁间窝内分别有前后交叉韧带的股骨附着点，为膝关节提供了强大的内部稳定性。内、外侧股骨髁两侧分别有一突起结构，解剖上称为股骨内上髁与股骨外上髁，分别是内侧副韧带和外侧副韧带的股骨附着点，内外侧副韧带为膝关节提供了强大的外部稳定性。

（2）胫骨近端　胫骨近端主要指胫骨平台至胫骨结节部分的骨质。胫骨平台表面被覆关节软骨，为膝关节胫骨侧关节面。胫骨平台中间隆起部分称为胫骨髁间脊，是前交叉韧带的胫骨附着点。胫骨平台后方中央部圆钝并向前方凹陷，为后交叉韧带的胫骨附着点。胫骨近端前下方有一粗糙隆起称为胫骨结节，是髌韧带的附着点，在膝关节伸直活动过程中具有重要作用。外侧胫骨平台后方还有一圆形的腓侧关节面与腓骨头形成上胫腓关节。

（3）髌骨　髌骨是股四头肌肌腱中形成的一块籽骨，也是全身最大的籽骨，呈扁粟状。髌骨关节面覆有透明软骨与股骨滑车关节面形成髌股关节，参与膝关节屈曲状态下的负重活动。髌骨前面粗糙被覆筋膜组织，股四头肌肌腱通过此面延伸至髌韧带形成膝关节重要的伸膝装置。

（4）腓骨近端　腓骨外形呈细长状，在胫骨外侧，近端膨大形成腓骨小头，腓骨头内上方有关节面与胫骨的腓侧关节面形成上胫腓关节。腓骨远端膨大形成踝关节的外侧部分解剖上称为外踝，其内侧面被覆关节软骨参与构成踝关节。

2. 膝关节的软组织结构　膝关节的软组织结构包括髌韧带、髌下脂肪垫、前后交叉韧带、内外侧副韧带、内外侧半月板、关节滑膜及关节囊等软组织结构，见图5-1-2。膝关节内部的前后交叉韧带和外部的内外侧副韧带为膝关节提供了强大的内部及外部稳定，半月板组织可以起到良好的缓冲振荡、适应膝关节活动、保护关节软骨的功能，关节囊囊壁上分布的关节滑膜组织分泌正常的关节液营养和润滑关节软骨。

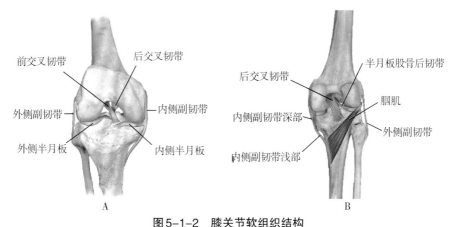

图5-1-2　膝关节软组织结构

A.正面观；B.后面观

（1）半月板　膝关节半月板是介于股骨髁和胫骨平台之间的半月状纤维软骨组织，其外侧缘厚，内侧缘薄，冠状切面呈三角形结构，见图5-1-3。半月板可以良好适应膝关节活动过程中股骨髁和胫骨平台的形态学改变，起到组织填充、缓冲振荡和减少关节软骨应力的作用。内侧半月板较大，外观呈"C"形，外侧半月板较小，外观近似呈"O"形，部分人群外侧半月板发育畸形，形成盘状，临床上称为盘状半月板或盘状软骨。半月板的前后端分别附着在胫骨平台髁间棘前方和后方非关节面部位，根据半月板前后位置，临床又将其分为半月板前角、体部和后角。半月板组织可以在膝关节负重活动过程中起到良好缓冲振荡、适应膝关节活动的作用，从而起到保护关节软骨的作用。

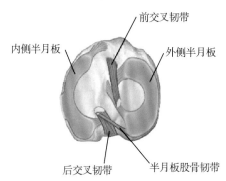

图5-1-3 膝关节半月板及韧带组织上面观

（2）前交叉韧带（Anterior Cruciate Ligament，ACL）和后交叉韧带（Posterior Cruciate Ligament，PCL） ACL和PCL是维持膝关节内部稳定最重要和最坚强的组织结构，对膝关节前后方向的稳定性具有至关重要的作用。ACL起自股骨外侧髁内侧面后部，向前向内侧附着于胫骨平台髁间棘前部。成年人ACL的长度约为31～38mm，宽度约为10～12mm。很多研究证明，ACL并非由均一长度的纤维组成，Girgis等根据ACL纤维的分布不同以及屈伸过程中韧带紧张度的差异，将其大致分为前内侧束和后外侧束。前内侧束分布于ACL股骨止点后上部分和胫骨止点前内部分。后外侧束分布于ACL股骨止点前下部分和胫骨止点后外部分。膝关节伸直时ACL前内侧束紧张，屈曲90°时，前内侧束紧张伴韧带扭转，后外侧束松弛。ACL的主要功能是限制胫骨过度前移，同时在膝关节屈伸活动过程中对胫骨的运动具有制导作用。PCL是膝关节内最强大的韧带，起自胫骨平台髁间棘后部近胫骨骺线处，向内上、向前方延伸，止于股骨内侧髁的外侧面前部。PCL的长度与ACL相似，宽度约13mm，最窄处位于韧带中部。PCL外观呈两端粗大中间细小，这种结构与其功能相适应。PCL股骨及胫骨附着处相对较宽，纤维分散，使附着区面积增加，使韧带与骨质的附着更加牢固。而关节内髁间窝相对狭小，PCL中间细小的结构有利于避免PCL与ACL发生髁间撞击和摩擦，这是韧带发育过程中自我保护的进化结果。PCL的主要功能是限制股骨相对于胫骨过度前移，同时具有引导股骨后滚的功能，对膝关节内侧的稳定也会产生一定的作用。

（3）内侧副韧带（Medial Collateral Ligament，MCL）和外侧副韧带（Lateral Collateral Ligament，LCL） 膝关节两侧分别由MCL和LCL来维持膝关节外翻和内翻的应力稳定。MCL起自股骨内上髁，向下、向前止于胫骨近端前内侧，宽约1.5cm。MCL根据解剖位置可以分为浅层MCL和深层MCL。浅层MCL中央部深面增厚成为深层MCL，并与浅层MCL之间形成滑囊以利于关节活动和减少摩擦产生的炎性疼痛。MCL浅层的股骨附着区呈椭圆形，位于内收肌结节前方约2mm处，胫骨附着点韧带纤维与骨膜组织融合，附着于胫骨后内侧。矢状面上MCL浅层纵行纤维几乎垂直向下，可以随着膝关节的屈伸活动而前后滑移。MCL深层位于浅层深面稍后方，由上至下稍斜向前方走行，股骨附着点为横椭圆形，位于浅层MCL附着点下方或前下方，胫骨止点为横行线状，距关节线2~3mm，沿关节边缘平行排列。MCL深层在关节线处与关节囊及内侧半月板紧密相连，没有明确的组织边界，屈膝0°时紧张，屈膝至30°、60°和90°时逐渐松弛。MCL浅层后方斜行纤维向后与后关节囊融为一体，后内侧关节囊伸膝时紧张、屈膝时松弛，股骨附着区位于关节软骨边缘，呈横条形状，前宽后窄，关节囊的纤维斜向后下与半月板紧密相连。LCL位于膝关节外侧的后1/3，起自股骨外上髁，向下止于腓骨小头。膝关节完全伸直时LCL紧张，膝关节屈曲时LCL有松弛倾向。LCL纤维沿纵轴可分成前束、中束和后束，在膝关节由伸直到屈曲的过程中，不同部位的韧带纤维长度会随着膝关节屈曲角度的增加而变化，LCL前束逐渐伸长，而后束则逐渐缩短，见图5-1-4。

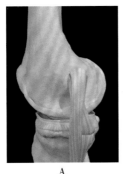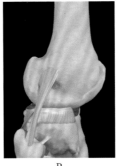

A   B

图5-1-4 膝关节内侧副韧带（A）和外侧副韧带（B）

（4）髌下脂肪垫 髌下脂肪垫是局限于髌骨下方、髌韧带后方、胫骨平台前部之间的脂肪组织，其表面被滑膜覆盖而与关节腔隔离，当膝关节前方受到外力时，髌下脂肪垫可以起到缓冲应力的作用，见图5-1-5。

（5）滑膜与滑膜囊 膝关节腔是人体最大的滑膜关节腔，关节内软骨组织、半月板等无血管组织的营养代谢主要依赖关节滑膜分泌的关节液。膝关节周围还存在许多滑膜囊，其中主要包括髌上滑囊及髌下滑囊，其囊壁表面被覆很多滑膜组织，可以为膝关节内的重要组织结构提供充足的关节液，保证组织的正常新陈代谢。

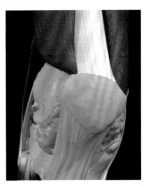

图5-1-5 髌骨下方及髌韧带
后方的黄色组织为髌下脂肪垫

（6）髌韧带 髌韧带是膝关节伸膝装置中重要的组成部分，起自髌骨下极，向下走行止于胫骨结节。髌韧带呈扁平状，非常坚韧，其浅层纤维越过髌骨表面与股四头肌肌腱相连续，在膝关节伸直过程中发挥重要作用。

二、膝关节的运动模式

膝关节的运动模式并非简单的屈伸运动，而是一个兼有屈伸、滚动、滑动、侧移和轴位旋转的复杂的多自由度的运动模式。在矢状面上，膝关节的伸屈运动并不是围绕着同一个旋转中心，而是在运动过程中产生多个瞬时旋转中心。力学研究证明，当接触面的质点速度方向切于关节面时，运动的阻力最小。根据接触面的垂线可找出不同屈膝角度的瞬时旋转中心，如瞬时旋转中心不在此线上，膝关节将出现滑动运动。在正常的膝关节运动过程中，任何瞬时中心的速度方向与关节接触面相切，在膝关节由伸直到屈曲的过程中，可以连续标出每个运动的瞬时旋转中心，将其连接在一起则会在股骨髁上形成一个"J"形轨迹（图5-1-6）。

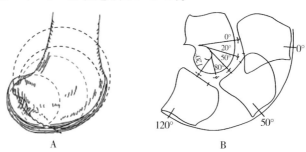

图5-1-6　膝关节由伸直到屈曲的过程中在股骨髁上形成一个"J"形轨迹

三、膝关节的力学稳定

膝关节的力学稳定主要依靠关节内的前、后交叉韧带以及关节外的内、外侧副韧带及关节囊等组织结构，除此之外髂胫束、腘肌腱、腘绳肌和股四头肌都参与了膝关节的力学稳定，它们在膝关节日常活动中的维持关节稳定发挥了重要作用。膝关节通过其骨性结构、半月板、关节囊及韧带组织的共同作用，可以保持静态与动态的稳定性。

膝关节ACL和PCL是膝关节内部最重要和最强大的稳定结构。ACL的主要作用为限制胫骨过度前移，同时ACL还具有制导作用，即引导膝关节屈伸活动时发生扣锁机制以及在屈伸过程中引导胫骨的内外旋转。ACL在膝关节处于完全伸直状态时，股骨相对于胫骨向内旋转，而在膝关节屈曲状态时，股骨相对于胫骨则向外旋转，在此过程中膝关节通过胫股关节面的咬合作用以及ACL的制导作用显著增加关节的稳定性。PCL的主要作用是限制股骨相对于胫骨过度前移，同时引导膝关节屈曲过程中股骨向后滚动。膝关节不论是ACL损伤还是PCL损伤，都会造成膝关节在前、后方向上的失稳。

膝关节MCL和LCL分别维持膝关节内侧和外侧的稳定性，MCL主要限制膝关节过度外翻，而LCL则主要限制膝关节过度内翻。膝关节MCL损伤或者LCL损伤均会造成膝关节内外侧失稳。此外，膝关节在屈曲状态下，外侧的髂胫束及内侧腘绳肌会形成力偶，对膝关节屈曲时内外侧的稳定性产生一定作用。

四、胫股关节和髌股关节的生物力学

膝关节的负荷随人体的运动和步态方式有很大的变化，文献报道膝关节站立位的静态负荷为体重的0.43倍，行走时负荷为体重的3.02倍，上楼时则可达到体重的4.25倍。正常膝关节作用力的传递借助于半月板和关节软骨的蠕变使股骨髁与胫骨平台之间的接触面增大，从而减少了单位面积的应力负荷，避免关节软骨过度磨损。在冠状面上，单足站立时人体的重力沿垂直重力线传递并经过膝关节的内侧，使股骨倾向胫骨内侧平台，此时股骨依靠阔筋膜张肌和臀大肌通过髂胫束的外侧力来保持平衡，这些力的合力就是膝关节所受的应力，并且此合力应该经过膝关节中心。

胫股关节在膝关节负重行走过程中发挥重要作用。胫股关节的应力传递和分布与半月板和关节软骨的功能密切相关。膝关节负重行走时，半月板组织会随关节活动相对移位，而且具有粘弹性的半月板和关节软骨会在膝关节运动过程中发生相对形变，以此来增加胫股关节在运动过程中的形合度，增加应力接触面积，使胫股关节间的压力变化趋于缓和。此外，膝关节在水平面的旋转运动是以内侧股骨髁为中心的，这种旋转方式容易导致膝关节内侧胫股间室关节软骨发生退变，是KOA病变多见于内侧间室的主要原因，也是出现典型的前内侧间室骨关节炎和膝内翻畸形的重要生物力学基础。

髌股关节主要影响膝关节的屈曲负重运动。髌骨软骨软化、股骨滑车软骨损伤、股骨滑车发育不良、髌骨轨迹不良等都可能导致患者出现髌股关节症状，影响患者膝关节屈曲负重活动，其症状主要表现在上下楼和下蹲站起时。髌骨的生物力学作用除了传递股四头肌的牵引力和承受髌韧带的拉力外，髌骨关节面本身在膝关节屈曲负重运动时也要承受髌股关节强大的应力负荷，因此髌股关节面上的应力分布是目前髌股关节生物力学研究的热点。研究证明，正常负荷下，髌股关节接触力随屈膝角度的增大而增加，膝关节伸直位时接触应力为0，屈膝90°时接触应力可达体重的3.3倍。正常膝关节由完全伸直到屈曲90°的过程中，髌骨和股骨滑车关节面的接触压力负荷会逐渐加大，而膝关节屈曲超过90°后压力负荷又会逐渐减小，这种特点决定了大多髌股关节疾病患者膝关节在屈曲90°范围内的疼痛症状最为显著。

五、下肢力线

下肢力线又称为下肢机械轴线，指通过髋关节中心和踝关节中心的连线。髋关节中心一般定义在股骨头中心，而踝关节中心定义在距骨中点。下肢力线从生物力学角度来说就是双腿的重力线，正常情况下此线应该经过膝关节中心，膝内翻畸形患者此线位于膝关节中心内侧，反之膝外翻患者此线位于膝关节中心外侧。髋关节中心和膝关节中心的连线称为股骨机械轴，股骨干和胫骨干的中心线分别称为股骨解剖轴和胫骨解剖轴。正常人群股骨机械轴与股骨解剖轴存在5°~7°的外翻，胫骨解剖轴与胫骨机械轴一般是重合的，冠状面上，膝关节胫股关节线相对于水平面向内侧约有3°倾斜，见图5-1-7。

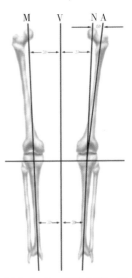

图5-1-7 下肢力线：M为股骨机械轴，A为股骨解剖轴，股骨机械轴与解剖轴间夹角为6°

第二节　膝骨关节炎的生物力学

一、半月板切除的影响

膝关节半月板曾经被认为是没有功能的组织结构，损伤后的标准治疗手段就是半月板切除，而且切除越彻底手术效果越好。但在后来的临床实践中发现，半月板切除后会导致KOA发病的概率显著增加，这也使骨科医生们逐渐意识到半月板对于保护膝关节软骨过度磨损的重要作用。Pengas等发现半月板切除组织越多，后期发生KOA的风险就越高，而且半月板切除患者接受膝关节置换手术的概率明显高于正常人群。目前很多研究已经证实，半月板损伤或切除的患者膝关节软骨退变主要发生在半月板损伤或缺失的区域，这也强烈提示半月板损伤或切除是KOA发病的高危因素。

膝关节半月板具有吸收振荡、增加软骨接触面积和维持关节稳定等重要生物力学功能，在股骨和胫骨应力传递过程中发挥重要作用。半月板损伤或者切除后膝关节将失去上述关节软骨保护机制，股骨髁软骨和胫骨平台软骨在高应力负荷下直接接触，其结果就是加速关节软骨退变。解剖学上股骨髁表面呈不规则弧形外观，屈伸活动过程中，股骨髁与胫骨平台接触面积有限，但是在生理状态下半月板可以完美填充股骨髁与胫骨平台之间的间隙，而且在膝关节屈伸活动过程中半月板还可以适应股骨髁形态的变化而发生相应形变，进一步增加股骨髁软骨与胫骨平台软骨的接触面积，有效分散股骨传导至胫骨的压力，从而避免应力集中导致关节软骨损伤。半月板损伤或者切除后，股骨髁软骨与胫骨平台软骨接触面积将会接明显减小，相同的应力负荷下局部软骨的受力会显著增加，其结果必然是加速关节软骨的退变。

二、韧带损伤的影响

膝关节ACL、PCL、MCL、LCL是维持膝关节稳定最为重要的组织结构，ACL和PCL维持膝关节前后方向的稳定性，MCL和LCL则主要维持膝关节内外两侧的稳定性，一旦其中任意一条韧带损伤都会导致膝关节的稳定性显著降低，从而诱发膝关节失稳，导致的关节软骨加速磨损。

ACL的主要作用为限制作用和制导作用。限制作用为阻止胫骨过度前移、过度旋转和膝关节过伸。制导作用为在伸膝运动过程中，引导胫骨外旋（扣锁机制）；屈膝运动过程中，引导胫骨内旋；膝关节运动过程中，引导股骨与胫骨之间滚动和滑动等。ACL断裂导致对膝关节的限制作用和制导作用丧失，胫骨发生过度前移，运动时膝关节中心发生瞬间变化，胫股关节面形成强大的剪切力而致关节软骨损伤，这也是膝关节失稳诱发骨关节炎的生物力学作用机制。同时，很多动物实验也是切断ACL来制作动物创伤性骨关节炎模型的。因此，对于ACL断裂后引起的膝关节前后方向上的不稳定，必须采取积极的治疗措施，尽早重建韧带恢复膝关节的稳定性，预防关节软骨的继发性损害，延缓KOA进展。ACL急性损伤时往往伴随着外侧股骨髁软骨损伤，这一特点在很多急性ACL断裂的核磁共振片上都能发现，其发生机制主要是由于外伤时的直接暴力所致。而ACL损伤后内侧股骨髁软骨损伤大多是因为膝关节不稳后的间接应力增加逐渐退变形成的。有研究证明，将ACL延迟重建和早期重建比较，软骨损伤会明显加重，说明ACL断裂后早期重建可有效防止KOA的发展，故膝关节稳定性的恢复对于阻止关节软骨退变是非常重要的。

PCL损伤多发生于膝关节屈曲90°时胫骨近端前方受到猛烈撞击导致，PCL损伤后导致膝关节失去对股骨相对胫骨前移的限制作用。膝关节则表现出前后方向上的稳定性降低，股骨相对于胫骨发生过度前移。PCL损伤治疗不及时可导致膝关节失稳症状加剧，长时间得不到改善还会导致关节软骨退变从而出现KOA。研究表明，KOA的严重程度会随PCL失效时间的延长逐渐加重。此外，还有研究证明，PCL慢性损伤患者中，约有49%的患者在2年内出现关节软骨继发性损害，而内侧股骨髁软骨与髌股关节软骨是PCL断裂后继发软骨损伤的高发区域。生物力学实验证明，切断PCL诱发的膝关节稳定性降低可以导致关节内生物力学紊乱，使关节在运动过程中股骨髁的瞬时旋转中心轨迹发生移位，从而显著增加内侧间室的接触压力和剪切力，导致内侧间室关节软骨机械性磨损加重，最终出现严重KOA而丧失关节功能。因此，针对PCL断裂的治疗中，若患者存在膝关节不稳应尽早进行重建修手术，以恢复膝关节的稳定性，避免关节软骨出现不可逆退行性改变。

膝关节MCL是维持膝关节内侧稳定最重要的组织，根据其纤维分布解剖学上可以分为深层MCL和浅层MCL。浅层MCL的主要作用是在膝关节屈伸过程中抵抗外翻外旋应力，其中前纵束主要作用是在膝关节伸直位时抵抗外翻应力，后斜束主要作用是在屈膝时抵抗外旋应力。深层MCL在组织结构上和内侧关节囊、内侧半月板紧密结合，此种结构加厚了局部关节囊。但是深层MCL对膝关节内侧结构的稳定作用相对于浅层MCL较弱。膝关节MCL损伤后，限制膝关节外翻及外旋的作用将会明显减弱，治疗不及时可能导致膝关节内侧松弛和稳定性降低，远期则会继发严重KOA。因此，大多研究认为对于出现内侧稳定性降低的Ⅲ度MCL损伤，建议早期手术治疗，尽早恢复关节稳定性。而对于临床相对常见的Ⅰ度或Ⅱ度MCL损伤，则推荐首先进行保守治疗，下肢支具固定6周后，再次评价内侧副韧带功能及膝关节内侧稳定性，临床上绝大多患者可以恢复正常膝关节的稳定性，而对于内侧稳定仍然不佳的患者也可以再行韧带修复手术治疗。

膝关节LCL因其位置较深而且偏后，很少单独发生损伤。LCL损伤合并膝关节周围骨折等多发组织严重损伤相对更为常见。LCL是膝关节外侧稳定的最为重要的组织结构，损伤后严重影响膝关节外侧的稳定性，膝关节将失去对小腿内翻的限制作用，造成内侧间室异常受力增多，长时间不能恢复关节稳定性则会最终导致KOA发生。以往很少有研究报道单纯LCL损伤后对关节软骨的影响，但是很多文献认为LCL损伤应与其他韧带损伤的治疗原则相一致，损伤后应及时治疗和积极恢复膝关节的稳定性。

三、下肢力线改变的影响

下肢力线指髋关节中心至踝关节中心的连线，正常情况下此线经过膝关节中心。下肢力线直接影响膝关节的应力负荷传导，正常下肢力线传递到膝关节的负荷分布合理，内外侧胫股间室受力平衡。下肢力线异常将导致膝关节内侧或外侧胫股间室压力负荷过多，其结果就是膝关节某一侧的关节软骨承受过大的应力负荷过度磨损，最终发展为KOA。正常情况下，膝关节胫股关节面相对于水平面存在3°内倾，这种结构使膝关节内侧间室传导约60%的应力负荷，外侧间室传导约40%。很多研究已经证明，下肢力线异常会导致某一侧胫股间室关节软骨退变，退变侧的胫股关节间隙就会逐渐变窄，胫股关节间隙变窄反过来又会导致下肢力线内翻或者外翻畸形加重，从而进一步影响内外侧胫股间室应力负荷分布，加重胫股间室关节软骨的退变使骨关节炎进程加快。

下肢力线改变与KOA发病密切相关，正常下肢力线是保证膝关节应力负荷合理分布的前提，下肢力线改变会导致膝关节局部负荷过大从而诱发KOA发病。正常软骨下骨小梁的框架结构可以在很大程度上吸收振荡并缓冲关节运动时传导的应力，为关节软骨提供必要的生物力学支撑。软骨下骨硬化会改变骨小梁原有的生物力学性能，并致其丧失正常的软骨保护功能。下肢力线异常导致的关节局部力学负荷增加，是KOA发生、发展过程中非常重要的危险因素。研究证明，随着下肢力线异常角度的增加，软骨下骨小梁结构尤其是骨小板会出现明显数量增多、厚度增加和连接性更强的改变趋势，提示下肢力线异常可以改变膝关节的应力负荷分布，从而促进软骨下骨小梁向骨小板转化，这就从骨小梁形态的角度解释了骨关节炎患者出现软骨下骨硬化表现的原因，证实了下肢力线与KOA之间存在显著的相关性。研究报道，膝内翻畸形的人群更容易发生KOA，其主要原因就在于膝内翻畸形导致股骨内侧髁所受的应力明显增加，内侧髁长期的非生理性的高负荷导致关节软骨的损伤，最终导致KOA发病。目前很多临床医生主张，对于合并膝内翻畸形的早期KOA患者，应尽早实施胫骨高位截骨手术纠正内翻畸形。膝关节内侧间室关节软骨损伤后，患者膝关节内侧关节间隙会明显变窄，使膝内翻畸形将进一步加重。而内翻畸形越大，内侧间室的应力负荷也会越大，此恶性循环也会进一步加重KOA病情进展。目前临床医生主张采用胫骨高位开放楔形截骨手术矫正膝内翻畸形，大量的临床研究报道此术式可以获得良好疗效。通过上述论证不难发现，膝关节内翻畸形或者外翻畸形均会导致内侧间室或者外侧间室关节软骨出现明显的应力负荷增加，并最终导致KOA发病。

四、生物力学与软骨下骨改变

透明软骨是膝关节软骨的主要成分，光滑而耐磨损，具有良好的承受应力、吸收振荡、传递负荷、减少摩擦等生物力学特性。关节软骨和软骨下骨之间的生物力学相互作用是KOA发生和发展的重要因素，也是KOA发生、发展过程研究的热点。软骨下骨是一种非均质黏弹性组织，具有良好的功能适应性。软骨下骨的形态可以随着应力负荷的变化而发生改变。正常情况下，软骨下骨的弹性模量比关节软骨低，但数量相对较多，所以在缓冲振荡中起主要的衬垫作用，保护关节软骨免受过度应力负荷的损伤。富含水分的关节软骨可将所受应力分散传导，但其仅能缓冲所受应力的1%~3%，但是当所受应力从关节软骨向骺端传导时，会形成较大的剪切力，此时钙化软骨、软骨下骨和锯齿状潮线的波动以及形态的改变可将这种剪切力转化为压力和张力，所以当关节所受的应力传到软骨下骨时，几乎完全是压力和张力。软骨下骨可将传来的应力缓冲约30%，其余应力部分则会被皮质骨和周围的关节囊所吸收。Wolff定律表明，机械应力可以刺激新骨形成并且能够影响和调节骨组织的重建活动。关节软骨退变是进展期KOA的显著病理改变，很多学者认为KOA始自关节软骨细胞合成蛋白多糖的减少，并逐渐发展为胶原蛋白纤维框架结构改变，最终导致关节软骨退变。然而，Burr等认为，在骨关节炎发病过程中软骨下骨发挥着重要作用，软骨下骨硬化不仅可以加速疾病进程，而且可能是KOA发病的始发因素。很多研究证明，在关节软骨发生明显退变之前，软骨下骨已经出现弹性模量增加、骨量减少的改变。过度的应力刺激导致软骨的弹性模量下降，软骨下骨的弹性模量增加。软骨下骨的弹性模量增加使其在关节软骨应力负荷时，吸收振荡和缓冲负荷的作用明显减弱，最终导致软骨退变以及KOA的加速进展。这种"应力遮挡"所造成的负荷传导障碍反过来也会引起软骨下骨骨量减少，病态软骨和软骨下骨相互负面影响，最终导致骨关节炎发病。虽然有研究认为软骨下骨硬化可能是KOA发病的始发因素，但是关节软骨退变与软骨下骨硬化之间的因果关系至今仍不完全清楚。但是可以肯定的是骨重塑异常导致的软骨下骨硬化会极大地削弱软骨下骨吸收应力振荡的作用，使其丧失保护关节软骨的功能，进而引起关节软骨退变，加速KOA的进程。

参考文献

［1］Flandry F, Hommel G. Normal anatomy and biomechanics of the knee［J］. Sports Med Arthrosc Rev, 2011, 19（2）: 82-92.

［2］Fox AJ, Wanivenhaus F, Burge AJ, et al. The human meniscus: a review of anatomy, function, injury, and advances in treatment［J］. Clin Anat, 2015, 28（2）: 269-287.

［3］Śmigielski R, Zdanowicz U, Drwięga M, et al. The anatomy of the anterior cruciate ligament and its relevance to the technique of reconstruction［J］. Bone Joint J, 2016, 98-B（8）: 1020-1026.

［4］张美娟. 膝关节生理解剖环境对膝关节生物力学特性的影响［J］. 中国组织工程研究, 2012, 16（26）: 4903-4907.

［5］Chang MJ, Jeong HJ, Kang SB, et al. Relationship between coronal alignment and rotational profile of lower extremity in patients with knee osteoarthritis［J］. J Arthroplasty, 2018, 33（12）: 3773-3777.

［6］Hicks-Little CA, Peindl RD, Hubbard-Turner TJ, et al. The relationship between early-stage knee osteoarthritis and lower-extremity alignment, joint laxity, and subjective scores of pain, stiffness, and function［J］. J Sport Rehabil, 2016, 25（3）: 213-218.

［7］Matsumura M, Usa H, Ogawa D, et al. Pelvis/lower extremity alignment and range of motion in knee osteoarthritis: a case-control study in elderly Japanese women [J]. J Back Musculoskelet Rehabil, 2020, 33 (3): 515-521.

[8] Papalia R, Del Buono A, Osti L, et al. Meniscectomy as a risk factor for knee osteoarthritis: a systematic review [J]. Br Med Bull, 2011, 99: 89-106.

[9] Fukubayashi T, Kurosawa H. The contact area and pressure distribution pattern of the knee. A study of normal and osteoarthrotic knee joints [J]. Clin Orthop, 1980, 51 (6): 871-879.

[10] Geissler WB, Whipple TL. Intraarticular abnormalities in association with posterior cruciate ligament injuries [J]. Am J Sports Med, 1993, 21 (6): 846-849.

[11] 汪喜顺, 章亚东, 侯树勋, 等. 人膝关节半月板切除和移植对胫股关节面应力的影响 [J]. 中国修复重建外科杂志, 2014, 28 (1): 21-25.

[12] Feeley BT, Lau BC. Biomechanics and clinical outcomes of oartial meniscectomy [J]. J Am Acad Orthop Surg, 2018, 26 (24): 853-863.

[13] Longo UG, Ciuffreda M, Candela V, et al. Knee osteoarthritis after arthroscopic partial meniscectomy: prevalence and progression of radiographic changes after 5 to 12 years compared with contralateral knee [J]. J Knee Surg, 2019, 32 (5): 407-413.

[14] Svoboda SJ. ACL injury and posttraumatic osteoarthritis [J]. Clin Sports Med, 2014, 33 (4): 633-640.

[15] Allen CR, Livesay GA, Wong EK, et al. Injury and reconstruction of the anterior cruciate ligament and knee osteoarthritis [J]. Osteoarthritis Cartilage, 1999, 7 (1): 110-121.

[16] Friel NA, Chu CR. The role of ACL injury in the development of posttraumatic knee osteoarthritis [J]. Clin Sports Med, 2013, 32 (1): 1-12.

[17] Schroven W, Vles G, Verhaegen J, et al. Operative management of isolated posterior cruciate ligament injuries improves stability and reduces the incidence of secondary osteoarthritis: a systematic review [J]. Knee Surg Sports Traumatol Arthrosc, 2021.

[18] Vosoughi F, Rezaei Dogahe R, Nuri A, et al. Medial ccollateral ligament injury of the knee: a review on current concept and management [J]. Arch Bone Jt Surg, 2021, 9 (3): 255-262.

[19] Chen YH, Carrino JA, Raman SP, et al. A traumatic lateral collateral ligament complex signal abnormalities by magnetic resonance imaging in patients with osteoarthrosis of the knee [J]. J Comput Assist Tomogr, 2008, 32 (6): 982-986.

[20] Smith CR, Lenhart RL, Kaiser J, et al. Influence of ligament properties on tibiofemoral mechanics in walking [J]. J Knee Surg, 2016, 29 (2): 99-106.

[21] 单鹏程, 曹永平. 软骨下骨在骨关节炎发病机制中的作用 [J]. 中国矫形外科杂志, 2009, 17 (23): 1792-1795.

第六章 膝骨关节炎的诊断

第一节 膝骨关节炎的病史与临床表现

一、病史

KOA患者大多曾有膝关节骨折、脱位、关节软骨损伤、慢性劳损或者关节畸形及其他骨科、风湿免疫科疾病病史。若为中老年人逐渐发病，可无明显膝关节外伤史、发育异常史或炎症性疾病史。

二、症状

KOA常见四大症状：疼痛、肿胀、功能障碍和畸形。

1. 疼痛

（1）程度 可分为不痛、轻度、中度、重度、剧烈，可参照视觉模拟评分法（Visual Analogue Scale，VAS）评分分辨等级。

（2）特点 ①初始痛：刚变换体位时，疼痛明显；②负重痛：走平路不痛，上下台阶时明显；③主动活动痛：肌肉收缩加重关节负担时明显；④休息痛：静脉淤滞造成骨内压增高时明显，静息也痛。

疼痛常与天气变化、环境改变有关。KOA的疼痛机制十分复杂，一般是由非软骨的关节内和关节周围结构引起。关节活动时的疼痛主要是机械性原因或附着点痛引起，休息时疼痛主要是由于炎症引起，而夜间疼痛主要是骨内压增高引起。由于软骨及半月板缺乏神经末梢，故不产生疼痛反应，但是软骨、半月板结构的破坏可引起间接疼痛。而关节周围肌肉痉挛、骨赘牵拉骨膜以及关节内白介素、缓激肽等炎性物质刺激滑膜痛觉感受器产生的疼痛为直接疼痛。

2. 肿胀 常见部位包括髌上囊、膝眼、腘窝。

（1）关节积液 早期为关节周围的局限性肿胀，但随病情进展可有关节弥漫性肿胀、滑囊增厚或伴关节积液。

（2）软组织增生 滑膜肥厚或脂肪垫肥大。

（3）骨赘形成 后期可在关节周围触及骨赘。

肿胀分度：①轻度：略比健侧肿胀；②中度：肿胀与髌骨相平；③重度：肿胀高出髌骨。

3. 功能障碍

（1）运动协调性改变 ①打软腿、跪落感或错动感；②关节内摩擦音；③弹响：关节活动时有弹响声；④交锁：半月板损伤、游离体引起；滑膜皱襞导致假性交锁。

（2）运动能力减弱

①僵硬：常发生于长时间固定体位后的初始活动时，也可出现晨起时关节僵硬及黏着感，但一般持续时间短，仅数分钟，很少超过半小时，程度也不严重。

②不稳：股四头肌萎缩、韧带拉伤或关节松弛导致。

③活动范围减少：关节活动范围较正常减小。

4. 畸形

（1）膝内翻　最常见，有时伴小腿内旋。

（2）屈曲挛缩　关节肿胀，屈膝位膝关节容积增大，疼痛减轻，久之腘绳肌挛缩，形成屈曲挛缩畸形。

（3）髌骨外移、倾斜甚至脱位及增生肥大。

三、体征

1. 关节压痛　关节局部可有压痛，在伴有关节肿胀时尤为明显。主要为关节周围因肌腱、韧带附着点病变或滑囊炎引起，尤以膝关节内下侧附着点病变、鹅足滑囊炎多见。另外膝关节周围、关节间隙、髌周均可触及压痛。

2. 关节肿胀　正常膝关节腔内有5ml左右的关节积液。关节积液在20ml以内者积液诱发试验阳性，当关节积液在50ml以上者浮髌试验阳性。

3. 关节摩擦音　由于软骨破坏，关节表面粗糙不平整，出现关节活动时骨摩擦音（感）、研磨感或伴有关节局部疼痛。其中最明显的是髌骨，髌骨研磨试验阳性。

4. 肌肉萎缩　尤以股四头肌萎缩明显，主要是患者因为疼痛而减少膝关节活动所造成的废用性萎缩。

5. 关节运动障碍　膝关节屈伸活动受限，多因滑膜肿胀、骨赘阻挡、关节囊挛缩和保护性痉挛所致。腘绳肌痉挛和（或）股四头肌力量减弱可引起膝关节伸直受限，而屈曲受限多系关节囊挛缩、骨赘增生、关节面不平整、髌骨移动度减少，甚至关节内外粘连等引起。关节内增生物或者粘连也可能影响关节屈伸功能。

6. 关节畸形　疾病后期，由于软骨丧失、软骨下骨板塌陷、软骨下骨囊变和骨增生，并伴发关节周围软组织的痉挛等病变，可出现关节屈曲挛缩畸形，或者膝关节内、外翻畸形，尤以膝内翻最为常见，可导致下肢力线改变，严重者可出现膝关节半脱位，但膝关节纤维性或骨性强直极少见。

第二节　膝骨关节炎的影像学检查

一、影像学检查在KOA诊断中的价值

影像学检查在诊断、评估KOA严重程度和预后以及鉴别诊断等方面有重要作用。

常见的关节影像检查方法有：X线、CT、MRI、超声检查等。

对KOA而言，X线检查是应用最多、最广泛和首选的方法，它不仅适用于KOA的诊断及鉴别诊断，而且也适用于KOA病情进展和疗效的评价。X线检查的优点是显示骨结构的轮廓和细节最佳，缺点是不能显示关节内软骨和软组织结构。CT检查是一种快速、准确、无创性诊断技术，且具有较高的空间分辨率和密度分辨率，可显示骨、关节和软组织的解剖结构，有较高的诊断价值。MRI在KOA的诊断评价上有其独特的作用，它能够显示关节、肌肉、韧带、软骨、半月板和滑膜等结构的高对比度和高分辨率影像。MRI可直接提供复杂关节、多断面影像，还可区别正常或病理两种情况下脂肪、液体、肌肉、韧带、软骨和皮质骨等结构的影像特点，尤其是对早期关节软骨退变的诊断更具有其独特性和敏感性。随着CT和MRI在KOA病变的检查和诊断中的广泛应用，骨骼肌肉影像诊断学的层次也由大体水平纵深地向细胞甚至分子水平发展，或称之为微CT或微MRI。

二、放射与病理相关性

KOA的正确诊断，除了首先要依靠完整的病史采集和全面而细致的体格检查外，影像学检查也必不可少。作为无创伤的X线检查在显示各种关节炎的特有征象、记录病变损伤的程度和范围、了解病变发展的速度及评价治疗效果等方面均具有其他检查方法不能替代的作用。部分学者将关节X线表现作为评价KOA的"金标准"。

退行性改变不仅发生于关节的应力（负重）区，而且也发生于非应力（非负重）区，无论是过大或过小的压力都可以损害软骨。通常情况下，除了从软骨下骨的血管中获得营养外，在压力和休息的转换期，软骨可以通过滑液的流入和挤出吸取所需营养物质，允许这些物质穿过并达到软骨的基底层。当出现应力过大或过小时，以上两种营养物质来源都受到损害，从而导致退变。

在应力阶段，病理学显示软骨面变薄、溃疡、纤维化、剥脱和血管侵入以及软骨下骨小梁的梗死和坏死，可以与X线上所表现出的关节间隙减小、骨质硬化和囊性变相对应（表6-2-1）。在非应力区，病理学显示骨髓和软骨的血管过度形成，从而在X线上表现为骨赘形成。

表6-2-1　OA放射-病理的相关性

病理学异常	X线异常
软骨纤维化和侵蚀	局限性关节间隙狭窄
软骨下骨构成增加和血管过度形成	骨质致密化
滑液侵入或骨挫伤	软骨下骨囊性变
残留软骨的血管再生和关节囊牵拉	骨赘形成
骨膜和滑膜刺激	骨赘和骨桥形成
单薄而变形的骨小梁压缩	骨塌陷
骨软骨面断裂	游离体形成
关节囊和韧带结构的断裂和变形	畸形和对线不良

发生KOA后，随着软骨的缺损，软骨下骨的硬化变得越来越明显，这与新生骨在预成骨小梁的沉积、骨小梁压缩和微骨折有关。通常，关节间隙减小的影像学证据在骨质致密化变得明显之前就已出现，随着关节间隙狭窄程度的增加，硬化变得更加明显，纵向延伸到软骨下骨的深层，水平延伸到邻近的骨区段。X线高密度区在一开始时是均匀一致的，但最终会出现各种大小不一的X线透光区，表示有软骨下囊变形成。在KOA的软骨下骨的应力区，囊腔形成于增厚的骨小梁之间。这些囊变通常为多发、大小各异、梨形、囊腔与关节间隙相通或不通，在X线上可见到特征性的硬化边缘。

骨赘发生于退变关节的低应力区，虽然也可以发生于关节的其他部位，但大多是边缘性生长。骨赘的典型发生实际上是残存软骨的再生和修复过程，但是也可以发生于骨膜或滑膜组织。在KOA中，由软骨向骨转化的过程类似于正常情况下的软骨内骨化。边缘性骨赘在影像学上表现为包绕关节边缘的大小各异的唇样新骨。赘生骨多在关节的一侧更显突出，开始发生于关节间隙相对正常的区域，而且通常与邻近的硬化或囊变形成无明显关系。骨赘也可以发生于关节的中心部分，这些关节尚存在残留的关节软骨。软骨下骨的血管过度增生刺激软骨内骨化，生成的赘生组织通常在基底部原有的钙化软骨与深部组织间分界。关节中心部分的骨赘在X线片上常常表现为关节轮廓的高低不平。KOA的发生也与其他关节结构，如纤维软骨唇缘和半月板的退变有关，肌腱、韧带和膜性成分的退变也很常见，故在这些结构与骨相连接部分的附近，应注意与肌腱和韧带的钙化相鉴别。

三、KOA的X线检查

常规X线摄片在KOA的诊断中应用最多，也是最基本的方法，还常用于随访病变进展和疗效。X线片能显示骨结构的细节，如骨皮质、骨小梁、骨赘的形成等，还可判断关节间隙的宽窄，并以此间接地了解软骨的变化。

1. KOA的X线基本表现

（1）关节间隙狭窄 提示关节软骨破坏、变薄甚至消失，在关节负重时明显。

（2）骨质增生，骨赘形成 提示软骨下骨形成。

（3）软骨下骨囊性变 可能与滑液渗入或肉芽组织形成有关。

（4）关节内游离体 关节边缘骨赘或软骨的脱落、碎离可形成关节内游离体，通常呈类圆形，大小不等。

（5）关节畸形或半脱位 提示关节囊或韧带的病变，关节力线改变。

2. KOA的X线表现评价 对于KOA的X线表现评价，多年来基本上沿用Kellgren-Laerence提出的分级法。该方法对骨关节炎X线表现，包括骨赘、关节间隙狭窄、骨硬化、囊性变等进行综合判断，将KOA病情分为0~Ⅳ级。

KOA的Kellgren-Lawrence严重性综合分级法及影像学表现（图1-1-1）。

四、KOA的CT检查

CT检查同样依赖X线，但是CT检查可通过计算机的处理，观察不同层面结构的变化。由于CT断面扫描无重叠性，扫描速度快，3D重建可全方位观察立体图像结构特点，使得CT在KOA的诊断中具有重要应用价值。

膝关节CT三维成像技术可对KOA下肢扭转畸形进行较为精确的测量。研究发现，扭转畸形是KOA的一种重要的致病因素。有文献对关节容积数据进行三维重建及多平面重建，同时辅以最大强度投影及切割法观察骨关节炎改变，证明CT可良好显示骨关节表面的细节，并可以多角度、多平面观察骨关节的密度、形态、大小变化，有利于发现相邻肌肉、软组织改变及空间结构关系。高分辨CT可清晰地观察骨纹理，在薄层扫描下，小视野、高密度矩阵扫描能较真实地反映骨小梁形态和分布，因此高分辨CT能反映骨量变化，从而一定程度上评价骨密度改变。CT"显微镜扫描"的层面薄至数百微米，检查效果如同病理切片，可提高骨关节炎早期软骨损害的检出率。

五、KOA的核磁共振检查

KOA的核磁共振检查是对早期诊断、鉴别诊断、分期及确定治疗方法很有价值的影像学"补充标准"，表现为膝关节的关节软骨厚度变薄、缺损，骨髓水肿、囊性变、关节积液及腘窝囊肿等，有些病例还伴有半月板损伤及变性。应用核磁共振诊断KOA能够清晰显示膝关节病变，具有较高的诊断准确率。MRI对于临床诊断早期KOA有一定价值，目前多用于KOA的鉴别诊断或临床研究。

六、KOA的超声检查

1.超声检查能清晰显示关节面软骨的厚度及表面是否光滑 超声检查对于关节滑膜病变积液及骨赘脱落的显像更有其独到之处，能准确描绘出这些病变的程度、性质及范围，明显优于X线片。表现为：①关节面软骨损伤发生后，最早出现软骨低回声带变薄，致内外侧厚度不等，软骨边缘模糊、毛糙甚至局部缺损，重者可见关节软骨低回声带消失；②骨赘形成：纵切扫查膝关节内外侧，上下关节缘呈唇样突起，回声性质同骨组织；③滑膜炎表现：渗出积液时呈无回声暗区，滑囊壁增厚回声增强，部分可增厚呈绒毛状，探头挤压可见绒毛样结构浮动；④若积液伴有骨赘脱落，可在暗区内显示强回声团后伴声影，推挤可移动，酷似"胆囊结石"征象。但超声也有其局限性，如对晚期软骨下硬化骨病变的诊断中，由于超声衰减明显仍需与X线检查结合全面评估。

2.超声在KOA早期诊断中具有重要价值 超声由于可清晰观察关节周围软骨、关节腔、滑膜及其他软组织病变，可为临床诊断骨关节炎提供依据。文献报道称，超声高频探头检查KOA，可见骨关节炎以软骨损伤及骨质硬化为主，与类风湿关节炎的滑膜增生突出有显著差别。研究发现，超声和X线片均可显示膝关节肿痛患者骨质增生，而对于关节滑膜病变，超声发现率为77%，但X线片发现率仅有24.2%，对于关节软骨病变，超声发现率为65.4%，而X线片关节间隙异常发现率仅为11.7%。研究表明，使用具有能量多普勒功能的高分辨彩色多普勒诊断仪诊断骨关节炎的显示优点有：

①骨皮质无透性对声波反射强，可产生清晰的表面声图；②软骨有部分透声性，可获得完整的切面图像；③关节周围软组织有良好的透声性，可逐层显示；④超声对肌腱损伤的诊断最有价值，对肌腱损伤和肌腱炎的鉴别与MRI无明显差别；⑤超声对关节积液显示与MRI无明显差别。

第三节　膝骨关节炎的实验室检查

本病无特异性的实验室检查方法，实验室检查是鉴别和排除与KOA表现相似的其他膝关节炎症等疾病的"鉴别标准"。KOA患者的血常规、蛋白电泳、免疫复合物及血清补体等指标一般在正常范围内。若KOA患者处于急性发作期，可出现C-反应蛋白和红细胞沉降率轻度增高。关节液检查方面，关节液呈黄色或草黄色，黏度正常，凝固试验正常，其白细胞含量低于2.0×10^9/L，糖含量很少低于血糖水平的50%。

第四节　膝骨关节炎的诊断

KOA需根据患者病史、症状、体征、影像学表现及实验室检查做出临床诊断。

1. 中华医学会骨科学分会关节外科学组《骨关节炎诊疗指南（2018年版）》诊断标准（表6-4-1）

表6-4-1　KOA的诊断标准

序号	症状或体征
1	近1个月来反复膝关节疼痛
2	X线片显示关节间隙狭窄、软骨下骨硬化和（或）囊性变、关节缘骨赘形成
3	年龄≥50岁
4	晨僵时间≤30分钟
5	活动时有骨摩擦感（音）

注：满足诊断标准1+（2、3、4、5中的任意2条）可诊断KOA。

2. 中华医学会风湿病学会KOA指南的诊断标准（表6-4-2、表6-4-3）

表6-4-2　KOA的临床诊断标准

1.近1个月大多数时间有膝痛
2.有骨摩擦音
3.晨僵≤30分钟
4.年龄≥38岁
5.有骨性膨大

注：满足诊断标准1+2+3+4或1+2+5或1+4+5者，可诊断KOA。

表6-4-3　KOA诊断的临床+放射学标准

1.近1个月大多数时间有膝痛
2.X线片示骨赘形成
3.关节液检查符合骨性关节炎
4.年龄≥40岁
5.晨僵≤30分钟
6.有骨摩擦音

注：满足临床+放射学标准1+2或1+3+5+6或1+4+5+6者，可诊断KOA。

3. 美国风湿病学会KOA分类标准（表6-4-4、表6-4-5）

表6-4-4　KOA临床标准

1.近1个月大多数时间有膝痛
2.有骨摩擦音
3.晨僵≤30分钟
4.年龄≥38岁
5.有骨性膨大

注：满足临床标准1+2+3+4或1+2+5或1+4+5者，可诊断KOA。

表6-4-5　KOA诊断的临床+放射学标准

1.近1个月大多数时间有膝痛
2.X线片示骨赘形成
3.关节液检查符合骨性关节炎
4.年龄≥40岁
5.晨僵≤30分钟
6.有骨摩擦音

注：满足临床标准1+2或1+3+5+6或1+4+5+6者，可诊断KOA。

　　最新的中国骨关节炎诊疗指南（2021年版）指出关节疼痛和关节活动受限是KOA最常见的临床症状，常伴有压痛、关节畸形、骨摩擦音（感）和肌肉萎缩。部分患者可出现膝关节僵硬的症状，多发生于晨起时或较长时间未活动后，表现为关节僵硬及发紧感，活动后可缓解。关节僵硬持续时间一般较短，常为几分钟至十几分钟，极少超过30分钟。影像学检查在诊断、评估KOA严重程度和预后以及辅助进行鉴别诊断等方面发挥重要作用。X线检查为KOA患者首选的影像学检查，受累关节在X线片上的三大典型表现为非对称性关节间隙变窄、关节边缘骨赘形成以及软骨下骨硬化和（或）囊性变。必要时可行CT、MRI及超声等检查进一步明确退变部位、退变程度以及进行鉴别诊断。

实验室检查不是诊断KOA的必要依据，但如果患者临床表现不典型或不能排除其他诊断，可以考虑选择合适的实验室检查进行鉴别诊断。

参考文献

［1］中华医学会骨科学分会关节外科学组，中国医师协会骨科医师分会骨关节炎学组，国家老年疾病临床医学研究中心（湘雅医院），等.中国骨关节炎诊疗指南（2021版）［J］.中华骨科杂志，2021，41（9）：1291-1314.

［2］中华医学会骨科学分会关节外科学组.骨关节炎诊疗指南（2018年版）［J］.中华骨科杂志，2018，38（12）：705-715.

［3］王波，余楠生.膝骨关节炎阶梯治疗专家共识（2018年版）［J］.中华关节外科杂志，2019，13（1）：124-130.

［4］Turkiewicz A，Kiadaliri AA，Englund M.Cause-specific mortality in osteoarthritis of peripheral joints［J］.Osteoarthritis Cartilage，2019，27（6）：848-854.

［5］Zeng C，ennell K，Yang Z，et al.Risk of venous thromboembolism in knee，hip and hand osteoarthritis：a general population based cohort study［J］.Ann Rheum Dis,2020,79（12）：1611-1624.

［6］Leena Sharma.Osteoarthritis of the knee［J］. The New England Journal of Medicine，2021，112（8）：1123-1135.

［7］Bannuru RR，Osani MC，Vaysbrot EE，et al.OARSI guidelines for the non-surgical management of knee，hip and polyarticular osteoarthritis［J］. Osteoarthritis Cartilage，2019，27（11）：1578-1589.

［8］中华医学会风湿病学分会.骨关节炎诊断及治疗指南［J］.中华风湿病学杂志，2010（6）：416-419.

［9］Mills K，Hübscher M，O'Leary H，et al.Current concepts in joint pain in knee osteoarthritis［J］.Schmerz，2019，33（1）：22-29.

［10］Kellgren JH，Lawrence JS.Radiological assessment of osteoarthrosis［J］.Ann Rheum Dis，1957，16（4）：494-502.

［11］Filippiadis D，Charalampopoulos G，Mazioti A，et al.Interventional radiology techniques for pain reduction and mobility improvement in patients with knee osteoarthritis［J］.Diagn Interv Imaging，2019，100（7-8）：391-400.

［12］Schaible HG.Osteoarthritis pain. Recent advances and controversies［J］. Curr Opin Support Palliat Care，2018，12（2）：148-153.

［13］Katz JN，Arant KR，Loeser RF.Diagnosis and treatment of hip and knee osteoarthritis：A review［J］.JAMA，2021，325（6）：568-578.

［14］Zhang W，Doherty M，Peat G，et al.EULAR evidence-based recommendations for the diagnosis of knee osteoarthritis［J］. Ann Rheum Dis，2010，69（3）：483 -489.

［15］Sharma L.Osteoarthritis of the knee［J］. N Engl J Med，2021，384（1）：51-59.

［16］Miller RE，Block JA，Malfait AM.What is new in pain modifica-tion in osteoarthritis?［J］. Rheumatology，2018，57（4）：99-107.

［17］Sakellariou G，Conaghan PG，Zhang W，et al.EULAR recommendations for the use of imaging in the clinical management of peripheral joint osteoarthritis［J］. Ann Rheum Dis，2017，76（9）：1484-1494.

［18］Williams AC，Craig KD.Updating the definition of pain［J］.Pain，2016，157（11）：2420-2423.

［19］Altman R，Asch E，Bloch D，et al.Development of criteria for the classification and reporting of osteoarthritis.Classification of osteoarthritis of the knee.Diagnostic and therapeutic criteria committee of the American rheumatism association［J］.Arthritis Rheum，1986，29（8）：1039-1049.

［20］Aletaha D，Smolen JS.Diagnosis and management of rheumatoid arthritis：a review［J］. JAMA，2018，320（13）：1360-1372.

［21］Hammer HB，Iagnocco A，Mathiessen A，et al.Global ultrasound assessment of structural lesions in osteoarthritis［J］.Ann Rheum Dis，2016，75（2）：402-407.

［22］Jiang T，Yang T，Zhang W，et al.Prevalence of ultrasound detected knee synovial abnormalities in a middle-aged and older general population Xiangya osteoarthritis study［J］. Arthritis Res Ther，2021，23（1）：156.

［23］陆袁东，蒋铭.磁共振成像在膝骨关节炎患者临床诊断中的应用价值［J］.医疗装备，2018，31（12）：33-34.

［24］赵立，吴宗辉，冉丽娟.肌骨超声联合X线检查在老年膝骨关节炎临床诊断中的应用价值［J］.中国老年学杂志，2018，38（23）：120-123.

［25］肖靓琨，李静文.X线、MRI在膝骨关节炎早期的诊断价值分析［J］.风湿病与关节炎，2019，8（9）：43-45.

［26］孙莹，汪洋，吴冬平.超声在膝骨关节炎患者软骨厚度检查中的有效性及其安全性分析［J］.中外医疗，2019，38（24）：179-181.

［27］朱映红，曹晓清，蒋双兰，等.超声检查在早期膝骨性关节炎的诊断价值探讨［J］.实用医院临床杂志，2019，16（6）：99-101.

［28］黄淑卿，林玉涓，钟逢逍，等.高频超声在膝关节骨性关节炎疗效评估的应用价值［J］.现代医用影像学，2018，27（7）：2218-2220.

［29］马聪，陈菡，仇立春，等.膝关节骨性关节炎患者全膝关节磁共振成像评分与疼痛关系研究［J］.实用放射学杂志，2019，35（6）：943-947.

［30］罗丹，朱辉，王琼芳.超声检查在症状性膝关节骨性关节炎中的应用价值及与Lysholm分的相关性研究［J］.检验医学与临床，2019，16（23）：3454-3456.

［31］孙兆男，王旭超，徐敏.磁共振T2 mapping成像评价膝关节骨关节炎软骨损伤的应用价值［J］.磁共振成像，2019（9）：680-684.

［32］李淼.核磁共振在膝骨关节炎诊断中的临床价值研究［J］.中国医疗器械信息，2018，24（5）：61-62.

［33］于浩，康健，蒋娜.核磁共振用于膝骨关节炎诊断的临床效果分析［J］.中国医疗器械信息，2019（12）：166-167.

第七章　膝骨关节炎的非药物治疗

KOA主要危险因素包括：肥胖、关节软骨损伤、膝关节畸形、长时间寒冷阴湿环境等。年龄越大患病可能性越大，女性患病风险是男性的2~3倍。

KOA真正发病原因到目前为止尚不十分清楚，因此，有关该病的治疗方法和预防措施的制订相应地受到了一定限制。但从本病的发生、发展的过程来看，改变一些生活方式、减少一些诱发因素，特别是加强一些患者的健康教育宣传工作，对KOA的预防是十分必要的。

第一节　患者的健康教育

一、减少KOA的诱发因素

1. 减轻体重　膝关节是人体主要的承重关节，超重会增加关节的负荷、增加KOA的发病率并加重KOA的症状。可用BMI来判断肥胖，BMI计算公式：BMI（kg/m²）=体重（kg）/[身高（cm）/100]²，BMI < 25.0kg/m²为正常；BMI在25.1~27.0kg/m²为超重；BMI在27.1~30.0kg/m²为肥胖；BMI > 30.0kg/m²为超肥胖。

2. 减少膝关节的创伤　关节受到反复多次的微小损伤或单次外伤，都有可能导致关节软骨的不同程度损伤，改变关节正常的结构，从而增加了患KOA的危险性。在众多导致关节创伤的因素中，不良的运动方式是最常见的危险因素，比如爬山、爬楼梯、长跑、反复的蹲起、跪下、经常抬举重物等，都有可能导致膝关节软骨的慢性损伤或使已发生退变的软骨进一步加重损伤，从而加速了KOA的发生与发展。因此，在日常生活和劳动中，要尽量避免和减少膝关节的外伤和反复的应力刺激，特别是中、老年人，在日常生活和体育锻炼中，应避免一些剧烈活动，即使在年轻时经常从事的运动也要尽量减少。此外，还应积极治疗原发病。

二、掌握科学的锻炼方法

运动有助于增加关节活动度，增强肌肉的力量和耐力，减轻关节、肌肉疼痛和关节僵硬。长期不运动会导致关节僵硬和周围的软组织萎缩，使身体的灵活性和反应性明显下降。对于中、老年人或患有KOA的患者，体育锻炼方式选择尤为重要。患有KOA的中老年人锻炼时，尽量不要选择打太极拳和长跑、爬山、爬楼梯、跳迪斯科、打网球或羽毛球等运动。另外，锻炼时应选择适当的鞋，老年人最好穿松软带后跟的鞋，鞋后跟高度以高出鞋底前掌2cm左右为宜，老年人的鞋底还要稍大一些，必须有防滑波纹，以免摔倒。

对于中老年患者比较适合的运动方式有以下三种。

1.关节活动度训练　增加关节活动度的方法有：散步、游泳、骑自行车等，特别推荐骑自行车、游泳，这两项体育运动对关节的影响最小。另外要保证每天在一定的时间内坚持进行各部位的关节功能锻炼。在膝关节的锻炼中，应尽量主动屈、伸膝关节至最大范围，可取坐位或卧位，行膝关节屈伸和旋转运动，每日3次，每次组合运动20~30次。

2.肌肉力量训练　肌肉既是关节活动的动力又是关节的稳定装置，肌肉无力不仅使关节的活动能力减弱，也使关节的稳定性遭到破坏，从而也进一步加速了关节软骨的损伤。肌肉运动方法有两种：①取卧位，直腿抬高达35°左右，维持7秒，重复20~30次，每日2~4次。②直立位向后伸下肢达45°，维持7秒，重复20~30次，每日进行2~4次。

3.有氧或耐力训练　有氧或耐力训练是通过低张力、多次重复的肌肉收缩来完成的。这种训练能减轻某些关节内的炎症。运动强度可以用下列公式简单计算：运动时的适宜心率（次/分）=170-年龄（岁）。

三、预防骨质疏松症

大量的临床研究表明，在骨质疏松症的患者中，KOA的发病率是相当高的，其中雌激素及维生素D缺乏，就能够使KOA的病情进一步加重。因此，加强对骨质疏松症的治疗和预防工作，在一定程度上可以减轻或缓解KOA的临床症状。骨质疏松症的预防主要包括：保持健康心态、合理膳食、适当运动、不吸烟、不酗酒、经常参加户外活动、多晒太阳等。骨质疏松比较严重的患者可适当地补充钙剂、活性维生素D、双磷酸盐、鲑鱼降钙素等，对于绝经后的骨质疏松症患者也可适当服用雌激素。

四、养成良好的生活习惯，改变活动方式

1. 当你以惯用的方式做某一个动作时，如果关节出现疼痛，可以试着用其他不会引起疼痛的方式来做这个动作。

2. 当你长时间从事一件工作而觉得累的时候，可以把这份工作分成几个小部分分开来做，而且在两小部分之间应该休息片刻。同时要避免长时间站立，少做跪、蹲的动作，尽量能坐着去做那些需要很长时间才能完成的工作，或者在工作过程中有规律地休息。久坐者要适时起立运动。

3. 坐较高的椅子或使用坐垫，避免坐过低的椅子，应以站起坐下不负重为宜。当做下蹲动作准备起立时，最好借助周围物体如桌子或者椅子扶手，扶着站起，以减少膝关节的压力。

4. 在长途行走前，要准备好护膝，用于保护膝关节和周围韧带。

5. 使用手杖或支具能够分担作用于膝关节的应力，保护膝关节，避免关节过度紧张和劳损。KOA患者，轻者可以佩戴护膝，重者应使用手杖或拐杖。但必须注意，手杖或拐杖应该支撑在疼痛侧的对侧，如右腿痛，则用左手持手杖或扶拐。如果膝关节

力线不正，那么过大的压力就会集中于膝关节的一侧，导致一侧的软骨磨损加重，在这种情况下，穿矫正鞋或者在鞋底加楔形垫、选择佩戴膝关节支具，都有助于减轻膝关节内侧或外侧的压力和疼痛，使膝关节的负荷均匀分布。

6. 已经患有KOA的老人，居住房间应该向阳、通风，温度和湿度适宜，避免关节受凉。床铺也最好以硬木床代替软床。

五、KOA患者的饮食

1. 平时饮用牛奶（少量多次），多晒太阳，必要时补充钙剂。

2. 多食含硫的食物，如芦笋、鸡蛋、大蒜、洋葱、芽甘蓝及卷心菜。因为骨骼、软骨和结缔组织的修补与重建都要以硫为原料，同时硫也有助于钙的吸收。

3. 禁服铁或含铁的复合维生素，因为铁与疼痛、肿胀和关节损伤有关，而茄属蔬菜，如西红柿、土豆、茄子、辣椒等及烟草中的生物碱能使关节炎症状加重。

第二节　一般性基础治疗

一、物理治疗

物理治疗的主要作用是增加局部血液循环、减轻炎症反应，包括热疗、冷疗、水疗、超声波、针灸、按摩、经皮神经电刺激（Transcutaneous Electrical Nerve Stimulation，TENS）等。

1. **水疗**　水疗是利用不同温度、压力和溶质含量的水，以不同方式作用于人体以防病、治病的方法。水疗对人体的作用主要有温度刺激、机械刺激和化学刺激。按使用方法可分浸浴、淋浴、喷射浴、漩水浴、气泡浴等；按温度可分高温水浴、温水浴、平温水浴和冷水浴；按所含药物可分碳酸浴、松脂浴、盐水浴和淀粉浴等。

（1）适应证　物理治疗上，常会利用水疗的疾病如下。

非急性期（受伤48小时之后）的软组织问题：肌肉拉伤、肌肉痉挛、韧带扭伤、疼痛等。

非急性期骨关节炎、类风湿关节炎、行动不便、肌力不足者，欲进行肌力训练者。

（2）禁忌证　尽管水疗对许多症状都能使用，仍有部分患者不得进行水疗：发烧、恶性肿瘤、急性期发炎、受伤48小时之内、严重高血压、低血压、心脏病者，严重外周血管病变者，如糖尿病、动脉硬化、静脉血栓、对冷热觉过于敏感或不敏感者、大小便失禁，对水惧怕等心理障碍者。

2. **热疗**　热疗是中医外治疗法的分支。中医热疗法包括中医蒸煮疗法、远红外物理热疗、中医汽浴疗、药透疗法、热雾疗法等。

（1）分类与适应证

①折叠辐射热疗：是利用红外辐射进行治疗，有止痛、消肿和改善局部血循环的

作用。常用方法有红外线治疗、光浴、频谱治疗等。所用仪器并不接触人体。

②折叠传导热疗：是利用热源介体直接接触人体，将热传入人体的治疗方法。有改善局部循环、消肿、止痛和缓解粘连的作用。某些热源介体除有热效应外，尚对人体有机械压力和化学刺激作用，常用方法有蜡疗、泥疗、中药熥敷、蒸气、热空气和坎离砂等。

（2）热疗的禁忌证　包括：①严重心脏病患者及带心脏起搏器者；②肿瘤部位有结核者；③有出血倾向者；④经期妇女禁下腹部热疗；⑤体内植有金属物体，如腹钢板、钢钉者；⑥孕妇；⑦颅内占位性病变者；⑧各种白血病者；⑨高热者。

（3）慎用热疗　包括：①婴幼儿、老年人等对温度变化的耐受力、敏感度较差者；②孕妇腹部；③头部用热可使头部血管扩张，颅内压升高，可能产生头痛、眼花、甚至脑出血；④感觉功能及精神疾病者。

3. 冷疗　冷疗是利用低于体温的介质接触人体，从而降低体温或局部温度的治疗方法。它与冷冻疗法的区别在于，它所加于人体的低温不会造成组织细胞的损伤。短暂较深的低温可以兴奋神经系统，过长则作用相反；冷作用于局部可使血管收缩，继而扩张，有利于改善局部循环；冷使呼吸加深，临床用于高烧、软组织损伤早期、神经官能症。

（1）方法　将致冷物质作用于人体，使局部或全身温度一过性降低，从而达到治病和增强体质目的的方法。冷疗法所用的温度一般高于0℃，降温缓慢，不会引起局部组织损伤。临床上冷疗方法则有局部或全身应用之分。局部应用的冷疗法有冰袋、冰垫、冰水浸浴、冰块按摩、低温湿敷、冰运动疗法（将患部浸入冰水10~20分钟或用冰块按摩5~7分钟，随即进行主动和被动运动）和氯乙烷喷射。全身应用有酒精擦浴、湿包裹、冷水灌肠等。

（2）作用　包括以下几个方面。

①消炎：冷使血管收缩，细胞通透性改变，局部渗出及出血减少，局部炎性水肿减轻。

②镇痛：冷使神经兴奋性下降、传导速度减慢，故能缓解疼痛。

③缓解痉挛：冷使肌肉兴奋性及收缩力减低。

④退热：冷可使局部红肿热痛减轻或全身退热，可在KOA急性发作期或围手术期发挥作用。

（3）临床应用　冷疗在临床常常应用于急性软组织损伤的早期以及神经痛、神经炎、神经兴奋或肌肉疲劳所致的肌肉痉挛、高热、中暑等。冷疗法的禁忌证有：血栓闭塞性脉管炎、栓塞性静脉炎、雷诺病、皮肤感觉障碍、重症高血压和肾病及体质过弱的老年和婴幼儿患者。

4. 针灸　针灸疗法以中医学理论作为临床指导原则，在解决KOA疼痛症状等方面具有较好的疗效。针灸是针法和灸法的总称。

针法是指在中医理论的指导下把针具（通常指毫针）按照一定的角度刺入患者体内，运用捻转与提插等针刺手法来对人体特定部位进行刺激从而达到治疗疾病的目的。刺入点称为人体腧穴，简称穴位。根据最新针灸学教材统计，人体共有361个正经穴位。

灸法是以预制的灸炷或灸草在体表一定的穴位上烧灼、熏熨，利用热的刺激来预防和治疗疾病。通常以艾草最为常用，故而称为艾灸，另有隔药灸、柳条灸、灯芯灸、桑枝灸等方法。如今人们生活中用到的多是艾条灸。

（1）针灸取穴原则　针灸处方的腧穴选取是以经络理论为指导，根据病证、腧穴的特性，结合临床的具体实践，合理地选取适当腧穴，为正确拟定针灸处方打下基础。针灸处方的腧穴选取，以循经取穴为主，其中可分为近部取穴、远部取穴和随证取穴，三者在临床应用中可分可合。

①近部取穴：近部取穴是根据每一个腧穴都能治疗所在部位局部和邻近部位的病症这一规律提出的，临床应用非常广泛，多用于治疗体表部位明显和较局限的症状，KOA常见取穴为：梁丘、内外膝眼、血海、委中、阳陵泉、膝阳关、阿是穴。

②远部取穴：远部取穴是根据阴阳脏腑经络学说等中医基本理论和腧穴的主治功能提出的，是指选取距离病痛较远处部位的腧穴，如KOA患者取太冲穴。对此，历代医家积累了丰富经验。《灵枢·终始》记载："病在上者，下取之，病在下者，高取之，病在头者，取之足，病在腰者，取之腘。"都属本法范围。

③随证取穴：随证取穴，也称对证取穴或辨证取穴，是根据中医基本理论和腧穴主治功能而提出的。近部取穴和远部取穴适用于病痛部位明显或局限者，随证取穴则是针对全身症状或疾病的病因、病机而选取穴位。有些腧穴对某一方面的病证有特殊的治疗效果，在治疗中经常选用，如筋病的筋骨酸痛取阳陵泉，这些也属随证取穴范畴。

以上三种取穴原则在临床上可以单独应用，也可以相互配合应用。

（2）针灸配穴方法　配穴方法是在选穴原则的基础上，选取主治相同或相近，具有协同作用的腧穴加以配伍应用的方法。配穴是选穴原则的具体应用，配穴是否得当，直接影响治疗效果。因此，历代医家非常重视并总结出多种行之有效的配穴方法，主要有本经配穴、表里经配穴、上下配穴、前后配穴和左右配穴等。配穴时要处理好主与次的关系，坚持少而精的原则，突出主要腧穴的作用，适当配伍。

①本经配穴法：某一脏腑、经脉发生病变时，即选取某一脏腑经脉的腧穴，配成处方。

②表里经配穴法：本法是以脏腑、经脉的阴阳表里配合关系作为配穴依据，即某一脏腑经脉有病，取其表里经腧穴组成处方施治，在临床上常取相表里二经的腧穴配合应用。《灵枢·五邪》记载："邪在肾，则病骨痛，阴痹……取之涌泉，昆仑。"这就是表里经配合应用。特定穴中的原络配穴法，也是本法在临床上的具体运用。

③上下配穴法：是指腰部以上腧穴与腰部以下腧穴配合应用的方法，上下配穴法在临床应用非常广泛。此外，八脉交会穴的配合应用，也属本法的具体运用。

④前后配穴法：前指胸腹，后指背腰，选取前后部位腧穴配合应用的方法称为前后配穴法。前为阴，后为阳，故亦称腹背阴阳配穴法。《灵枢·官针》所指"偶刺"法和俞募配穴法，均属本法范畴，凡脏腑疾病均可采用本法。

⑤左右配穴法：本法是指选取肢体左右两侧腧穴配合应用的方法。临床应用时，一般左右穴同时取用，以加强协同作用。也可左病右取，右病左取，如"巨刺""缪

刺"均属本法的应用。

（3）针灸适应范围 针灸治疗的适应范围很广，内、外、伤、妇、儿、五官、皮肤等各科的疾病，大部分都能应用针灸来治疗，世界卫生组织也公开宣布针灸对一些疾病的治疗确有帮助，如肌肉、骨骼疾病等。

临床上针灸已成为了各级医院治疗KOA的常见手段。在改善膝关节痛患者疼痛症状和功能方面，针灸治疗显著优于假针灸和无其他干预措施者。有研究认为：针灸治疗KOA疗效优于西药，且副作用少，具有安全性，并可能对关节周围软组织的炎症、水肿等有较好的治疗作用。

评价疗效的客观化指标包括：股四头肌肌力测试仪（图7-2-1）、疼痛测试仪（图7-2-2）等，都是很好的探索。

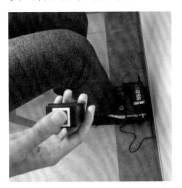 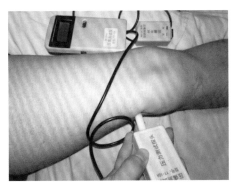

图7-2-1 股四头肌肌力测试　　　　　图7-2-2 痛测试

5. 电刺激与经皮神经电刺激（TENS） 电刺激疗法作为一种非创伤性的理疗方法，能有效缓解多种急慢性疼痛。研究认为，一系列相似的机械电刺激作用于软骨，可刺激软骨细胞加速合成蛋白多糖，并能够防止肌肉萎缩，促使肌蛋白更新正常化，增强肌力，防止伸肌收缩延迟，改善肌肉萎缩，减少疼痛，改善功能。

TENS是通过皮肤将特定的低频脉冲电流输入人体以治疗疼痛的电疗方法。是70年代兴起的一种电疗法，在止痛方面有较好的效果，因而在临床上（尤其在美国）得到了广泛的应用。TENS疗法与传统的神经刺激疗法的区别在于：传统的电刺激，主要是刺激运动纤维，而TENS则是刺激感觉纤维。TENS疗法具体介绍如下。

（1）必需条件

①频率：多在2~160Hz之间，属低频范围。

②脉冲短：一般脉冲宽度多在9~350微秒之间。脉冲太宽，传递疼痛的纤维便被激活，而且电刺激下离子化增加。但脂肪组织较多者，脉冲可适当加宽。

③强度适宜：采用使患者有舒适感且不出现肌肉收缩的阈下强度。这样TENS便可选择性地激发感觉传入神经纤维的反应，而不触动运动传出神经纤维的反应。

④电流形态不统一：目前常用有以下几种波形有对称的双向方波、被单向方波调制的中或高频电流、对称的双向脉冲、单向方波、不对称的双向脉冲。

（2）治疗机制

①闸门控制假说：该假说认为TENS是一种兴奋粗纤维的刺激，粗纤维的兴奋，关

闭了疼痛传入的闸门，从而缓解了疼痛症状。电生理实验证明，频率100Hz左右，波宽0.1毫秒的方波，是兴奋粗纤维较适宜的刺激。

②内源性吗啡样物质释放假说：一定的低频脉冲电流刺激，可能激活了脑内的内源性吗啡多肽能神经元，引起内源性吗啡样多肽释放而产生镇痛效果。有研究证明，以极板面积24cm²置于右腿中1/3外侧面，用方波、宽度0.2毫秒，频率40~60Hz，电流强度40~80mA，刺激20~45分钟时，腰穿脑脊液内β-内啡肽含量显著增高，认为内啡肽由于电刺激而释放入脑脊液，导致疼痛一时性显著缓解。

③促进局部血循环：TENS除镇痛外，对局部血液循环，也有促进作用，治疗后局部皮温上升1~2.5℃。

而在临床中，需考虑存在以上因素的综合治疗作用。

（3）治疗方法

①电极常放于特殊点，即触发点、有关穴位和运动点。因为这些特殊点的皮肤电阻低，对中枢神经系统有高密度输入，是放置电极的有效部位。常见的特殊点包括：膝部疼痛点、膝眼、膝阳关、梁丘。

②频率选择多依患者感到能缓解症状为准。慢性痛宜用14~60Hz；术后痛宜用50~150Hz；疱疹性痛宜用15~180Hz；周围神经损伤后痛用30~120Hz等。一般主张由患者自己选择认为恰当的频率。大多数患者适宜频率100Hz，t波宽0.1~0.3毫秒。

③电流强度以引起明显的震颤感而不痛为宜。一般15~30mA，依患者耐授能力而定。

④治疗时间一般为20分钟，亦可长达1小时或数小时。

（4）适应证及禁忌证

①适应证：头痛、偏头痛、神经痛、灼性神经痛、幻肢痛、颈椎痛、关节痛、腹痛、牙痛、腰痛、胃痛、痛经、软组织或关节急性损伤所致肿痛、术后痛、产痛、癌痛等。TENS对KOA急、慢性疼痛均有效果，短期治疗的疗效较长期疗效高。

②禁忌证：带有心脏起搏器者。特别是按需型起搏器更应注意，因为TENS的电流容易干扰起搏器节律；刺激颈动脉窦；早孕妇女的腰和下腹部；局部感觉缺失和对电过敏者。

6. 按摩手法　按摩作为传统中医非药物治疗手段，治疗KOA具有良好效果，已得到广泛证实，尽管较多的研究提示该疗法对KOA（包括疼痛、运动功能等方面）较为有效，但目前研究多为随机对照研究，可用数据尚不多，加之已有的研究没有明确的症候分型，无统一选穴处方，所用推拿手法较多（主要包括有滚法、一指禅推法、推拿加针刺、推拿加拔罐疗法及推药并用的综合疗法等），造成操作规范与评价标准不统一，故本疗法的临床有效性争论较大，尚需要进一步的临床研究。

推拿具有通经活络，理筋整复，松解粘连，增加关节周围血液和淋巴回流，促进关节功能恢复的作用。张永泉采用屈膝点按扣揉法有效改善KOA患者疼痛、活动受限等症状。动物实验研究发现，拔伸松动手法可使兔KOA关节液中的IL-1β、TNF-α浓度降低。临床观察也进一步证实拔伸松动法治疗在缓解膝关节疼痛、改善膝关节活动度方面有较好的疗效。

二、行动支持

当关节疼痛时解除患肢关节的负荷，在疼痛的应激阶段避免过分使用关节，必要时使用适当的装置和夹板固定，并改变工作状态以减轻关节应力。同时，由于矫正了不良姿势所消耗的过多的能量，减少了由于KOA不活动、局部肌肉耐受力下降和有氧代谢能力降低导致的疲劳。

急性期可以借助拐杖、手杖、助行器等，减轻受累关节负重，缓解疼痛。但对于不能熟练使用手杖的KOA患者，则需要先在医生的指导下进行步态训练。缓解期及康复期应用弹力绷带可以缓解疼痛，增强关节的稳定性并改善本体感觉。

三、改变负重力线

1. **膝关节支具、护膝**　部分患者使用膝支具能明显减少被破坏间室过多的负荷，缓解患肢疼痛，提高患肢功能，改善步行能力。足矫形器联合使用对治疗单间室KOA亦有重要的作用。同时，膝支具对胫股关节疾病患者或膝关节不稳定的患者也有良好的辅助治疗作用。

2. **楔形鞋垫**　根据膝关节内翻或外翻畸形情况，采用相应的矫形支具或矫形鞋。外侧楔形鞋垫尚存在争议，应谨慎选用。

第三节　膝骨关节炎的康复治疗

疾病发生后，机体组织就开始尝试修复，KOA亦如此。KOA的康复治疗方法如下。

1. **调整和改变运动方式**　①减少每日运动总量；②避免或减少屈膝运动。

2. **运动疗法**　推荐缓解期、康复期KOA患者在医生指导下选择适当的运动方式，制订个体化运动方案。根据对心肺功能指标的评估，基于病情给予适当剂量（如频率、强度）和渐进性的运动处方。禁忌长时间、长距离、高负荷运动。结合患者对运动方式的偏好并给予一定程度的监督，可提高患者的运动依从性和运动训练的疗效。主要包括以下几类。

（1）低强度有氧运动　选择非负重状态或者减压状态下的有氧运动，如步行、骑自行车、游泳、水中运动、瑜伽等。

（2）关节周围肌肉力量训练　常用方法包括股四头肌等长收缩训练（直腿抬高练习、绷腿练习）、静蹲训练、抗阻力训练，有利于提高患者肌肉力量和增加关节稳定性。

（3）膝关节非负重位活动度训练　常用方法包括关节被动活动、牵拉、关节助力运动和主动运动，有利于保持关节最大活动度。

（4）耗氧运动，包括高强度的肌力训练和低强度的步行锻炼，能够缓解KOA患者的疼痛，改善躯体功能，运动能增强有氧代谢能力，减轻抑郁和焦虑症状，增加体力，增强肌肉力量和柔韧性，减轻疲劳感，减轻疼痛。水中运动对于下肢柔韧性有小到中等程度的改善，可有效改善患者的僵硬度和关节活动度。陈辉和Nicklas等的临床研究证实，运动疗法能够降低KOA关节滑液中TNF-α、hs-CRP及MMP-3的含量，抑制其对软骨细胞及基质的破坏，减缓关节软骨退变进程。适度的功能锻炼能降低人血清中IL-6、IL-8及TNF-α水平，改善关节滑膜炎症，缓解疼痛。也有研究认为，进行股四头肌和腘绳肌肌肉力量训练可有效缓解KOA患者的关节疼痛，改善关节功能，预防KOA的发展。

3.关节手法治疗 关节手法治疗是治疗者在关节可活动范围内完成的一种针对性很强的手法操作技术，属被动运动范畴，其操作速度比推拿速度慢，在应用时常选择关节的生理运动和附属运动作为治疗手段。

（1）治疗作用

①生理效应：包括力学和神经作用。力学作用可促进关节液流动，增加关节软骨和软骨盘无血管的营养，缓解疼痛，防止关节退变。神经作用可抑制脊髓和脑干致痛相关物质的释放，提高痛阈。

②保持组织的伸展性：特别是对于K-L分级Ⅲ、Ⅳ级患者，应用关节松动术可直接牵拉关节周围的软组织，保持或增加关节伸展性，改善关节活动度。

③增加本体反馈：关节松动可改善下列感觉信息：关节静止位置、运动速度及变化、关节的运动方向、肌肉张力及变化。

（2）临床应用

①适应证：包括任何力学因素（非神经性）引起的关节功能障碍：a.疼痛、肌肉紧张及痉挛。b.可逆性关节活动度下降。c.进行性关节活动受限。d.功能性关节制动。对于后两者主要是维持现有关节活动度。

②禁忌证：包括关节活动度过度、关节肿胀、炎症急性期者。

（3）操作前准备

①体位：患者取舒适、放松、无痛的体位。

②治疗者的位置：治疗者应靠近治疗的关节，一手固定关节的一端，一手松动另一端。

③治疗前评估：找出存在的问题（疼痛、僵硬的位置及程度）。

（4）手法操作

①手法操作的方向：可以垂直或平行于治疗平面。治疗平面是指垂直于关节面中点旋转轴线的平面。分离——垂直于治疗平面；滑动和长轴牵引——平行于治疗平面。

②手法操作程度：应达到关节活动受限处。疼痛——达痛点，不超过痛点。僵硬——应超过僵硬点。手法平衡，有节奏，持续30秒~1分钟。

③治疗反应：轻微疼痛是正常反应。如24小时仍不减轻，应调整下次的治疗强度或时间大或持续时间过长。

4.本体感觉神经肌肉促进技术 本体感觉神经肌肉促进技术是以人体发育学和神经生理学原理为基础，根据人类正常日常生活的状态下，常见的动作模式创立的。它强调多关节、多肌群参与的整体运动而不是单一肌肉的活动，增强了关节的运动性、稳定性、控制能力以及如何完成复合动作的技巧，同时利用了运动觉、姿势感觉等刺激增强有关神经肌肉反应和促进相应肌肉收缩的锻炼方法。其特征是肢体和躯干的对角线和螺旋形主动、被动、抗阻力运动，并主张通过手的接触、语言口令，视觉引导来影响运动模式。它的治疗原则是按照正常的运动发展顺序，运用适当的感觉信息刺激本体感受器，使某些特定的运动模式中的肌群发生收缩，促进功能性运动产生。

5. 悬吊运动治疗

（1）悬吊运动训练（Sling Exercise Training，SET）　是基于现代康复理论最新成果的训练技术。它最初用于骨科术后和骨骼、肌肉系统慢性疾病的康复。这项技术已覆盖欧洲很多国家的康复机构，日本、韩国目前都已开展，2000年以来已扩展到伤后康复训练和运动员体能训练。SET康复设备包括诊断和治疗系统。诊断系统的核心是弱链测试。患者首先在弱链运动中接受测试，负荷逐渐增大直至不能正确动作或者感到疼痛为止。如果发生上述这种情况或者左右两侧的负荷量有明显差别时，说明存在一个或多个"薄弱环节"。用开链运动检测各块肌肉以确定薄弱处。肌肉耐力则是通过不断增加开链和闭链运动的负荷来测定的。治疗系统包括如下部分：肌肉放松训练、关节活动度训练、牵引、关节稳定性训练、感觉运动的协调训练、肌内势能训练等。SET康复设备还拥有自成体系的训练软件，通过软件可以进行个性化训练设计，可以不断修改调整训练计划，使训练和治疗更明确更具体。通过牵引、减重和放松技术使紧张的大肌肉松弛、通过关节活动度训练扩大关节活动范围，再进行以局部稳定肌为目标的关节稳定性训练和运动感觉综合训练，后期则通过巧妙的悬吊技术利用自身体重进行渐进的肌肉力量训练。悬吊运动突出了运动感觉综合训练，强调在不平衡状态下进行闭链运动以达到对感觉运动器官的最佳康复效果。SET康复设备可加强中央躯干、骨盆和髋部肌肉力量。这种在稳定状态下进行的力量训练能够激发躯干肌肉和身体各大肌群之间的神经肌肉协调收缩能力，从而达到康复的目的。悬吊训练通过强化躯干肌肉以及非主导侧肢体的运动能力，加强神经和肌群之间的反馈系统和功能，提高身体在运动中的平衡、控制能力和稳定状态。一般在悬吊器械上进行训练，也常用到海绵胶垫、平衡板，以充气的橡胶垫枕增加支撑点的不稳定性来激发神经肌肉的协调功能。SET悬吊训练系统作为康复设备可使异常的运动模式逐渐恢复正常，再配合肌肉的功能性训练能够达到快速、安全、稳定的康复效果。

（2）核心力量训练是力量训练的一种形式。所谓"核心"是人体的中间部分，即肩关节以下、髋关节的区域，是由腰、骨盆、髋关节形成的一个整体，包含29块肌肉。核心肌肉群担负着稳定重心、传导力量等作用，是整体发力的主要环节，对上下肢的活动、用力起着承上启下的枢纽作用。强有力的核心肌肉群，对运动中的身体姿势、运动技能和专项技术动作起着稳定和支持作用。所以，凡是姿态优美挺拔、身体控制力和平衡力强的人，核心肌肉群肯定受过很好的训练。

（3）弱链强化训练　因为某个肌群的力量不足导致训练动作不能达到预期的效果，影响整体的提高。最经典的方案是进行短板肌群力量的强化训练，这能够有效改善短板的不足。

本章所述非药物治疗可以应用于KOA的整个疗程中。

参考文献

［1］White A，Foster NE，Cummings M，et al. Acupuncture treatment for chronic knee pain：a systematic review［J］. Rheumatology，2007，46（3）：384-90.

［2］柴华，黎波，杜元灏.针灸对照西药治疗膝骨性关节炎的疗效分析［J］.辽宁中医杂志，2009，36（7）：1197-1200.

［3］Osiri M，Welch V，Brosseau L，et al. Transcutaneous electrical nerve stimulation for knee osteoarrhritis（Cochrane Review）［M］.John Wiley & Sons，2003.

［4］Marks R，ungarn M，Ghasemrhi M. Electrical muscle stimulation for osteoarthtitis of the knee：biological basis and systematic review［J］. New Zealand Journal of Physiotherapy，2000，28（3）：6-20.

［5］张永泉.屈膝点按扣揉法治疗膝关节骨性关节炎49例［J］.天津中医药，2013；30（4）：209-211.

［6］王春林，向勇，田启东，等."拔伸松动手法对膝骨性关节炎兔白细胞介素1β和肿瘤坏死因子α的影响"［J］.环球中医药杂志，2014，7（2）：85-87.

［7］王春林，向勇，田启东，等.拔伸松动法治疗兔膝骨性关节炎的实验研究［J］.云南中医中药杂志，2010，31（9）：14-16.

［8］中华医学会骨科学分会关节外科学组.骨关节炎诊疗指南（2018年版）［J］.中华骨科杂志，2018，38（12）：705-715.

［9］Bruyère O，Cooper C，Pelletier JP，et al. A consensus statement on the European society for clinical and economic aspects of osteoporosis and osteoarthritis（ESCEO）algorithm for the management of knee osteoarthritis-From evidence-based medicine to the real-life setting［J］. Semin Arthritis Rheum，2016，45（4）：3-11.

［10］Fransen M，Mcconnel S，Bell M. Exercise for osteoarthritis of the hip or knee［J］. Cochrane Dstabase Syst Rev，2003（2）：CD004286

［11］Brosseau L，Macleay L，Robinson V，et al. Intensity of exercise for the treatment of osteoarthritis［J］.Cochrane Database Syst Tev，2003（2）：CD004259.

［12］邹智，朱经镇，廖维靖.老年膝骨关节炎患者水中运动疗法疗效系统评价［J］.中国康复医学杂志，2011，26（7）：659-664.

［13］陈辉，周亚娜.运动疗法对膝骨性关节炎患者关节滑液中细胞因子的影响［J］.南京体育学院学报，2011：10（4）：29-30.

［14］Nicklas BJ，Brinkley TE. Exercise training as a treatment for chronic inflammation in the elderly［J］.Exerc Sport Sci Rev J，2009，37（4）：165-170.

［15］Oliveira AM，Peccin MS，Silva KN，et al. Impact of exercise on the functional capacity and pain of patients with knee osteoarthritis：a randomized clinical trial［J］.Rev Bras Reumatol，2012，52（6）：876-882.

［16］董启榕，郑祖根，龚建平，等.股四头肌对髌股关节影响的临床和实验观察［J］.骨与关节损伤杂志，2000，15（2）：106-108.

［17］Özkuk K，Gürdal H，Karagülle M，et al. Balneological outpatient treatment for patients with knee osteoarthritis: an effective non-drug therapy option in daily routine? ［J］Int J Biometeorol，2017，61（4）: 719-728.

［18］Yu SP，Hunter DJ. Managing osteoarthritis ［J］. Aust Prescr，2015，38（4）: 115-119.

［19］Dantas LO，Salvini TF，McAlindon TE. Knee osteoarthritis: key treatments and implications for physical therapy ［J］. Braz J Phys Ther，2021，25（2）: 135-146.

［20］Van Doormaal MCM，Meerhoff GA，et al. A clinical practice guideline for physical therapy in patients with hip or knee osteoarthritis ［J］. Musculoskeletal Care，2020，18（4）: 575-595.

第八章 膝骨关节炎的药物治疗

药物治疗在KOA的整体治疗中占有重要地位，绝大多数患者都需要短期或长期药物治疗，贯穿于有症状患者的全治疗过程中。药物治疗具有简便易行、疗效可靠及依从性好等优点。目前KOA的药物治疗已逐渐从较单一的抗炎、镇痛、缓解症状转向多方位的改善病情治疗。根据患者的病变部位和病变程度不同，采取早期、联合、长程、个体化的治疗策略是目前KOA药物治疗的有效方式。医生必须充分了解药物的作用机制、适应证和不良反应，同时考虑患者的关节症状和合并症，做到合理用药，避免不合理用药造成的不良反应，并减少损害。

KOA治疗药物有多种分类方法，为方便临床使用，根据用药方式分为以下5类：局部外用药、口服药、静脉注射药、关节腔内注射药及其他（生物制剂等）。

第一节 局部外用药

由于外用药物作用于局部，经皮肤渗透发挥作用，具有局部浓度高、系统暴露量少、全身不良反应少等优势，成为药物治疗的优选及早期KOA的首选。根据不同作用机制、剂型、不良反应进行药物的合理选用非常重要。

一、适应证

轻度KOA患者、高龄、合并基础疾病较多或对口服药有胃肠道反应的患者，建议优先选择局部外用药。中、重度KOA患者可联合其他类型药物使用。

二、禁忌证

当皮肤有伤口、皮疹及局部有感染等不良状况时应禁用，出现过敏反应时及时停药。

三、分类

1. 外用非甾体抗炎药（Nonsteroidal Antinflammatory Drugs，NSAIDs） 所有外用镇痛药中，外用NSAIDs的疗效最显著。常用的剂型有贴剂、凝胶剂、乳剂/膏、溶液剂、喷雾剂等。外用NSAIDs的凝胶制剂较易被局部组织吸收，疗效更佳。有研究表明，局部使用洛索洛芬钠贴剂治疗KOA的效果不劣于洛索洛芬钠片剂；凝胶制剂等较易被局部组织吸收，疗效更直接。常见的药物有洛索洛芬钠贴剂、布洛芬凝胶、酮洛芬凝胶、氟比洛芬凝胶贴膏等。

2. **影响神经肽P物质的外用药**　主要是通过影响神经肽P物质的释放合成和贮藏而起镇痛作用，如辣椒碱。局部外用辣椒碱作用于外周神经轴突，导致来自所有神经元（外周和中枢）P物质的减少，从而实现镇痛的功效。

3. **外用麻醉药物**　常用药物如芬太尼透皮贴剂等。

（1）适应证　中、重度慢性疼痛以及仅能依靠阿片类镇痛药治疗的难以消除的疼痛。

（2）禁忌证　对贴剂中黏附剂过敏者。

4. **中药膏剂**　将中药方剂制成贴膏、膏药和药膏。其功效以补益肝肾、活血通络、强筋健骨，改善骨代谢、缓解疼痛为主。

第二节　口服药物

治疗KOA口服药物一般分为缓解症状类、延缓病情进展类、抗骨质疏松症类、抗焦虑类、中成药等五类。

一、缓解症状类药物

1. **NSAIDs**　口服NSAIDs是目前控制KOA相关症状的首选药物。

（1）作用机制　通过抗炎、解热、镇痛、缓解局部骨赘刺激引起的炎症症状，减轻关节肿胀等。

（2）适应证　用于症状性KOA。口服药物由胃肠道吸收，可以达到较高的血药浓度，同时消化道和心血管系统等不良反应也相对较多。

（3）禁忌证　活动性消化道溃疡和近期胃肠道出血者，对阿司匹林或其他非甾体类消炎药过敏者，肝功能不全者，肾功能不全者，严重高血压和充血性心力衰竭者，血细胞减少者，妊娠期和哺乳期女性。

（4）分类　环氧合酶（Cyclooxygenase，COX）是NSAIDs的主要作用靶点，根据对COX的选择性，分为非选择性COX抑制剂和选择性COX-2抑制剂。

（5）NSAIDs的种类和区别　根据对COX-1和COX-2的选择性不同，将NSAIDs分为4类：①特异性抑制COX-1的NSAIDs，只针对COX-1而对COX-2无作用，现公认小剂量阿司匹林属此类；②非特异性抑制COX的NSAIDs（传统NSAIDs）：非选择性抑制COX-1和COX-2，如萘普生、双氯芬酸、芬必得等，它们既有较强的抗炎、镇痛作用，也有较明显的胃肠道不良反应；③选择性抑制COX的NSAIDs，如美洛昔康、尼美舒利、奈丁美酮和依托度酸，在治疗剂量时，对COX-2的抑制作用明显强于COX-1，用人全血法测定这类药物对COX-2的选择性比对COX-1大20倍以内，胃肠道的不良反应较少，但当大剂量时，也会抑制COX-1，并产生较明显的胃肠道不良反应；④特异性抑制COX-2的NSAIDs，目前主要是指塞来昔布和罗非昔布，这类药物在使用较大治疗剂量时，也主要是抑制COX-2，而几乎不抑制COX-1，体外实验显示，对COX-2的抑制作用比对COX-1大100倍以上，且胃肠道的不良反应较少，但又引发了心血管和肾等新问题。据统计所有NSAIDs处方中的一半被用于缓解与生理退化有关的骨关节炎疼痛，另外约15%用于类风湿关节炎，其他关节炎如脊柱关节炎、痛风性关节炎等，占35%的用量。世界各国NSAIDs的消费量呈持续增高之势，仅在美国，估计每年约1300万人需要长期使用NSAIDs，在我国，据初步资料推算骨关节炎患者5000万人需要短程或长期的NSAIDs治疗。

胃肠道的不良反应一直是传统NSAIDs的不良反应。①传统NSAIDs及其存在的问题：传统的NSAIDs对COX-1和COX-2的抑制作用无选择性，如吲哚美辛等既抑制COX-2，也抑制COX-1，甚至对COX-1的抑制作用比对COX-2的抑制作用还要强许多，因此会引起较严重的胃肠道损伤。有报道称，在长期服用NSAIDs的患者中，有12%~30%出现胃溃疡，2%~19%出现十二指肠溃疡，而原有溃疡病者，症状则会加重。有些患者无自觉症状，可突然出现胃出血或胃穿孔。因此，NSAIDs的胃肠道安全性问题成了一个广泛关注的话题。针对NSAIDs的不良反应尤其是胃肠道不良反应，也采取了一些对策。首先是剂型上的改造，如将NSAIDs改为缓释剂和控释剂，如常见的布洛芬缓释剂；给药方式的改变，设计成局部外用药，如扶他林乳剂，或肛门给药，如莫比可栓剂，避免了口服时直接产生的胃肠道刺激，或前体药，如洛索洛芬钠；将传统的NSAID与胃肠道保护剂合成复方制剂，如奥湿克，它是由米索前列醇和双氯芬酸两种药物组合而成。临床试验证明，奥湿克与双氯芬酸钠具有同等的抗关节炎效果，而对胃肠道的不良反应减少。②特异性COX-2抑制剂的研制及其安全性：为了解决传统NSAID的胃肠道安全问题，研制了特异性COX-2抑制剂，这种药物具有较好的抗炎镇痛作用，对胃肠道的不良反应明显低于传统NSAIDs。随着临床应用的扩大和研究的深入，选择性COX-2抑制剂的一些不良反应被陆续发现。特异性COX-2抑制剂对COX-1几乎无影响，故不抑制血小板功能，但可阻断全身性PGE2的产生，从而打破体内促血栓和抗血栓间的平衡，进而产生促血栓形成的作用。特异性COX-2抑制剂还会增加心血管不良事件和胃肠道出血的潜在风险。

NSAIDs的肾脏毒性也一直受到关注，虽然止痛药性肾病偶有发生，但主要见于长期大剂量用药者。在日常用药中，NSAIDs对肾脏安全性主要在于抑制PGE，影响其对肾脏有效血流量的调节作用。因此，对于肾脏灌流有下降或下降趋势者，如心功能不全、低蛋白血症、老年人等，需要慎重用药。对于这类患者，主张选用萘丁美酮，该药在进入肾脏之前被转化为非活性代谢产物，因此对肾脏的前列腺素合成较少影响。现已证明传统NSAIDs可影响肾脏灌流，长期应用对肾脏有一定的毒性，有人甚至出现急性肾衰。昔布类药物上市初期，以为肾脏的PGE合成只靠COX-1，没有COX-2，所以误认为昔布类药物具有良好的肾脏安全性。经广泛临床应用后发现，使用罗非昔布患者水肿的发生率高于传统的NSAIDs。这些临床所见均提示，昔布类药物在肾脏的安全性方面，也有一定的问题。已有研究显示，在肾脏，尤其是入球和出球小动脉等部位均有COX-2生理表达，昔布类药物过分抑制COX-2，而不抑制COX-1，可能导致COX-1和COX-2的失衡。

NSAIDs的肝毒性并不明显，长期使用个别患者会出现轻、中度肝酶升高。也有个别患者出现药物过敏反应，如皮疹等。

每种NSAID其作用各有偏重，应依据病情、用药对象、药物的作用强度、起效时间及安全性进行合理选择：①需长期用药。应选安全性高的药，如尼美舒利、美洛昔康，及COX-2特异性抑制剂，如塞来昔布，或应用对胃肠道不良反应小的前体药，如洛索洛芬钠，或非酸性药物，如萘丁美酮等。②但对于有心血管意外危险的患者要慎用COX-2特异性抑制剂。③而有消化道溃疡、胃出血和穿孔史或有这些潜在危险的人群，可选COX-2特异性抑制剂，也可选用直肠给药如栓剂。④KOA一般炎症表现轻，关节受累少，可选择作用快，不良反应少的药物，如对乙酰氨基酚或外用药，并注意应用小剂量，同时避免长时间使用。也可同时合用胃黏膜保护药，以减轻药物对胃肠道的不良反应。⑤老年和儿童患者酌情减量。长期应用NSAIDs的患者监测药物的不良反应尤为重要。应在治疗前及治疗期间定期检查血尿便常规和肝肾功能，定期测血压，一旦出现异常应立即停药，给予相应的治疗。

（6）用药建议 ①宜选用对软骨基质蛋白聚糖合成有促进作用的NSAIDs，如洛索洛芬、艾瑞昔布、塞来昔布、双氯芬酸、美洛昔康、醋氯芬酸等。②在一种NSAIDs足量使用1~2周无效后再更改为另一种；避免同时服用≥2种NSAIDs，不要叠加应用。③不要空腹服药，用药期间不建议饮酒；不宜与抗凝药（如华法林）联用，可能增加出血风险。④必要时可选择特殊剂型，如肠溶剂型可减少对胃黏膜的刺激，而缓释剂型能较好地控制血药浓度，提高患者对药物的依从性。⑤胃肠道反应风险高的患者如需口服NSAIDs，建议使用选择性COX-2抑制剂或非选择性非甾体类消炎药联合质子泵抑制剂。⑥心血管风险较高的患者及身体虚弱的患者，不建议将口服NSAIDs作为首选药物。治疗KOA的常见口服NSAIDs剂量和用法，见表8-2-1。

表8-2-1 治疗KOA的常见口服NSAIDs剂量和用法

分类	药物名称	每次剂量（mg）	用法（次/天）
水杨酸类	阿司匹林	300 ~ 600	3
丙酸衍生物	布洛芬	300	2
	洛索洛芬	60	3
苯酰酸衍生物	双氯芬酸	25	3
吲哚酰酸类	舒林酸	200	2
	阿西美辛	30	3
吡喃羧酸类	依托度酸	200 ~ 400	每8小时1次
非酸性类	萘丁美酮	1000	1
烯醇酸类	美洛昔康	7.5 ~ 15.0	1
磺酰苯胺类	尼美舒利	50 ~ 100	1
选择性COX-2抑制剂	塞来昔布	200	1
	艾瑞昔布	100	2
	依托考昔	30 ~ 60	1

2. 对乙酰氨基酚

（1）作用机制 通过抑制中枢神经系统中PGE的合成（包括抑制PGE合成酶）以及

阻断痛觉神经末梢的冲动而产生镇痛，后者可能与抑制PGE或其他能使痛觉受体敏感的物质（如5-羟色胺、缓激肽等）的合成有关。解热作用则可能是通过下丘脑体温调节中枢而起作用，可能与下丘脑的PGE合成受到抑制有关。对乙酰氨基酚属于外周性镇痛药，作用弱于阿司匹林。

（2）适应证　对轻、中度KOA所致疼痛有效，对胃肠黏膜、肝、肾较安全，一般不引起出血，对血小板和凝血机制无影响。

（3）禁忌证

①交叉过敏反应：对阿司匹林过敏者对本品一般不发生过敏反应。但有报告在因阿司匹林过敏发生哮喘的患者中，少数（＜5%）可于服用本品后发生轻度支气管痉挛性反应。

②本品可通过胎盘，故应考虑孕妇服用本品后可能对胎儿造成的不良影响。

③乙醇中毒、肝病或病毒性肝炎时，有增加肝脏毒性的危险。

④肾功能不全，虽可偶用，但如长期大量应用，有增加肾脏毒性的危险。

⑤有严重心、肾或肺疾病者应严格控制使用此药。

（4）不良反应　本品引起不良反应较少，可有恶心、呕吐、出汗、腹痛及苍白等；偶见血小板减少、白细胞减少、溶血性贫血等；过敏反应，偶见皮疹、荨麻疹；皮炎；支气管痉挛等。

急性中毒表现：误用过量可引起以肝脏损害为主的急性中毒表现。

①肝脏损害：表现为食欲不振、恶心、呕吐、右上腹部触痛、黄疸，血胆红素、转氨酶升高，凝血酶原时间延长，严重者出现肝功能明显异常，可发生肝昏迷、肝性脑病，有精神错乱、激动、注意力不集中等精神症状。

②肾脏损害：可有蛋白尿、管型尿、血尿、少尿、无尿等。

（5）用药建议　KOA伴轻、中度疼痛患者通常选用对乙酰氨基酚，每日最大剂量不超过2g，如有肝肾疾病、摄入危险剂量酒精或为老年患者，剂量应减半；对乙酰氨基酚治疗效果不佳者，可个体化使用其他NSAIDs。

3. 阿片类药物

（1）作用机制　阿片类药物的作用机制包括：①增加钾离子外流使突触后膜超极化；②突触前阻止钙再摄取，而抑制神经递质释放，阿片类药物已被证明能够抑制许多神经递质的释放，包括P物质、乙酰胆碱、去甲肾上腺素、谷氨酸和5-羟色胺等；③作用于中枢神经不同位点，可产生特殊的镇静和兴奋作用，如吗啡兴奋迷走神经核，而抑制仅隔数毫米的呼吸中枢。神经元兴奋机制往往是对抑制性中间神经元的抑制。

阿片类药物的镇痛作用机制是多平面的，外周神经有阿片受体；阿片类药物可与位于脊髓背角胶状质感觉神经元上的阿片受体结合，抑制P物质的释放，从而阻止疼痛传入脑内；阿片类药物也可作用于大脑和脑干的疼痛中枢，发挥下行疼痛抑制作用。

（2）适应证　适用于对NSAIDs有禁忌或无效者，但由于其不良反应和成瘾性发生率相对较高，很多指南不推荐将阿片类药物（含曲马多）作为缓解KOA患者疼痛的一线药物。

（3）禁忌证　支气管哮喘、上呼吸道梗阻、严重肝肾功能障碍、伴颅内高压的颅内占位性病变者。

（4）分类　常见阿片类药物有硫酸（盐酸）吗啡控释片、盐酸羟考酮控释片、可待因、氨酚待因、双氢可待因、盐酸布桂嗪、曲马多、氨酚羟考酮片等。常用口服阿片类药物，见表8-2-2。

表8-2-2　常用口服阿片类药物

药物	剂量	作用时间（小时）
盐酸吗啡	5 ~ 30mg/4 ~ 6h	4 ~ 5
吗啡控释片	10 ~ 30mg/12 h	8 ~ 12
美沙酮	10 ~ 20mg/次	8 ~ 12
盐酸羟考酮	10mg/12 h	8 ~ 12
可待因	30mg/4 ~ 6h	4
氨酚待因	1 ~ 2片, tid	4 ~ 5
双氢可待因	30 ~ 60mg/4 ~ 6h	4 ~ 5
复方双氢可待因	1 ~ 2片, q4~6h	4 ~ 5
盐酸布桂嗪	30 ~ 60mg/4 ~ 6h	8
曲马多	50 ~ 100mg/4 ~ 6h	4 ~ 5
氨酚羟考酮片	1片, q6h	4 ~ 6

（5）不良反应及防治

①便秘：便秘是阿片类药物最常见的不良反应，大多数患者需使用缓泻剂预防便秘。患者不会因长期用药而对阿片类药物的便秘不良反应产生耐受，因此便秘不仅出现于用阿片类药物初期，而且还会持续存在于阿片类药物镇痛治疗的全过程。某些患者使用阿片类药物时，出现的恶心、呕吐往往可能与便秘有关，通畅大便则可能缓解这些患者的恶心、呕吐症状。因此，预防和治疗便秘始终是阿片类药物镇痛治疗时不容忽视的问题。医师一旦为患者用阿片类镇痛药物，就应该同时应用预防便秘的缓泻剂。

预防：多饮水，多摄取含纤维素的食物，适当活动，适量用番泻叶、麻仁丸或便乃通等缓泻剂。应告诉患者如何根据个体情况调节饮食结构、调整缓泻剂用药剂量，并且养成规律排便的习惯。如果患者3天未排大便，就应给予更积极的治疗。

治疗：评估便秘的原因及程度；增加刺激性泻药的用药剂量；重度便秘可选择其中一种强效泻药（容积性泻药），如硫酸镁30~60ml，qd；比沙可啶2~3片，qd，比沙可啶直肠内灌肠，qd；乳果糖30~60ml，qd；山梨醇30ml，q12h。必要时可重复用药、灌肠或减少阿片类药物剂量并合用其他镇痛药物。

②恶心、呕吐：阿片类药物引起恶心、呕吐的发生率约30%，一般发生于用药初期，症状大多在4~7天内缓解。患者是否出现恶心、呕吐及其严重程度有较大的个体差异。患者出现恶心、呕吐时，应排除其他原因所致的恶心、呕吐，如便秘、化疗、放疗、高钙血症等。恶心、呕吐一般出现在用药初期1周内，随着用药时间的延长，症状会逐渐减轻，并完全消失。

预防：初用阿片类药物的第1周内，最好同时给予胃复安等止吐药预防，如果恶心症状消失则可停用止吐药。避免发生便秘，从而减少难治性恶心、呕吐的发生概率。

治疗：轻度恶心可选用胃复安、氯丙嗪或氟哌啶醇。重度恶心、呕吐应按时给予止吐药，必要时用恩丹西酮或格拉西酮。对于持续性重度恶心、呕吐的患者，应了解是否合并便秘。由于便秘可能加重恶心、呕吐反应，因此对于严重恶心、呕吐的患者，应注意及时解除便秘症状。恶心、呕吐持续1周以上者，需减少阿片类药物的用药剂量或换用药物或改变用药途径。

③嗜睡及过度镇静：少数患者在最初几天内可能出现嗜睡，数日后症状多自行消失。部分患者因长时期受疼痛困扰而失眠，初用阿片类药物镇痛治疗数日内的过度镇静状态可能与疼痛控制后嗜睡有关。如果患者出现显著的过度镇静症状，则应减少阿片类药物用药剂量，待症状减轻后再逐渐调整剂量至满意效果。少数情况下，患者的过度镇静症状持续加重，此时应警惕出现药物过量中毒及呼吸抑制等严重不良反应。患者出现嗜睡及过度镇静时，应注意排除引起嗜睡及意识障碍的其他原因，如使用其他中枢镇静药、高钙血症等。

预防：初次使用阿片类药物时剂量不宜过高，以25%~50%幅度逐渐增加。老年人尤其应注意谨慎确定用药剂量。

治疗：减少阿片类药物用药剂量、减少分次用药量而增加用药次数、换用其他镇痛药物或改变用药途径。除茶、咖啡等饮食调节外，必要时可给予兴奋剂治疗，如咖啡因100~200mg，po，q6h；哌甲酯5~10mg，分别于早上和中午用药；右旋苯丙胺5~10mg，po，qd。

④尿潴留：尿潴留发生率低于5%。某些因素可能增加发生尿潴留的危险性，如同时使用镇静剂、腰麻术后、合并前列腺增生等。腰椎麻醉术后，使用阿片类药物发生尿潴留的危险率可能增加至30%。在同时使用镇静剂的患者中，尿潴留发生率可能高达20%。

预防：避免同时使用镇静剂，避免膀胱过度充盈，给患者良好的排尿时间和空间。

治疗：诱导自行排尿可以采取流水诱导法或热水冲会阴部法和（或）膀胱区按摩法。诱导排尿失败时，可考虑导尿。对于难以缓解的持续尿潴留患者可考虑换用镇痛药物。

⑤瘙痒：皮肤瘙痒的发生率低于1%。皮脂腺萎缩的老年患者、皮肤干燥、晚期癌症、黄疸及糖尿病等患者，使用阿片类镇痛药时容易出现皮肤瘙痒。

预防：给予皮肤护理，避免加重药物性瘙痒的不良刺激。注意皮肤卫生，避免搔抓、摩擦、强刺激性外用药、强碱性肥皂等不良刺激，贴身内衣宜选择质地松软的棉制品。

治疗：轻度瘙痒可给予适当皮肤护理，不需要全身用药。瘙痒症状严重者，可以适当选择局部用药和全身用药。局部用药主要选择无刺激性止痒药。皮肤干燥可选用凡士林、羊毛脂或尿素脂等润肤剂。全身用药主要选择H_1受体拮抗剂类的抗组胺药物，如苯海拉明4mg，口服，每日3次，或12mg，口服，每日1次；托普帕敏5mg，口服，每日2次；异丙嗪25mg，口服，每日2次；羟嗪10mg，口服，每日2次；阿利马嗪5mg，口服，每日2次。该类药物有明显的镇静作用，与阿片类药物同期应用时，可能相互增强。因此，建议选择低剂量并注意个体化调整用药剂量。

⑥眩晕：眩晕的发生率约6%。眩晕主要发生于阿片类药物治疗的初期。晚期癌症、老年人、体质虚弱、贫血等患者，用阿片类药时容易发生眩晕。

预防：初次使用阿片类药物时剂量不宜过高。

治疗：轻度眩晕可能在使用阿片类药数日后自行缓解。中、重度眩晕则需要酌情减低阿片类药物的用药剂量。严重者可以酌情考虑选择抗组胺类药物、抗胆碱能类药物或催眠镇静类药物，以减轻眩晕症状。如苯海拉明25mg，口服，或美克洛嗪25mg，口服。

⑦精神错乱及中枢神经毒性反应：阿片类药物引起精神错乱罕见，主要出现于老年及肾功能不全的患者。

预防：临床应注意鉴别其他原因所致的精神错乱，如其他精神药物所致的高钙血症。

治疗：合用辅助性药物以减低阿片类药物用药剂量，可给予氟哌啶醇0.5~2mg，口服，q4~6h。使用哌替啶的患者易出现中枢神经毒性反应。去甲哌替啶是哌替啶的毒性代谢产物，其半衰期3~18小时，长期用药容易出现药物蓄积。哌替啶的中枢神经毒性反应与用药剂量及代谢产物去甲哌替啶的血浆浓度相关，哌替啶口服生物利用度差，重度疼痛者口服用药需要加大剂量，此时中枢神经系统毒性反应将会明显增加。因此，哌替啶被列为癌症疼痛不推荐使用的阿片类药物。

⑧阿片类药物过量和中毒——呼吸抑制：疼痛本身是阿片的天然拮抗剂，也是阿片抑制呼吸等不良反应的天然拮抗剂。然而当用药剂量不当，尤其是合并肾功能不全时，患者可能出现呼吸抑制。

呼吸抑制的临床表现：阿片药物所致的呼吸抑制表现为呼吸次数减少（<8次/分）和（或）潮气量减少、潮式呼吸、发绀、针尖样瞳孔、嗜睡状至昏迷、骨骼肌松弛、皮肤湿冷，有时可出现心动过缓和低血压。严重时可出现呼吸暂停、深昏迷、循环衰竭、心脏停搏、死亡。

呼吸抑制的治疗：保持呼吸道通畅，辅助或控制通气；呼吸复苏；使用阿片拮抗剂，将纳洛酮0.4mg加入10ml生理盐水中，静脉缓慢推注，必要时每2分钟增加0.1mg。严重呼吸抑制时每2~3分钟重复给药，或将纳洛酮2mg加入500ml生理盐水或5%葡萄糖液中（0.004mg/ml）静脉滴注。输液速度根据病情决定，严密监测，直到患者恢复自主呼吸。治疗应考虑到阿片类控释片可在体内持续释放的问题。口服用药中毒者，必要时给予洗胃。

（6）用药建议　用药前需进行风险评估，关注潜在内科疾病风险。根据患者个体情况，剂量个体化，且尽量使用最低有效剂量，避免过量用药、同类药物重复或叠加使用。用药3个月，根据病情选择检查血常规、便常规、便潜血及肝肾功能。

二、延缓病情进展类药物

1. 双醋瑞因　双醋瑞因是在桂皮属植物中发现的具有天然抗炎属性的蒽醌类衍生药物，具有抗炎、保护关节软骨的作用。

（1）作用机制　双醋瑞因是IL-1抑制剂，通过抑制IL-1的产生和活性以及后续的作用，抑制软骨降解、促进软骨合成并抑制滑膜炎症，能有效改善KOA的症状，减轻疼痛，改善关节功能，还可延缓病程进展。具体包括：①抑制滑膜组织中IL-1的合成；②抑制软骨细胞中IL-1受体的表达；③抑制IL-1的活性；④抑制胶原酶及基质溶解素等金属蛋白酶和过氧化物的生成；⑤促进胶原及氨基多糖的合成；⑥抑制白细胞的趋化作用及稳定溶酶体。

双醋瑞因不改变肾脏和血小板的环氧化酶活性，不抑制PGE合成，因此PGE依赖性肾功能障碍患者可以耐受。本品为骨关节炎IL-1的重要抑制剂。经细胞实验及动物实验证实：本品可诱导软骨生成，具有止痛、抗炎及退热作用；不抑制PGE合成；对骨关节炎有延缓疾病进程的作用。

（2）适应证和禁忌证

适应证：KOA慢性疼痛的患者。

禁忌证：对双醋瑞因过敏或有蒽醌衍生物过敏史的患者以及既往有肠道不适（尤其是过敏性结肠炎）的患者禁用。

（3）注意事项　在服用改善肠道转运和（或）肠道内容物性质的药物时，禁服本药。为提高双醋瑞因的生物利用度应避免同时服用含有氢氧化铝和（或）氢氧化镁的药物。因为抗生素和化学疗法会影响肠道的菌群，故服用双醋瑞因后会增加使用抗生素和（或）化学疗法的患者患小肠结肠炎的可能性。

（4）不良反应　轻度腹泻是应用本药治疗最常见的不良反应（发生率约7%），一般会在治疗后的最初几天内出现，多数情况下会随着继续治疗而自动消失。上腹疼痛的发生率为3%~5%，恶心、呕吐则小于1%。服用本药偶尔会导致尿液颜色变黄，这是本品的特性，无任何临床意义。

（5）用药建议　肾功能不全会影响双醋瑞因的药代动力学，因此建议在这种情况下（肌酐清除率＜30ml/min）减小剂量。饭后服用双醋瑞因可以提高它的吸收率（约24%）。另一方面，严重的营养不良会降低双醋瑞因的生物利用度。不良反应（如加速肠道转运）的发生率直接与未吸收的双醋瑞因的量有关，故在禁食或摄入食物很少时，服用本品会增加不良反应的发生率。泻药不应和安必丁共同服用。由于双醋瑞因于治疗后2~4周显效，且具有良好的胃肠道耐受性，建议在给药的最初2~4周可与其他镇痛药联用，总疗程不应短于3个月。

2. 氨基葡萄糖　氨基葡萄糖是一种天然的氨基单糖，自蟹和其他带壳海洋生物中提取，是糖胺聚糖和透明质酸重要的结构成分，因此可作为内源性关节软骨营养物质的替代物。氨基葡萄糖可以刺激软骨细胞产生具有正常多聚体结构的蛋白多糖，提高软骨细胞的修复能力，抑制溶酶体酶、胶原酶和磷脂酶A2等水解酶的释放，减少对关节软骨基质的水解破坏，并能防止损伤细胞的超氧化自由基产生，促使软骨基质的修复和重建，从而可延缓KOA的病理过程和疾病的进程。因而作为一种关节软骨的营养补充，氨基葡萄糖用于预防和治疗KOA已有很长的历史。

（1）作用机制　氨基葡萄糖是软骨基质中合成蛋白聚糖所必需的重要成分。蛋白聚糖可以通过抑制胶原纤维的拉伸力来使关节软骨具有吸收冲击力的功能。在关节退行性疾病的早期，聚集葡萄聚糖的生物合成是增加的；在疾病的后期，则相反。由此导致软骨的弹性不断减弱并逐渐出现关节炎的诸多症状。氨基单糖可刺激软骨细胞产生具有正常多聚体结构的糖蛋白，抑制一些可损害关节软骨的酶（如胶原酶），防止皮质激素及某些非甾体抗炎药对软骨细胞的损害，并减少损伤细胞的内毒素因子释放。在KOA的发展进程中，补充外源性的氨基葡萄糖可能起到有益的作用。在体外试验中，如果补充了氨基葡萄糖，形成软骨的多形细胞就可以合成更多的聚集葡萄聚糖。在KOA的动物模型中，氨基葡萄糖也具有抗氧化作用，抑制损伤细胞的超氧化物自由基产生。通过上述途径，氨基葡萄糖发挥直接抗炎作用，可缓解KOA的疼痛症状，改善关节功能，并可阻止KOA病程的发展。

（2）适应证　①用于轻、中度KOA（K-L分级Ⅰ～Ⅲ级），对于缓解疼痛、改善关节功能等具有良好疗效，且安全、易耐受；②用于NSAIDs等镇痛药禁忌或无效的患者，可缓解疼痛、改善关节功能；③用于不适合全膝关节置换手术或希望延缓手术时间的重度膝OA（K-L分级Ⅲ、Ⅳ级）患者；④用于膝关节镜清理术后，可缓解术后关节疼痛、改善关节功能；⑤用于关节镜下半月板损伤修整成形术后，可缓解术后短期膝关节疼痛、改善关节功能，减少NSAIDs用量。

（3）禁忌证　①关节内感染、关节穿刺局部皮肤破溃感染者；②凝血功能异常者；③对禽类和蛋类过敏者；④不能排除其他疾病引起的关节明显肿胀和积液者。

（4）不良反应　常见轻度的胃肠道不适，如恶心、腹痛、嗳气、便秘、腹泻、消化不良、胀气、胃部饱胀与疼痛；轻度的头痛、乏力和困倦，偶见轻度嗜睡；部分患者可能出现过敏反应，包括皮疹、瘙痒和皮肤红斑等。

（5）用药建议　分为硫酸氨基葡萄糖和盐酸氨基葡萄糖，相较而言，硫酸氨基葡萄糖胃肠道刺激更小，更易吸收。大多数研究结果提示，持续应用1500mg氨基葡萄糖8周以上才能显示一定的疗效。推荐餐时或餐后服用，可减轻胃肠道不适，特别是有胃溃疡的患者。

三、5-羟色胺和去甲肾上腺素再摄取抑制剂

此类药物治疗KOA主要是通过抑制5-羟色胺和去甲肾上腺素的再摄取而影响中枢神经通路来抑制痛觉，从而达到缓解KOA患者疼痛的效果。临床上KOA引起的慢性疼痛往往伴随着抑郁症的发生，而度洛西汀在抑郁症的治疗中也有着广泛的应用，所以度洛西汀的使用可发挥双重的功效，可应用于长期持续疼痛的KOA患者，尤其是对NSAIDs不敏感的患者，可改善患者的抑郁和焦虑等精神症状，还可增加中枢神经的下行性疼痛抑制系统功能。但是如果大剂量使用该药会出现恶心、便秘、头晕等不良反

应。目前，其远期效果尚需随访，建议在专科医生指导下使用。

四、抗骨质疏松类药物

近年来的研究表明，抗骨质疏松药也能缓解 KOA 的症状，减缓 KOA 病程的发展。双膦酸盐类药物主要作用是抑制破骨细胞活性，其可降低 KOA 早期软骨下骨异常高转换，常被用于 KOA 的治疗中，特别是本身合并有骨质疏松的患者，其疗效可能更明显。此外，也有研究显示，双膦酸盐亦可通过潜在的抗炎作用保护 KOA 患者软骨退变。雌激素相关药物可直接作用于关节软骨，或间接作用于软骨下骨、滑膜、韧带等其他组织来治疗 KOA。由于雌激素具有增加乳腺癌、子宫内膜癌以及心血管事件的风险，加之其疗效的不确定性，限制了雌激素在临床上使用。降钙素被认为可能成为治疗早期KOA 的潜在药物，研究发现，其除了可影响软骨下骨的骨代谢外，降钙素还有直接的软骨保护作用，但具体的作用机制尚不清楚。

尽管现有临床证据表明抗骨质疏松治疗对延缓 KOA 的进展有益，但应注意应用该疗法的前提是选择合适的 KOA 类型，即骨质疏松性 KOA，并应在 KOA 的早期及时干预。目前还需要更多的多中心大样本 RCT 研究来阐明骨质疏松与 KOA 的具体关系。

五、抗焦虑类药物

抗焦虑类药物可应用于 KOA 长期病程者，尤其是对 NSAIDs 药物不敏感的患者，可在短期内达到缓解疼痛、改善关节功能的目的，如度洛西汀。但应用时需注意药物不良反应，包括口干、胃肠道反应等。目前，尚需进一步的远期随访研究证明此类药物在 KOA 治疗中的作用，建议在专科医生指导下使用。

六、中成药

KOA 在中医学属于痹证范畴，中成药治疗 KOA 应辨证施治。现代医学研究发现，中成药可通过多种途径发挥减轻疼痛、延缓 KOA 疾病进程、改善关节功能的作用（详见第十五章）。

第三节 静脉用药

静脉用药需在医疗机构内实施。

1. **适应证** 不便口服药物及其他方式药物治疗无效的患者。

2. **特点** 具有起效快、调整剂量方便的优点，但作用强且难于逆转，可能会为患者带来较大风险，应遵循能口服就不要静脉输注的原则。

3. **分类** 常用的药物有 NSAIDs（如帕瑞昔布钠）、氟比洛芬酯、阿片类药物等。治疗 KOA 的常见静脉注射药物的用法和用量，见表 8-3-1。

表8-3-1　治疗KOA的常见静脉注射药物

药物	规格	用法及用量
帕瑞昔布钠	40mg	静脉注射，每天总剂量不超过80mg
注射用赖氨匹林	0.9g	静脉注射，0.9～1.8g，2次/天
氟比洛芬酯	5 ml：50mg	静脉注射，尽可能缓慢给药
哌替啶	1 ml	静脉注射，0.3mg/kg
盐酸羟考酮	1 ml：10mg	静脉注射，1～2分钟内缓慢推注

第四节　关节腔内注射药

关节腔内注射药物可有效缓解疼痛，改善关节功能。但该方法是侵入性治疗，可能会增加感染的风险，必须严格无菌操作和规范操作。常用的药物有玻璃酸钠（Hyaluronic Acid，HA）、医用几丁糖、糖皮质激素、生物制剂、富血小板血浆等。

关节腔内注射药物禁忌证为感染性关节炎，注射部位附近或有全身感染者，凝血功能异常者，对相关药物过敏者，其他不适宜关节腔注射的情况。

一、玻璃酸钠

1. 作用机制　Meyer等在1934年发现HA广泛分布于人和动物各组织的细胞外基质（如玻璃体、关节滑液、滑膜、软骨等），是一种高分子量多糖，相对分子量为20万～720万Da。HA包含内源性（即人体自身分泌的）和外源性（即外来补充的）两种。当内源性HA的产生和代谢出现异常，并导致组织、器官生物学功能障碍，出现临床症状时，可通过补充外源性HA达到治疗效果。外源性HA的制备来源主要为发酵、提取及化学合成等。临床研究表明，HA对于关节疼痛有长期疗效，HA注射后5～13周，患者疼痛改善率为11%～54%。但其具体作用机制仍存在一些争议，其主要作用机制如下。

（1）保护软骨细胞　通过与HA受体细胞黏附分子和透明质酸调节的运动受体结合，减少IL-1β、PGE2、MMP-1、MMP-2、MMP-3、MMP-9、MMP-13及自由基的合成和释放，降低炎性细胞的数量，减少软骨细胞凋亡，促进软骨细胞增殖。

（2）促进蛋白聚糖和糖胺聚糖合成　外源性HA通过与CD44和细胞间黏附分子1结合，促进软骨细胞合成及蛋白聚糖和糖胺聚糖分泌。

（3）抗炎　通过与HA受体CD44和透明质酸受体（Receptor for Hyaluronic Mediated Motility，RHAMM）结合，减少TNF-α、IL-1β、IL-6、IL-17、MMP-13及诱导型NO合酶的合成。

（4）机械润滑　外源性HA增加滑液非牛顿流体的特性和黏弹性。当关节处于低撞击频率时（如正常行走时），HA发挥润滑功能，减少组织间的摩擦，当关节处于高撞击频率或负重时，滑液由黏性特征转换为弹性特征，缓冲应力对关节的撞击，对关节软骨等发挥保护作用。

（5）保护软骨下骨　通过与HA受体CD44结合，抑制MMP-13和IL-6。

（6）镇痛　通过降低关节内机械感受器的牵张机械感度、减少致痛性神经肽的分泌，达到镇痛效果。

（7）促进内源性HA分泌　通过促进内源性HA合成来改善病理性关节液的性状，持续缓解症状，延缓病情进展。

（8）保护半月板　通过润滑，发挥保护半月板的作用。

2. 药物代谢　大多数HA药物的半衰期不超过1天。注入关节腔的HA，2小时可渗入至滑膜组织、韧带、相邻肌肉组织及肌间隙，6小时可进入软骨组织，3～8小时在血浆中可检测到，72小时在关节腔的残留量仅为10%。通过多种方法可将HA分子连接在一起，产生交联HA，其在关节内具有较长的半衰期，可达1.5～9天。

关节组织内浓度：HA在关节液中几乎不代谢而渗入滑膜组织，并高浓度分布于滑膜和韧带组织内，其次为半月板和关节软骨。

代谢：HA降解呈低分子化后进入血液，并主要在肝脏被代谢。

排泄：HA代谢产物大部分以二氧化碳形式经呼吸运动排出，一部分经尿和粪便排泄。

3. 安全性及不良反应　HA生物相容性良好，能在体内完全代谢，无毒、无菌、无趋化作用，不引起异物反应，不与细胞和蛋白相互作用，因而总体安全性良好。

HA的常见不良反应主要为注射局部和关节出现轻微或中度疼痛及肿胀积液，发生率为1%～15%，偶有头痛、发热及药疹。上述不良反应多于注射后24小时内发生，患者一般能耐受，无需特殊处理，2～3天后症状消失。注射技巧、注射后患者活动以及产品纯度等均为影响局部不良反应发生的因素。感染并非HA的不良反应，而是由于注射全程无菌操作不当所致。研究表明，生物发酵来源的HA产品与禽类提取来源的HA产品因治疗相关不良事件导致的停药率相似。

4. 适应证　HA可用于治疗所有KOA，对轻、中度患者效果更显著。HA可减少NSAIDs等口服镇痛药的用量，特别适用于老年人、既往有消化道溃疡病史、出血史、心脑血管疾病病史的患者，可减少其他药物导致的胃肠道不良反应和心血管不良事件。

5. 禁忌证　关节内或穿刺局部有感染者；对禽类或蛋类过敏者；其他原因引起的关节肿胀和积液者。

6. 用药建议　每次注射剂量为1支，每周注射1次；根据药物不同，3～5周为1个疗程，每年1～2个疗程。

7. 不良事件处理

（1）注射局部及关节腔反应　表现为注射局部轻至中度疼痛、肿胀或关节内少量积液，一般多能耐受，无需特殊治疗，也可采取休息、冰敷或使用NSAIDs等处理措施。一般2～3天后症状改善并恢复。

（2）过敏反应　很少见，主要表现为荨麻疹、恶心、呕吐、发热、水肿（颜面、眼睑等）、颜面发红等，偶见过敏性休克。如发现过敏反应，应立即停药，并作相应抗过敏处理。对禽类和蛋类过敏患者应慎用HA。

（3）注射后关节化脓性感染　少见，一般可能因医务人员消毒不严格引起，应注意与注射后关节腔一过性积液鉴别，如确诊为关节感染则应按感染性关节炎治疗。

二、医用几丁糖

几丁糖也称为壳聚糖，是角质素去乙酰化后的一种分子聚合物。角质素广泛存在于自然界真菌的细胞壁以及甲壳类和昆虫的外壳中。角质素分子通过N端的脱乙酰化作用形成几丁糖。因此，几丁糖是一种由氨基葡萄糖与N–乙酰基–D–葡糖胺随机分布组成的线性聚合物。其结构与细胞外基质中糖胺聚糖结构类似，可以促进细胞间的黏附。几丁糖亲水性的表面还可以促进细胞的黏附、增殖与分化。由于几丁糖具有良好的生物相容性、生物可降解性、稳定性以及携带正电荷等特性，因此其广泛应用于生物技术及医药领域。另外，由于几丁糖可以通过物理或化学修饰方式形成多种物理状态，因此其还广泛用于组织工程的再生以及药物携带与释放领域。几丁糖还具有黏膜粘合的特性，可以将生物支架固定在宿主缺损部位。

1. **作用机制**　①体外实验显示，几丁糖或经过修饰过的几丁糖可以促进软骨细胞外基质的合成，降低炎症反应，调节软骨细胞代谢。其具有的粘弹性特征类似于透明质酸，可以作为关节液的补充成分，减缓关节炎的进展。②几丁糖可以抑制成纤维细胞增殖，从而发挥防粘连作用。③几丁糖水凝胶可以为软骨细胞的增殖以及细胞外基质的分泌提供理想的三维环境，从而可以维持软骨细胞的表型和功能。④几丁糖缓解关节疼痛的机制包括：覆盖在软骨表面发挥机械屏障作用、抑制炎症因子释放从而阻止疼痛信号激活疼痛感受器。⑤低浓度几丁糖的广谱抗菌作用可能与其带有的正电荷发挥了细菌的黏附作用有关，同时几丁糖通过提高巨噬细胞中的溶菌酶活性，增加了机体免疫功能。

2. **适应证**　①原发性KOA K–L分级Ⅰ~Ⅲ级；②继发性KOA：如创伤性关节炎；③关节镜术后作为关节液补充剂；④关节内骨折术后预防创伤性关节炎。

3. **禁忌证**　①感染性关节炎；②注射部位附近或有全身感染者；③损伤严重的创伤性关节炎；④急慢性出血性关节炎症；⑤严重的关节变形或关节畸形；⑥其他不适宜关节腔注射的情况；⑦有其他关节腔药物过敏史者。

4. **用药建议**　①参照标准关节腔注射方法；②几丁糖关节内注射，须严格遵循无菌操作；③注射剂量参照相应几丁糖产品说明书进行。

5. **可能影响关节腔注射效果的因素**　①关节腔的大小；②关节滑液的量；③注射技术和注射部位；④关节软骨退变或损伤的程度；⑤疾病本身的严重程度和累及的范围；⑥注射后的活动方式等。

6. **不良事件处理**　①感染：为关节内注射的严重并发症，疑似感染时需停止治疗，明确诊断后给予抗感染治疗或专科处理；②发热或局部红肿：出现不明原因关节周围发热或局部红肿时，须立刻停止治疗，明确病因；③过敏反应：少见，主要表现为荨麻疹、恶心、呕吐、发热等，甚至出现过敏性休克，此时应立即停药并作相应的抗过敏处理。

三、糖皮质激素

糖皮质激素（Glucocorticoid，GC）起效迅速，短期缓解疼痛效果显著。糖皮质激素经由特异性基因调控和非基因调控两条途径产生广泛的生理和药理效应，包括调节物质代谢、应激反应、器官功能及抗炎、抗毒、抗过敏、免疫抑制、允许作用等。

特异性基因调控途径：也称糖皮质激素的经典作用途径，通过胞内受体介导实现。糖皮质激素进入细胞后，与糖皮质激素受体（Glucocorticoid Receptor，GR）结合，糖皮质激素-糖皮质激素受体（GC-GR）复合体转移至细胞核内与DNA结合，启动mRNA转录，产生后序效应，特点是特异性强，起效慢，持续时间长。

非基因调控途径：不涉及胞内受体，也无关任何基因转录和蛋白质合成，糖皮质激素使用后数秒至数分钟即出现效应，不被DNA转录或蛋白质抑制剂抑制，与大分子偶联后不进入细胞仍能发挥作用。非基因调控途径包括特异性非基因组效应和非特异性非基因组效应。前者在较低浓度或生理浓度时就快速出现效应，且具有特异性，后者通常在较高浓度时产生，可能与药物的亲脂性和极性有关。糖皮质激素与膜非特异性脂质或蛋白结合，改变了膜的理化特性或微环境，引起膜电位或离子流的变化。

1. **作用机制** ①抗炎作用：糖皮质激素的抗炎作用是多种信号系统多方面作用的结果。既有快速的非基因调控效应，又有延迟的特异性基因调控效应。糖皮质激素对胸腺细胞、淋巴细胞、巨噬细胞等多种免疫细胞具有非基因调控调节作用，可快速抑制中性粒细胞、巨噬细胞等免疫细胞脱颗粒和炎症介质释放，抑制炎症瀑布；可抑制磷脂酶A2，阻断PGE形成，稳定细胞膜；GC-GR复合物可上调抗炎基因的转录、抑制促炎因子的表达。此类抗炎效应有利于在炎症早期减少渗出、水肿、毛细血管扩张，解除对疼痛敏感结构的受压状态，改善微循环，降低伤害性感受器的敏感性，缓解红肿热痛和痛觉敏化。在炎症后期，基因效应可抑制毛细血管和纤维母细胞增殖，减少粘连和瘢痕形成，预防和治疗慢性疼痛的发生。②免疫抑制作用：糖皮质激素抑制T淋巴细胞的增殖和Tc细胞的活化，抑制吞噬细胞对抗原的吞噬、处理，影响细胞免疫；促进淋巴细胞的解体和破坏，抑制抗体生成，影响体液免疫。③神经调节作用：伤害性神经元和纤维、胶质细胞上均存在GR，糖皮质激素可通过基因和非基因调控途径稳定神经元细胞膜，抑制神经元和神经纤维异位放电，阻断神经肽的合成，抑制磷脂酶A2活性，直接或间接调节伤害性神经兴奋性和神经性水肿，与局麻药联合使用可延长其镇痛作用，降低阿片类药物用量。

2. **适应证** 可改善轻度KOA早期肿痛症状，但对重度患者的严重疼痛，其作用甚微。

3. **禁忌证** 激素过敏，局部或全身细菌、病毒和真菌等各种感染，曾患或现患严重精神疾病，活动性消化性溃疡，新近行胃肠吻合手术，严重高血压、糖尿病者等。

4. **不良反应** 反复多次应用激素会对关节软骨产生不良影响，与其抑制软骨细胞的增殖和促进凋亡、影响软骨内基质的新陈代谢、破坏软骨下骨的生理环境有关。另外，还要注意全身激素的不良反应，如内分泌紊乱、骨质疏松、骨坏死等。

5. 用药建议　建议同一关节每年应用最多不超过3次，注射间隔时间不应短于3～6个月。

四、生物制剂

1. IL-1受体拮抗剂　IL-1是介导OA中关节软骨破坏最重要的细胞因子。目前已证实IL-1受体拮抗剂有逆转OA关节软骨结构和生化性能的潜力，但其对OA的预防、早期诊断及治疗仍处于探索阶段。

2. 抗炎性细胞因子　可减少IL-1β和TNF-α的生成。细胞因子信号通路的抑制剂等生物制剂的探索为未来靶向治疗KOA提供了新的方向。

3. 间充质干细胞　间充质干细胞广泛存在于各类组织中，经诱导后可分化为成骨细胞或软骨细胞，可用于修复受损的骨或软骨，在KOA的治疗中已有应用，但其临床疗效和安全性尚需大量随机对照试验验证。

KOA药物治疗的目的是缓解或消除疼痛症状，改善关节功能，延缓病情进展，提高患者生活质量。应根据患者个体情况、病情分期和程度，进行内外结合、个体化、阶梯化的系统药物治疗。在药物选择、联合用药、用药剂量和周期、用药注意事项、不良反应、安全性、有效性等方面均应做到合理化、科学性用药治疗。

五、富血小板血浆疗法

1. 分类　富血小板血浆（Platelet Rich Plasma，PRP）是由全血经梯度离心分离而得，含血小板浓度是普通全血的3倍或以上，其主要成分有血小板、白细胞和纤维蛋白。PRP有不同的系统分类，2009年Dohan Ehrenfst等根据PRP中白细胞和纤维蛋白含量的不同将其分为以下4类：纯富血小板纤维蛋白（Pure Platelet Rich Fibrin，P-PRF）、富白细胞富血小板纤维蛋白（Leukocyte Platelet Rich Fibrin，L-PRF）、纯富血小板血浆（Pure Platelet Rich Plasma，P-PRP）、富白细胞富血小板血浆（Leukocyte Platelet Rich Plasma，L-PRP）。该分类方法现被广泛引用，是许多领域的基础共识。

2. 作用机制　PRP通常需激活剂（如氯化钙、巴曲酶、壳聚糖和凝血酶等）活化，活化后将释放出一系列生长因子和细胞因子，它们在组织修复各个阶段均发挥着重要作用，如血小板衍生生长因子，可调节胶原、蛋白多糖的分泌和合成，促使软骨细胞分裂、增殖、成熟、分化；转化生长因子β可诱导软骨细胞蛋白聚糖和Ⅱ型胶原的增加，刺激细胞外基质生成，同时有效抵抗软骨细胞分解代谢；结缔组织生长因子发挥着支持血管生成，促进软骨再生的作用；血管内皮生长因子是血管生成和发生的主要调节因子，并促进组织再生；肝细胞生长因子可介导NF-κB反式激活活性，通过抑制单核细胞趋化性而发挥抗炎作用，同时为软骨细胞再生奠定基础；另外，PRP中的表皮生长因子、血小板因子等也在促组织愈合过程中发挥着重要作用。

3. 治疗作用　目前对于PRP可促进KOA软骨组织修复的结论已被多方研究证实。最新国际骨关节炎研究学会、美国骨科医师学会指南肯定了PRP可改善局部炎症反应，并可参与关节内组织修复及再生，但目前对于其作用机制及长期疗效尚需进一步研究。

临床上对有症状的KOA患者推荐选择性使用。血小板活化后可释放大量抗炎因子，包括IL-1受体拮抗剂、可溶性TNF受体Ⅰ和Ⅱ、IL-4、IL-10、IL-13及干扰素 γ ，并且PRP中的纤维蛋白原激活后形成纤维蛋白基质，可填补软骨损伤创面，起到生物支架的作用，有利于细胞及各种因子的黏附、迁移。有研究利用关节腔内注射PRP治疗早期KOA患者，发现PRP可减少骨组织炎性介质增生，改善软组织恶化环境，且其中富含多种骨质生长因子，间接满足了骨组织生成的内在需求，促进愈合；另外还发现PRP治疗作用时长更久，远期疗效可观。关节腔内药物注射可使药物直达病灶，有利于控制炎症和保护关节软骨，疗效确切。

4. 制备方法 PRP制备主要有手工法、套装法、血袋法及单采法4种，不同制备方法所得PRP成分及纯度略有差异。

（1）手工法制备 PRP手工分离是通过离心机将全血分离，去除红细胞层，保留富含血小板血浆层的过程。根据离心次数可分为一次离心法、二次离心法及三次离心法。总体而言，一次离心法制备的PRP浓度和纯度差异较大，不易制备出稳定的PRP，也不利于临床标准化使用。三次离心法制备PRP纯度最高，但回收率较低，需要采集患者更多的全血。二次离心法制备的PRP能更好制备出质量稳定，浓度高的PRP，所需血量较为适中，是目前主流的PRP手工制备方法。

（2）套装法制备 基于手工制备PRP在离心与移液开放系统里操作，套装法加强了制备流程的安全性，即将抗凝的全血连接在专门配套的一次性PRP制备耗材里，在小型离心机作用下提取出浓缩血小板，整个流程血液均在密闭容器中，且无需专门场地，可直接在床旁进行制备，使PRP临床使用更加便利。

（3）血袋法制备 在我国早已对血袋法制备的浓缩血小板制订相应的行业规范及质量监测指南。在早期临床实践中，PRP用于血液病或凝血异常患者静脉输注以预防出血，其制备是使用一次性容器采集健康人全血，通过两次离心的方法将富含血小板的上层血浆成分分离。美国《AABB技术手册》（第18版）中对血袋法采集制备PRP有两种方式：①白膜法，全血通过"高速"离心后，收集白膜层。然后用"低速"离心将白膜层分离，从而达到浓缩血小板和去除红细胞、白细胞的目的；②富浆法，通过"低旋"离心从全血中分离，血小板通过"重旋"离心进行浓缩，上清血浆随后被移除。血袋法制备PRP技术成熟，整个过程在封闭状态下进行，安全性高，分离PRP后的血浆和红细胞可选择回输，减少患者血液流失，也可实现一次采集多次使用。

（4）单采制备 伴随PRP出色的治疗效果、广泛的应用前景及对PRP制备标准化的深入研究，国内学者开始探讨使用血细胞分离机血小板采集程序进行PRP采集。血细胞分离机通过离心方式将患者全血在仪器内部分离出不同密度的血液成分，将所需的血小板单采收集，其余成分回输患者或健康人体内，实现高浓度的血小板富集。国家标准《全血及成分血质量要求》（GB18469-2012）规定的浓缩血小板（血袋法）和单采血小板质量目标同样证实了通过单采方法较血袋法获取浓缩血小板所得的PRP血小板浓度更高、红细胞和白细胞混入量更少，血液成分比例更稳定。

膝关节穿刺药物注射治疗操作如下。

（1）患者取仰卧位，膝关节伸直，推荐采用髌骨外上穿刺法，即髌骨外上缘处与股外侧肌交界处为穿刺点。

（2）穿刺部位按常规进行皮肤消毒，用2%利多卡因作局部麻醉。

（3）用7~9号注射针头，一般于髌骨外上方，由股四头肌腱外侧向内下刺入关节囊，刺入0.5~1cm，有落空感，同时推药无阻力即证明进入关节腔。

（4）此时可抽取积液，抽液完毕后，如需注入药物，则应另换无菌注射器。

（5）术后用无菌敷料覆盖穿刺部位。

髌骨外上穿刺法的优点：患者容易放松配合，此处神经分布少，感觉不敏感，组织薄，针头易达到关节腔。关节内滑膜少，不容易引起疼痛。穿刺部位靠近髌上囊，可以将髌上囊的液体往下挤，从而抽液比较彻底。

注意事项：

（1）操作过程要严格执行无菌操作，避免发生膝关节感染。

（2）穿刺动作要轻柔准确，避免损伤关节软骨。

（3）如果KOA急性期积液较多，需要同时注射HA与GC时，要先注射玻璃酸钠，再注射糖皮质激素。

（4）穿刺处无菌敷料覆盖24小时以上，如积液较多可用弹力绷带包扎24小时，避免关节腔积液再次增多。术后要避免剧烈运动。

参考文献

［1］中华医学会运动医疗分会.外用非甾体抗炎药治疗骨骼肌肉系统疼痛的中国专家共识［J］.中国医学前沿杂志，2016，8（7）：24-27.

［2］张宏，王旭昀，郑伟康，等.药物治疗膝骨关节炎的研究进展［J］.中国医药导报，2018，15（27）：44-47.

［3］Courties A，Berenbaum F，Sellam J.The phenotypic approach to osteoarthritis：a look at metabolic syndrome-associated osteoarthritis［J］.Joint Bone Spine，2019，86：725–730.

［4］Trouvin A-P，Perrot S.Pain in osteoarthritis.Implications for optimal management［J］.Joint Bone Spine，2018，85：429–434.

［5］Kolasinski SL，Neogi T，Hochberg MC，et al. 2019 American college of rheumatology/arthritis foundation guideline for the management of osteoarthritis of the hand，hip，and knee［J］. Arthritis & Rheumatology，2020，72：220-233.

［6］Bannuru RR，Osani MC，Vaysbrot EE，et al.OARSI guidelines for the non-surgical management of knee，hip and polyarticular osteoarthritis［J］. Osteoarthr Cartil，2019，27：1578-1589.

［7］Trouvin A-P，Marty M，Goupille P，et al. Determinants of daily pain trajectories and relationship with pain acceptability in hip and knee osteoarthritis. a national prospective cohort study on 886 patients［J］.Joint Bone Spine，2019，86：245-250.

［8］Pan F，Tian J，Aitken D，et al. Predictors of pain severity trajectory in older adults：a 10.7-year follow-up study［J］.Osteoarthr Cartil，2018，26：1619-1626.

［9］刘峰.硫酸氨基葡萄糖胶囊治疗膝骨关节炎的疗效观察［J］.中国医药指南，2017，15（31）：100-101.

［10］张慧东.双醋瑞因对碘乙酸钠诱导的骨关节炎软骨细胞损伤的保护作用［J］.重庆医学，2016，45（8）：1019-1021.

［11］Smith C，Patel R，Vannabouathong C，et al.Combined intra-articular injection of corticosteroid and hyaluronic acid reduces pain compared to hyaluronic acid alone in the treatment of knee osteoarthritis［J］.Knee Surg Sports Tra，2018，19（1）：1-10.

［12］冯文涛.玻璃酸钠关节腔内注入治疗膝骨关节炎的短期效果［J］.中外医学研究，2017，15（8）：134-136.

［13］Mills K，Hübscher M，O'Leary H，et al. Current concepts in joint pain in knee osteoarthritis［J］.Schmerz，2019，33（1）：22-29.

［14］Conaghan PG，Cook AD，Hamilton JA，et al. Therapeutic options for targeting inflammatory osteoarthritis pain［J］. Nat Rev Rheumatol，2019，15（6）：355-363.

［15］Filippiadis D，Charalampopoulos G，Mazioti A，et al. Inter-ventional radiology techniques for pain reduction and mobility improvement in patients with knee osteoarthritis［J］. Diagn Interv Imaging，2019，100（7-8）：391-400.

［16］费菲，张清涵.张烜教授谈骨关节炎药物治疗最新进展［J］.中国医药科学，2019，22（9）：5-6.

［17］Schmidt M，Sørensen HT，Pedersen L. Diclofenac use and cardiovascular risks：series of nationwide cohort studies［J］.BMJ，2018，362：3426.

［18］Kan H，Chan P，Chiu P，et al. Non-surgical treatment of knee osteoarthritis［J］. Hong Kong Med J，2019，25（2）：127-133.

［19］刘榆.玻璃酸钠治疗中度膝关节骨性关节炎的远期疗效评价［J］.药品评价，2017，14（4）：55-58.

［20］石晓兵，支晓丞，吴小建，等.医用几丁糖分期治疗膝骨性关节炎的临床研究［J］.中国中医骨伤科杂志，2018，26（6）：52-54.

［21］Krebs EE，Gravely A，Nugent S，et al. Effect of opioid vs nonopioid medications on pain-related function in patients with chronic back pain or hip or knee osteoarthritis pain：the SPACE randomized clinical trial［J］. JAMA，2018，319：872–82.

［22］Wang K，Xing D，Dong S，et al.The global state of research in nonsurgical treatment of knee osteoarthritis：a bibliometric and visualized study［J］. Musculoskeletal Disord，2019，20（1）：1-10.

［23］Kompel AJ，Roemer FW，Murakami AM，et al.Intraarticular corticosteroid injections in the hip and knee：perhaps not as safe as we thought?［J］.Radiology，2019，293：656–663.

［24］McAlindon TE，LaValley MP，Harvey WF，et al. Effect of intra-articular triamcinolone vs saline on knee cartilage volume and pain in patients with knee osteoarthritis：a randomized clinical trial［J］. JAMA，2017，317：1967–1975.

［25］He W-W，Kuang M-J，Zhao J，et al. Efficacy and safety of intraarticular hyaluronic acid and corticosteroid for knee osteoarthritis：a meta-analysis［J］. Int J Surg，2017，39：95–103.

［26］王波，余楠生.膝骨关节炎阶梯治疗专家共识（2018年版）［J］.中华关节外科杂志，2019，13（1）：124-130.

［27］中华医学会骨科学分会关节外科学组.骨关节炎诊疗指南（2018年版）［J］.中华骨科杂志，2018，38（12）：705-715.

［28］戎晓敏，李俊.盐酸氨基葡萄糖联合非甾体抗炎药治疗中度膝关节骨关节炎的临床疗效分析［J］.北方药学，2016，13（7）：55.

［29］Runhaar J，Rozendaal RM，van Middelkoop M，et al. Subgroup analyses of the effectiveness of oral glucosamine for knee and hip osteoarthritis：a systematic review and individual patient data meta-analysis from the OA trial bank［J］. Ann Rheum Dis，2017，76：1862–1869.

［30］Geenen R，Overman CL，Christensen R，et al. EULAR recommendations for the health professional's approach to pain management in inflammatory arthritis and osteoarthritis［J］. Ann Rheum Dis，2018，77（6）：797-807.

［31］Yao W，Han Q，Wang L，et al.Ropivacaine relieves pain and prevents chondrocyte degradation probably through Calci- neurin /NFAT 1 signaling pathway in osteoarthritis rats［J］. Eur J Pharmacol，2018，818：518-524.

［32］Vasiliadis HS，Tsikopoulos K.Glucosamine and chondroitin for the treatment of osteoarthritis［J］.World J Orthop，2017，8（1）：1-11.

［33］中国医师协会骨科医师分会运动医学专业委员会.玻璃酸钠在骨科和运动医学相关疾病中的应用专家共识（2017年修订版）［J］.中国医学前沿杂志（电子版），2017，9（11）：1-8.

［34］Charousset C，Zaoui A，Bellaïche L，et al. Does autologous leukocyteplatelet-rich plasma improve tendon healing in arthroscopic repair of large or massive rotator cuff tears?［J］. Arthroscopy，2014，30（4）：428-435.

［35］Braun HJ，Wasterlain AS，Dragoo JL. The use of PRP in ligament and meniscal healing［J］. Sports Med Arthrosc，2013，21（4）：206-212.

［36］Arshdeep，Kumaran MS. Platelet-rich plasma in dermatology：boon or a bane?［J］. Indian J Dermatol Venereol Leprol，2014，80（1）：5-14.

［37］Dhillon MS，Behera P，Patel S，et al. Orthobiologics and platelet rich plasma［J］. Indian J Orthop，2014，48（1）：1-9.

［38］Arden NK，Perry TA，Bannuru RR，et al. Nonsurgical management of knee osteoarthritis：comparison of ESCEO and OARSI 2019 guidelines［J］.Nat Rev Rheumatol，2021，17（1）：59-66.

［39］Vizcaíno G.Orthobiologic treatment with platelet-rich plasma：is there sufficient evidence for its recommendation?［J］.Invest Clin，2016，57（1）：1-2.

［40］Xie X，Zhang C，Tuan RS. Biology of platelet-rich plasmaand its clinical application in cartilage repair［J］. Arthritis Res Ther，2014，16（1）：204.

［41］袁林，郭燕庆，于洪波，等.富血小板血浆治疗Ⅱ-Ⅲ期膝骨关节炎的疗效评价

［J］.中华关节外科杂志（电子版），2016，10（4）：386-392.

［42］艾奇，荆琳，张洪美，等.补肾除湿方联合自体富血小板血浆技术治疗中老年早中期膝骨关节炎的效果［J］.中国医药，2022，17（9）：1395-1399.

［43］荆琳，潘丽，王桂彬，等.膝痹通方联合富血小板血浆治疗中度膝骨关节炎的临床疗效研究［J］.海南医学院学报，2020，26（24）：1859-1864.

［44］李少文，朱展鸿，余楠，等.富血小板血浆制备及其质量评价体系初探［J］.中国输血杂志，2022，35（10）：1085-1091.

第九章 膝骨关节炎手术麻醉及围手术期处理

KOA患者的手术在外科快速康复理念下，对麻醉技术的要求也越来越高。手术麻醉前，麻醉医生应充分了解患者一般状况、重要脏器功能状态，了解手术方式、体位、手术创伤程度等手术特点，对患者做出正确的麻醉前评估和术前准备，为选择正确的麻醉方式和药物、术中监测提供依据，才能在保障患者生命安全的前提下使手术顺利完成。

第一节 术前评估

一、概述

术前评估包括了解和掌握患者一般状况、并发症和手术计划，建立良好的医患关系，拟定麻醉方案。术前评估的主要目的在于使麻醉过程平稳，降低围术期并发症的发病率及死亡率。

二、评估的内容

1. **病史** 访视患者前首先了解患者的病历资料及其相关检查结果。年龄、营养状况及美国麻醉医师协会（American Society of Anesthesiologists，ASA）分级能够准确的预测患者的预后，但对患者运动耐量的了解，更有助于全面评估患者围术期的预后恢复情况。

了解患者的临床症状及诊断，关注患者的生命体征及体液平衡。并存疾病有可能使患者的麻醉和手术复杂化，明确并存疾病的治疗方案、药物及剂量，如高血压、冠心病、心律失常、抗凝血、抗惊厥、抗精神病及内分泌系统药物的用法及用量。围术期药物的使用，应依据患者的病情、停药反应、药物半衰期以及与麻醉药物联合应用后发生不良反应的可能性而决定。是否在围术期给予阿司匹林及氯吡格雷（波立维）和β受体阻滞剂等药物，应与相关科室会诊意见权衡决定。

了解患者的个人史及麻醉手术史，如药物、食物过敏史（已知对蛋黄、豆油等成分过敏的患者，麻醉诱导及维持应避免使用丙泊酚）；吸烟史（是否存在不耐受运动及咳嗽排痰等，是否需要进一步检查及治疗呼吸系统疾病，围术期肺部并发症的高发因素）；饮酒史（嗜酒者可诱发酒精戒断症状包括严重的高血压、谵妄、震颤和抽搐，同时明显增加麻醉药物用量）；服用阿片类镇痛药及苯二氮䓬类药物患者发生术中知晓的可能性增大；以往手术麻醉是否出现困难气道、围术期并发症、苏醒延迟、术后镇痛不良及恶心、呕吐等情况。

给予简单常见的系统疾病评估，目的是发现隐匿性疾病的症状，评估现有疾病是否处于稳定状态，内容如下。

（1）头、颈部是否有手术及放疗史　可能导致气道结构异常，造成困难气道。

（2）近期上呼吸道感染情况（咳嗽、流涕、咽痛及发热）　易在全麻诱导及苏醒期发生支气管痉挛和喉痉挛等呼吸系统并发症。

（3）哮喘　患者易在麻醉诱导或气管插管后引起急性支气管痉挛。故应着重询问患者哮喘发作的症状、治疗情况及激素的使用情况，以判断患者的哮喘严重程度。

（4）呼吸暂停（Obstructive Sleep Apnea，OSA）　询问患者是否接受无创呼吸机治疗，并判断其严重程度。此类患者应该对心血管及呼吸系统进行综合评估，麻醉期间减少阿片类用药，同时备ICU。

（5）高血压　未经治疗的高血压患者，麻醉过程中易出现剧烈的血流动力学波动。心电图左室高电压的患者，会增加术后脑卒中、心肌梗死等并发症的发病率。应注意该病患者应用利尿剂易导致低血容量及电解质紊乱，以老年人常见。

（6）冠心病　通过患者病史描述判断疾病的严重程度，此类患者在麻醉和手术的应激下，易诱发心肌缺血、心功能不全或是心肌梗死。

（7）起搏器　安装了起搏器或植入心脏转复除颤器的患者，术前应该请电生理医师或厂家会诊，进一步了解不同型号的起搏器的特殊功能以及是否需要重新调试。

（8）糖尿病　询问患者平日血糖监测情况及近期有无出现高血糖或低血糖的情况。糖尿病患者由于滑膜糖基化造成颞下颌关节和颈椎关节炎易发生气管插管困难。同时，此类患者自主神经功能改变，可导致胃轻瘫或主动型反流，增加反流误吸的可能性。此外，糖尿病是冠状动脉疾病的危险因素之一，此类患者可能同时并发无痛性心肌缺血。

（9）甲亢　甲亢患者术前应行碘[131]治疗，控制心室率90次/分以下，必要时请内分泌科医生会诊。

（10）食管裂孔疝　了解患者是否有胸痛、烧心、反酸或反流病史，此类患者麻醉诱导期间易发生反流误吸，需调整麻醉方案（全麻清醒插管或快诱导）。

（11）眩晕及晕动病史　术后易发生恶心、呕吐。

（12）怀孕　孕龄妇女应询问末次月经时间，确定是否怀孕。因为麻醉药物可能影响子宫胎盘的血流，致畸或导致自发流产。

2. 体格检查　体格检查应注意气道、心肺功能及神经系统。实施区域阻滞患者应仔细检查脊柱及四肢情况。

（1）身高和体重是计算给药量、液体需要量及围术期尿量等重要的参考指标，肥胖患者应按理想体重估算给药量及设置呼吸参数。

（2）患者静息状态时的脉率、浅静脉充盈程度有助于判断患者的体液量。

（3）分别测量双上肢的血压，注意二者之间是否存在差异（判断胸主动脉分支是否存在病变）。对疑似低血容量患者应注意体位变化对血压的影响。

（4）头颈部术前检查　①张口度及Mallampati分级。②记录有无义齿、牙套、牙托及牙齿松动等。③测量甲颌距离：颈部完全伸展时从下颌骨下缘到甲状软骨切记的距离，正常约为3横指，以评估是否存在插管困难。④颈部活动度：注意颈椎的前屈、后伸及旋转功能。⑤气管偏移：如存在颈部包块及颈静脉怒张，需进一步检查确认原因。

（5）双肺听诊应注意有无喘鸣、干湿啰音，同时观察是否存在胸廓畸形及呼吸困难。

（6）如心脏听诊时可闻及杂音、奔马律、心包摩擦音，提示心脏可能存在器质性病变，需进一步检查诊治。

（7）注意腹部是否存在胃肠型、包块、腹胀或腹水，有以上体征的患者易发生反流、误吸或限制性通气困难。

（8）四肢检查应注意患者是否存在肌肉萎缩、杵状指、发绀、皮肤感染（尤其拟行区域阻滞或穿刺部位）。

（9）注意背部有无畸形、瘀伤或感染。

（10）神经系统检查应详细记录患者意识状态、认知功能、脑神经功能以及周围感觉运动功能等。

3.辅助检查

（1）择期手术患者应行血红蛋白（Hemoglobin，HGB）和（或）血细胞比容（Hematocrit，Hct）检查。无其他系统疾病者，Hct在25%~30%时均可耐受麻醉；贫血原因未明的患者应延期手术。

（2）有凝血功能障碍相关家族史、严重肝脏或全身性疾病以及服用抗凝药物的患者，在择期手术时，应做凝血功能检查。使用低分子肝素治疗的患者，应检查抗Xa抗体的水平。

（3）平时牙龈易出血、易有瘀斑、小伤口出血不止及有出血性疾病家族史的患者应进一步完善血小板相关检查，同时请血液科医生会诊。

（4）若患者有慢性肾功能不全、肝脏疾病、糖尿病、心血管疾病，以及正在服用地高辛、利尿剂、氨基糖苷类抗生素及类固醇激素的患者均应行血肌酐和尿素氮检查。

（5）围术期低钾血症的患者多见于服用利尿剂的患者，术前需口服补钾。

（6）高钾血症多见于终末期肾功能不全的患者，术中补液应选择不含钾离子的替代液，当血钾超过6.0mmol/L或心电图有高钾改变时，应积极治疗。

（7）年龄超过50岁，既往患有心肺疾病及手术高危患者，术前应行胸部X线或胸部CT检查。

（8）肺功能检查可评估肺部疾病严重程度及支气管扩张药物的治疗效果，可评估全麻患者术前肺功能。

（9）心电图可评估患者心律失常情况，老年患者心电图存在非特异性改变，对预测临床风险无特殊意义；静息心电图不能明显显示隐匿性心肌缺血。异常心电图应根据病史、体格检查以及对比以前心电图结果进行综合分析。ASA分级（表9-1-1）。

表 9-1-1　ASA 分级

1级：健康患者
2级：患有轻度疾病
3级：患有严重疾病
4级：患有严重疾病并可能危及生命
5级：濒死患者，若不进行手术将死亡
6级：脑死亡患者

4. 麻醉知情同意及麻醉方案

（1）麻醉知情同意　应该以非医学专业人员能够理解的方式，就麻醉方案、备用方案及相关并发症，向患者及家属告知，并取得患者及家属的理解和同意（如气管插管、机械通气、有创血流动力学监测、区域阻滞麻醉方法、输入血液制品及术后ICU后续治疗等）。在紧急情况下，麻醉可在未取得同意的情况下进行。同时，对有特殊要求的患者以及"拒绝抢救"的患者，事前应制订明确的麻醉方案并征得患者、家属和外科医生的同意。

（2）麻醉方案包括　术前用药必要性评估、有创监测必要性评估、麻醉实施方案、备用方案及术后镇痛方案。

第二节　膝骨关节炎手术麻醉

据估计，65岁以上的老年KOA患者接受外科手术治疗的概率是年轻患者的2~3倍。这些患者多数伴有多种疾病，可能会影响麻醉的实施效果。

随着外科快速康复理念的快速发展，对麻醉的要求越来越高。KOA患者中，高龄患者多，常合并其他疾病，手术过程中止血带的使用、骨水泥的使用、术后疼痛、深静脉血栓等问题，均应在麻醉过程中予以关注。

一、麻醉前准备

1. 精神及体格方面的准备　术前访视时应与患者充分沟通，给予患者关怀、安慰，缓解患者的紧张、焦虑等情绪，取得患者及家属的信任。麻醉前应尽可能改善患者的全身情况，加强患者的营养；改善患者的心、肺功能，纠正贫血，合理的应用抗凝药物。

（1）营养状况　营养不良会导致机体蛋白质和维生素缺乏，降低麻醉和手术的耐受性。蛋白质不足常伴有贫血或低血容量，使患者对失血和休克的耐受力明显下降。低蛋白血症常伴有组织水肿，组织抗感染能力降低，影响切口的愈合。维生素的缺乏易导致术中循环功能或凝血功能异常。术前可适当给予输血、白蛋白、维生素、血浆、氨基酸等，以增加患者的抵抗力及手术耐受力，减少术后感染及并发症，促进患者早日康复。

（2）术前禁食、水　术前胃肠道准备的目的是防止术中或术后恶心、呕吐、反流、误吸、肺部感染及窒息等并发症。正常人胃排空时间为4~6小时，患者焦虑、恐惧或疼痛等不适均可导致胃的排空延迟。ASA术前禁食、禁水指南，见表9-2-1。

表9-2-1　ASA术前禁食、禁水指南

年龄段	水（小时）	母乳（小时）	非人类乳/淀粉类固体食物（小时）	脂肪/肉类（小时）
婴儿	≥2	≥4	≥6	≥8
儿童	≥2	≥4	≥6	≥8
成人	≥2	–	≥6	≥8

2. 膀胱的准备　患者入室前，均应排空膀胱，防止术中尿床及术后尿潴留。复杂的大手术及危重患者，均需术前留置导尿管，以便观察尿量及肾功能情况。

3. 输液、输血准备　对于存在水、电解质或是酸碱失衡的患者，术前均应常规输液。对于2级以上的手术，均应向其及家属交代输血的目的及不良反应、自体输血和异体输血的优缺点，征得患者及家属的同意并签署知情同意书。对于不能自体输血的患者应检查血型并备血。

4. 特殊病情的准备　麻醉的处理是一个重要且复杂的过程，资料统计分析指出，手术并发症的发生率及死亡率与患者术前是否并存其他系统疾病有着密切关系。术前应做好麻醉准备。

（1）心、脑血管疾病　冠心病患者需要行非心脏手术者逐年增加，故应行围术期心血管事件的风险评估。而风险与外科手术类型（表9-2-2）及患者的体能状态（表9-2-3）密切相关。

表9-2-2　ACC/AHA非心脏手术的心脏风险分级指南

高风险［主要心血管不良事件（MACE）大于5%］

· 主动脉及主要大血管手术

· 外周血管手术

中度风险（MACE 1%~5%）

· 颈动脉内膜剥脱术

· 头颈外科手术

· 腹腔内或胸腔内手术

· 矫形外科

· 前列腺手术

低风险（MACE小于1%）

· 门诊手术

· 内镜手术

· 浅表手术

· 白内障手术

· 乳腺手术

表9-2-3 欧洲心脏病学会（European Society of Cardiology，ESC）与欧洲麻醉学会
（European Society of Anaesthesiology，ESA）借助代谢当量（Metabolic Equivalents，METs）
评估患者体能状态指南

1METs	各种活动所需能量的估测值
↓	能否照顾自己？
	能否吃饭、穿衣或使用卫生间？
	能否室内散步？
	能否在平路上以3.2~4.8km/h的速度行走1~2街区？
	能否在家里干轻活，如吸尘、洗碗？
4METs	能否上一段楼梯或爬上小山坡？
↓	能否以6.4km/h的速度在平地行走？
	能否短距离跑步？
	能否在家里干重活，如擦地板、提重物或搬重家具？
	能否适当进行娱乐活动，如高尔夫球、保龄球、跳舞、网球双打、棒球或足球？
>10METs	能否参与剧烈运动，如游泳、网球、足球、篮球或滑雪？

①对于高风险、近期心肌梗死或不稳定性心绞痛患者，围术期心血管事件风险极高。心脏病专家推荐在非心脏手术前完成冠脉血管重建。ACC/AHA指南建议新发心肌梗死的患者需等待4~6周后行择期非心脏手术。有近期经皮冠状动脉支架植入治疗（Percutaneous Coronary Intervention，PCI）史的患者，若在6周内行非心脏手术，心血管事件风险增加（如心肌梗死、死亡、支架内血栓形成）。

②既往冠状动脉疾病或存在冠状动脉疾病高风险因素的患者，术前使用β受体阻滞剂有一定的益处。最新研究提示，常规应用β受体阻滞剂可降低围术期死亡率的观点是不正确的。但是，长期服用β受体阻滞剂治疗的患者应该继续服用至手术当日，以免发生停药反应。

③高血压未经治疗的患者，在围术期可导致终末器官损害。慢性高血压患者，收缩压超过基础值的20%时，应给予积极治疗。若经治疗后血压持续不降或舒张压≥115mmHg时，择期手术应推迟至血压得到有效的控制后。

④脑卒中在围术期的发生率取决于手术类型。研究指出，普外科手术发生率约为0.2%，周围血管手术发生率约为1.5%，心脏或颈动脉手术发生率约为4%。预测发生脑卒中的危险因素包括：周围血管病、心房纤颤、高血压及70岁以上的老年患者等。

⑤对患有高血压、房颤、冠心病的患者，在术前应给予积极治疗，以达到满意的状态。近期新出现的房颤，应逆转为正常的窦性节律；慢性的房颤，应控制心室率不超过80次/分。对于预防性应用抗凝药的房颤患者手术前应该酌情停药。

⑥对已有脑卒中或短暂脑缺血发作（Transient Ischemic，TIA）的患者，术前应行脑CT、经颅多普勒（Transcranial Doppler，TCD）检查明确病因。

⑦对已患有瓣膜病、冠状动脉病或心律失常患者，应行心脏超声检查、24小时动

态心电图及依据病情行冠状动脉检查。

⑧对于长期服用利尿剂及低盐饮食者，可能存在低血钾、低血钠、酸碱失衡及低血容量等情况，术前应行血生化检查。长期服用噻嗪类利尿剂可使糖耐量降低，血糖升高，故应注意监测患者的血糖情况。病情允许的情况下术前应该应用利尿剂。

（2）呼吸系统　合并呼吸系统疾病的患者较多，尤其以老年患者多见。手术前应做好以下准备。

①吸烟患者应戒烟至少8周，从而改善呼吸道纤毛功能，减少气道的分泌物及刺激。

②对于肺部感染者，于术前3~5天可酌情选用抗生素，控制痰量及分泌物，并做好体位引流。

③嘱患者练习深呼吸及咳嗽，以改善肺功能，增加肺活量。

④哮喘患者可应用肾上腺皮质激素减少气道炎症和反应性，以吸入方式最佳。

⑤阻塞性呼吸功能障碍患者，需雾化吸入 β_2 肾上腺素受体激动剂和抗胆碱药等支气管扩张剂。以 FEV_1 来衡量药效，持续到手术前。

⑥肺心病失代偿的右心衰患者，需用洋地黄、利尿剂、吸氧及降低肺血管阻力药物进行治疗，依据病情请相关科室会诊。肺功能减退者，在麻醉期间应切实做好呼吸管理，使肺通气及肺氧合功能均能保持良好的状态。

（3）内分泌系统　围术期对于合并内分泌系统疾病患者应注意以下事项。

①糖尿病：主要分为1型糖尿病（胰岛细胞破坏导致胰岛素无法生成的自身免疫性疾病，常见于儿童及青年）、2型糖尿病（机体对胰岛素的使用障碍，常见60岁以上的成年人及肥胖人群）和妊娠期糖尿病（见于2%~5%的孕期妇女，其中有40%~60%患者后期发展为2型糖尿病）。

糖尿病患者常见并发症如下。

a.高血压：见于40%糖尿病控制不理想的手术患者；高血压是冠心病及心衰的危险因素；若患者服用利尿剂治疗时，常存在低钾血症，应行血生化检查。

b.冠心病：可发生在年轻的患者，可无临床症状或症状不典型。

c.自主神经病变：导致心血管及胃肠道功能的反射调节受到影响，如直立性低血压、胃轻瘫、肠梗阻及尿潴留。

d.视网膜出血、视网膜脱离及视觉缺损。

e.肾功能异常：导致血尿素氮和肌酐升高、低蛋白血症、酸中毒及电解质失衡。

②甲状腺功能减退：甲状腺功能减退可以是先天的，也可以继发于甲状腺损伤（手术、放射性碘或辐射）或脑垂体疾病。成人甲状腺功能减退的最常见原因是桥本甲状腺炎，其临床表现为嗜睡、抑郁、颜面浮肿、畏寒、舌体增大、声音嘶哑、感觉异常、月经不调、腹水、贫血、凝血异常、麻痹性肠梗阻伴胃排空延迟。甲状腺功能减退严重的并发症是黏液性水肿昏迷。手术、创伤、感染及药物均可诱发严重的甲状腺功能减退使患者出现失代偿状态（精神萎靡、CO_2反应差、充血性心衰、低体温及甲状腺功能减退症状加重）。只有严重甲状腺功能减退的患者需要推迟择期手术，具体情况

如下。

a.舌体增大、口咽组织松弛、甲状腺肿和胃排空延迟，可能难以保证气道安全。

b.血容量不足和压力感受器反射减弱，已发生低血压。

c.患者对CO_2反应不敏感，对中枢神经系统抑制药及肌松药敏感。

d.已发生充血性心衰、低体温、低血糖、低钠血症及苏醒延迟。

e.可能需要补充皮质类固醇激素。

③甲状腺功能亢进：甲状腺功能亢进是一种高代谢状态，患者表现为神经质、惧热、腹泻、失眠、多汗、肌无力、震颤、月经不调及体重减轻。心血管体征包括心律失常（窦性心动过速和房颤）、心悸、高血压、高心排血量或心衰。此外，患者可患有红细胞减少、贫血或血小板减少，同时代谢增加使凝血因子浓度降低，导致患者对抗凝治疗不敏感。

手术、创伤、感染、抗甲状腺药物中断、碘摄入过多、静脉注射碘化造影剂及胺碘酮均可诱发甲状腺危象。甲状腺危象可于术后6~18小时发生，临床表现为：腹泻、呕吐、高热（38~41℃），致血容量减少、心动过速、充血性心衰、休克、无力、易激动、谵妄及昏迷，病死率超过20%。

甲亢患者术前最好纠正甲状腺功能至正常，以免诱发甲状腺危象。抗甲状腺药物、治疗性药物碘和β受体拮抗剂应持续应用至术前。围术期注意事项如下。

a.甲状腺功能亢进患者急诊手术，应于术前大剂量应用β受体拮抗剂，使心率低于100次/分。

b.术前应用镇静药物，避免交感神经兴奋。

c.低血容量性低血压患者，宜选用升压药及液体治疗。抗胆碱药易诱发心动过速，不宜选用。

d. Graves病的患者，眼皮无法完全闭合，应保护好眼球。

e.甲状腺功能亢进患者的代谢增加，故药物代谢及麻醉药需要量增加。

（4）抗凝治疗　近年来，随着心脑血管疾病发生率的增加，服用抗凝药物预防血栓的患者日益增多。对于使用抗凝、抗血小板等抗血栓药和其他导致凝血异常的患者（创伤、大量失血、肝功能异常和DIC等），区域阻滞麻醉导致血肿的风险增加。一旦发生椎管内血肿或其他深部血肿，可能造成严重的不良后果，如截瘫、神经损伤、气道梗阻及失血等。

临床上常用的抗血栓药分为：抗凝血酶药物、抗血小板药物及纤维蛋白溶解药物等。中草药和抗抑郁药也有改善凝血功能的作用。

①抗凝血酶药物：间接凝血酶抑制剂、维生素K拮抗剂、直接凝血酶（Ⅱa因子）抑制剂。

②抗血小板药：COX抑制剂、ADP受体抑制剂、GPⅡb/Ⅲa抑制剂、其他抗血小板药。

③纤维蛋白溶解药物：链激酶、尿激酶。

④中草药：目前，尚无研究表明草本药物会增加手术出血和椎管内穿刺血肿的风

险。但应警惕草本药物如大蒜、银杏、人参等合用导致的出血风险。

既往有出血疾病史，术前服用抗凝、抗血小板药物的患者应术前行实验室检查来评估患者的凝血功能。常用检查指标有凝血酶原时间（Prothrombin，PT）、PT的国际化比值（International Standard Ratio，INR）、活化部分凝血酶时间（Activated Partial Thromboplastin Time，APTT）、血小板计数（Platelet，PLT）等。

可通过实验室检查指标，评估患者行区域阻滞的风险性（表9-2-4）。

表9-2-4 患者行区域阻滞的风险性

实验室检查	正常值	风险低	需进一步评估
PT	11~14秒（INR：0.8~1.2）	INR≤1.4	INR1.41~1.7
APTT	25~27秒	正常值上限	超过正常值1~4秒
PLT	（100~300）×10⁹/L	>80×10⁹/L	（50~80）×10⁹/L

抗凝药物可导致患者凝血功能异常，而区域阻滞麻醉的主要风险就是血肿形成。椎管内血肿会导致严重的不良后果，为了减少这种风险，需要重点考虑两个时间点：阻滞前抗凝药物停药时间和阻滞后再次使用抗凝药物的时间。各药物具体停药、恢复用药时间，见表9-2-5。

表9-2-5 阻滞前抗凝药物停药时间和阻滞后恢复用抗凝药物的时间

	药物	阻滞前/拔管前需要停药时间	椎管内留置导管期间用药	阻滞后/拔管后恢复用药时间
抗凝血酶药物	普通肝素预防/治疗	4小时且APTT正常	谨慎	4小时
	低分子肝素（LMWH）皮下预防	12小时	谨慎	4小时
	LMWH静脉治疗	24小时	不推荐	4小时
	华法林口服	4~5天且INR≤1.4	不推荐	立即恢复
	磺达肝癸钠预防	36~42小时	不推荐	6~12小时
	磺达肝癸钠治疗	避免	不推荐	12小时
	利伐沙班口服预防（CrCl>30ml/min）	18小时	不推荐	6小时
	利伐沙班口服预防（CrCl>30ml/min）	48小时	不推荐	6小时
	阿伐沙班口服预防	24~48小时	不推荐	6小时
	比伐卢定	10小时且APTT正常	不推荐	6小时
	阿加曲班	4小时且APTT正常	不推荐	6小时
	达比加群口服预防/治疗			
	CrCl>80ml/min	48小时	不推荐	6小时
	CrCl>50~80ml/min	72小时	不推荐	6小时
	CrCl>30~50ml/min	96小时	不推荐	6小时

续表

	阿司匹林（无联合用药）	不需停药	无禁忌	无禁忌
抗血小板药物	氯吡格雷	7天	不推荐	6小时
	普拉格雷	7天	不推荐	6小时
	替卡格雷	5天	不推荐	6小时
	噻氯匹定	14天	不推荐	
	替罗非班	8小时且PLT功能正常	不推荐	6小时
	依替巴肽	8小时且PLT功能正常	不推荐	6小时
	阿西单抗	48小时且PLT功能正常	不推荐	6小时
	双嘧达莫	不需停药	无禁忌	6小时
抗纤溶药物	阿替普酶	10天	不推荐	10天
	瑞替普酶	10天	不推荐	10天
中草药	大蒜、银杏、人参	不需要停药	无禁忌	无禁忌

二、麻醉前用药

术前用药主要目的是消除患者紧张、焦虑的情绪，减少心血管反应。对于择期手术患者，应使其术前一天夜晚能安静入睡，获得充分的休息，保证患者拥有良好的心态和体力来应对手术，从而保证手术的顺利完成。但有的脊柱、脊髓手术患者术前用药需要谨慎，尤其是高位脊髓损伤后可能影响呼吸功能；或可以选用对呼吸影响较轻的镇静药，如氟哌利多、右美托咪定等。如果不存在呼吸问题，可用苯巴比妥钠0.1g或咪达唑仑5~10mg和阿托品0.5mg，术前30分钟肌内注射；如有呼吸问题，仅用阿托品即可。手术前夜难以入睡的患者，可适当给予安定类药，如地西泮5~10mg或戊巴比妥100mg口服。

三、麻醉设备的准备与检查

无论采用何种麻醉方法均应事先做好准备和检查工作。全身麻醉的各种用具除用于全身麻醉外，也可用于出现麻醉意外时对患者的抢救中。因此，在实施任何麻醉方案时都应准备好全麻用具。

全身麻醉的设备一般包括：麻醉机及相应的气源、吸引用具、听诊器及多参数监护仪；常用的麻醉药、肌松药、心血管药及其他抢救用药等。

四、麻醉选择

麻醉选择包括麻醉方法的选择及麻醉药物的选择。总的原则是要在能满足手术要求的前提下，尽可能选择对患者最为有利的麻醉方法和药物。麻醉选择受众多因素的影响，其依据可以概括为以下三个方面。

1. **患者的情况** 患者的情况包括年龄、拟行手术治疗的疾病与其并存疾病的严重程度、重要脏器功能、情绪与合作程度、肥胖程度及患者的意愿等。如患者不能配合，宜选全麻或基础麻醉；患有慢性阻塞性肺病患者，宜选区域阻滞麻醉（椎管内麻醉）；若患者情绪异常紧张，全麻最为适宜；肥胖患者若在仰卧位即有明显通气不足的表现，宜选择全麻。对患者的意愿应该考虑，有的患者要求全麻，有的患者拒绝全麻，若没有麻醉禁忌证又能满足手术的要求，可以接受患者的意见。

2. 手术方面　手术方面应考虑手术部位、手术方式、术者的特殊要求与技术水平等。如下肢手术，宜选用椎管内麻醉；术者由于手术上的需求或是手术习惯而提出一些要求，只要不违反原则而又能做到，尽量予以满足；对于手术难度大，时间长的手术，宜选择全身麻醉。

3. 麻醉方面　麻醉方面考虑包括麻醉者的经验及习惯，麻醉设备及药品等方面的条件。若超过麻醉者的技术水平或受到设备及药品方面的限制，理论上最适宜患者的麻醉方法则是一句空话。此外，不能将麻醉选择绝对化，同一种手术可在不同的麻醉方法下进行，同一种麻醉方法也可用于多种手术。

五、区域阻滞与全身麻醉的比较

区域阻滞适用于多种矫形外科手术，其是否优于全身麻醉的争论已持续几十年，而仍无证据肯定其中某种方法的优越性。然而，区域阻滞可以减少某些手术的围术期严重并发症，包括深静脉血栓形成、肺栓塞、失血、呼吸系统并发症和死亡。此外，区域阻滞技术为矫形外科手术提供更佳的术后镇痛效果。

第三节　术后镇痛

疼痛是组织损伤所引起的不愉快感觉或情感的体验，依据损伤组织的愈合时间以及疼痛时间，疼痛分为急性疼痛和慢性疼痛。急性疼痛一般起病急且持续时间通常短于1个月，与手术创伤、组织损伤或疾病有关；慢性疼痛是指持续疼痛3个月以上的疼痛，可在原发病或组织损伤愈合后持续存在。

一、术后疼痛是急性伤害性疼痛

术后疼痛是手术后即刻发生的急性疼痛，一般持续不超过3~7天。术后疼痛常见于关节置换手术，有时疼痛可持续数周。术后疼痛是伤害性疼痛，如果不能及时被充分控制，可能发展为慢性术后疼痛（Chronic Post-Surgical Pain，CPSP），性质也可能转变为神经病理性疼痛或混合性疼痛。神经病理性疼痛是由感觉神经受损，导致外周与中枢神经敏化所引起，常以疼痛高敏或感觉异常为突出表现并伴有焦虑、抑郁等心理和情绪改变。

二、术后疼痛对机体的影响

术后疼痛是机体受到手术（组织损伤）后的一种反应，包括生理、心理和行为上的一系列反应。有效的术后镇痛，不但能减轻患者的痛苦，有利于疾病的康复，还有巨大的社会和经济效益。

1.术后疼痛的短期不利影响

（1）增加氧耗量　疼痛导致交感神经系统的兴奋增加全身氧耗，对缺血脏器有不良影响。

（2）对心血管功能的影响　疼痛导致心率增快，血管收缩，心脏负荷增加，心肌耗氧量增加，使冠心病患者心肌缺血及心肌梗死的风险增加。

（3）对呼吸功能的影响　手术损伤引起伤害性感受器的激活，能触发多条脊髓反射弧，引起术后肺功能降低，特别是上腹部和胸部手术后；疼痛可导致呼吸浅快、呼吸辅助肌僵硬致通气量减少，无法有力地咳嗽，无法清除呼吸道分泌物，导致肺不张和其他肺部并发症。

（4）对胃肠运动功能的影响　疼痛导致胃肠蠕动减少和胃肠功能恢复延迟。

（5）对泌尿系统功能的影响　疼痛导致尿道及膀胱肌运动力减弱，引起尿潴留。

（6）对骨骼、肌肉和周围血管的影响　疼痛导致肌张力增加，肌肉痉挛，限制患者活动，促发深静脉血栓甚至肺栓塞。

（7）对神经内分泌及免疫的影响　疼痛导致神经内分泌应激反应增强，引发术后高凝状态及免疫炎症反应；交感神经兴奋导致儿茶酚胺和分解代谢性激素分泌增加，抑制体液和细胞免疫。

（8）对心理方面的影响　疼痛可导致焦虑、恐惧等负性情绪。

（9）对睡眠的影响　疼痛可导致睡眠障碍，进而对患者产生心理和行为上的不良影响。

2.术后疼痛的长期不利影响

（1）术后疼痛控制不佳是发展为慢性疼痛的危险因素。

（2）术后长期疼痛（持续1年以上）是心理、精神疾病的风险因素。

三、术后镇痛的原则

术后镇痛的目的是：在安全和最低不良反应的前提下达到良好的镇痛，同时患者的满意度高。镇痛方法包括非药物治疗和药物治疗，其中非药物治疗包括物理疗法、音乐、分散注意力等方法，但手术后疼痛属于急性疼痛，主要以药物治疗为主。

1.多模式镇痛　不同镇痛技术或作用机制不同的镇痛药联合应用，作用于疼痛传导通路的不同靶点，发挥镇痛的相加或协同作用，可使每种药物的剂量减少，不良反应相应减轻，此种方法称为多模式镇痛。创伤程度小的手术，大多仅用单一药物或方法即可镇痛。多模式镇痛常采用的方法包括：①超声引导下的外周神经阻滞和伤口局麻药浸润；②外周神经阻滞和（或）伤口局麻药浸润+对乙酰氨基酚；③外周神经阻滞和（或）伤口局麻药浸润+NSAIDs药物或阿片类药物或其他药物；④全身使用（静脉或口服）对乙酰氨基酚和（或）NSAIDs药物和阿片类药物及其他类药物的组合。应联合应用作用机制不同的药物，包括阿片类、曲马多、NSAIDs等。术前使用普瑞巴林或加巴喷丁、特异性COX-2抑制剂、α_2肾上腺素能受体激动剂及氯胺酮等，也可能减轻术后疼痛并抑制中枢或外周疼痛敏化。

2. 局部麻醉 局部麻药包括：切口局部浸润、外周神经阻滞和椎管内给药。

硬膜外镇痛效果确切，阻止术后过度应激反应更完全。硬膜外镇痛常采用局麻药联合高脂溶性阿片类药物的方法，但为了预防心脑血管病或深静脉血栓及肺栓塞，部分手术在术后早期给予抗凝或抗血小板药物，因此限制了硬膜外镇痛的应用。椎管内镇痛不用于术后早期使用抗凝药物的患者。术后切口局部浸润可明显减少术后镇痛药物的使用，但有赖于外科医师的配合。超声引导下外周神经阻滞单独或联合全身使用NSAIDs或阿片类药物是四肢和躯体部位手术镇痛的主要方法之一。

超声技术的进步，外周神经阻滞可借助或不借助神经刺激仪完成。要注意不恰当的外周神经阻滞可造成神经损伤、局部或全身感染、出血及局麻药中毒等并发症。针对全膝关节置换术或股骨下2/3以下部位的外周神经阻滞镇痛，主要采用腹股沟部股神经阻滞（Femoral Nerve Block，FNB）；膝关节后部阻滞不完全者，宜加用坐骨神经阻滞（Sciatic Nerve Block，SNB）。

SNB、闭孔神经阻滞（Obturator Nerve Block，ONB）和腰丛神经阻滞（Lumbar Nerve Block，LNB）均可用于术后镇痛，但上诉神经均含运动纤维，应控制局麻药浓度并防止意外跌倒。

收肌管阻滞（Adductor Canal Block，ACB）可阻滞全部为感觉纤维的隐神经。理论上对下肢肌力的影响小，但注入的局麻药可沿收肌管扩散，阻滞范围难以精确控制，仍可能影响下肢肌力，且膝后的阻滞也可能不完全，最适药物浓度和剂量仍有待进一步确定。

股神经加坐骨神经阻滞用于下肢手术，可优化镇痛效果，但可致患者术后肌张力降低。该方法用于手术后镇痛时应注意局麻药浓度。

腰丛阻滞的操作复杂，主要用于心肺功能不佳的老年患者，可参照手术部位、成功率、复杂程度加以选择。

3. 全身用药

（1）口服给药 适用于意识清醒、非胃肠手术和术后胃肠功能良好患者的术后轻、中度疼痛的控制；可在使用其他方法（如静脉）镇痛后，以口服镇痛作为延续；可作为多模式镇痛的一部分。口服给药有无创、使用方便、患者可自行服用的优点，但因肝—肠"首关效应"及部分药物可与胃肠道受体结合，故生物利用度不一。口服药物起效较慢，调整剂量时既应考虑药物的血液达峰时间，又要参照血浆蛋白结合率和组织分布容积。口服给药禁用于吞咽功能障碍（如颈部手术后）和肠梗阻患者，术后重度恶心、呕吐和便秘者慎用。

（2）皮下注射给药、肌内注射给药以及胸膜腔或腹膜腔给药 肌注给药起效快于口服给药，但注射痛、单次注射用药量大等问题明显，重复给药易出现镇痛盲区，不推荐用于术后镇痛。皮下给药虽有注射的不便，但可通过植入导管实现较长时间的给药。胸膜腔和腹膜腔给药镇痛作用不确定，又易发生局麻药中毒，不推荐常规使用。

（3）静脉注射给药

①单次或间断静脉注射给药：适用于门诊手术和小手术，但药物血浆浓度峰谷比

大，镇痛效应不稳定，术后持续疼痛者应按时给药。对静脉有刺激的药物可导致静脉炎等并发症。常用药物有对乙酰氨基酚、NSAIDs、曲马多、阿片类药物（包括激动剂和激动拮抗剂）。

②持续静脉注射给药：该方法是用等渗盐水或葡萄糖液稀释后持续给药。一般先给负荷量，阿片类药物最好小量分次注射，达到镇痛效应后，以维持量或按药物的作用时间维持或间断给药。由于术后疼痛阈值会发生改变，药物恒量输注的效应不易预测，更主张使用患者自控的方法。

4.患者自控镇痛 患者自控镇痛（Patient Controlled Analgesia，PCA）具有起效较快、无镇痛盲区、血药浓度相对稳定、可通过冲击剂量及时控制暴发痛，以及用药个体化、患者满意度高等优点，是目前术后镇痛最常用和最理想的方法，适用于手术后中到重度疼痛。

①PCA常用参数如下。

负荷剂量：术后立刻给药，阿片类药物最好小量分次给予。手术后镇痛药物的剂量应既能避免术后出现镇痛空白期，又不影响术后清醒和拔除气管插管。也可术前使用作用时间长的镇痛药物，从而降低术后疼痛和减少阿片类药物用量。

持续剂量或背景剂量：目的是达到稳定的、持续的镇痛效果。静脉PCA不主张使用芬太尼等脂溶性高、蓄积作用强的药物，且最好不用背景剂量，以达到满意的镇痛效果，并减少不良反应。

单次注射剂量：又称冲击剂量，使用速效药物注射。一般冲击剂量相当于日剂量的1/10~1/15。

锁定时间：保证在给予第一次冲击剂量达到最大效用后，才能给予第二次剂量的时间，避免药物中毒。部分镇痛泵设定1小时限量（如吗啡10~12mg），4小时限量等。

PCA镇痛效果是否良好，以是否达到最小不良反应和最大镇痛作用来评定。评价指标包括平静时VAS 0~1分，镇静评分0~1分，无明显运动阻滞；不良反应有轻微或无，PCA泵有效按压/总按压比值接近1，无睡眠障碍，患者评价满意度高。

②PCA常用给药途径：分为静脉自控镇痛（Patient Controlled Intravenous Analgesia，PCIA）、硬膜外自控镇痛（Patient Controlled Epidural Analgesia，PCEA）、皮下自控镇痛（Patient-Controlled Subcutaneous Analgesia，PCSA）和外周神经阻滞PCA（Peripheric Nerve Block，PCNA）。

③PCIA：主要镇痛药有阿片类药物（吗啡、羟考酮、舒芬太尼、氢可酮、芬太尼、布托啡诺、地佐辛等）、曲马多或氟比洛芬酯、酮咯酸等。阿片类药物镇痛强度的相对效价比如下：哌替啶100mg≈曲马多100mg≈吗啡10mg≈阿芬太尼1mg=芬太尼0.1mg≈舒芬太尼0.01mg≈羟考酮10mg≈布托啡诺2mg≈地佐辛10mg。常用PICA药物的推荐方案，见表9-3-1。

表9-3-1 常用PCIA药物的推荐方案

药物	负荷剂量	单次给药剂量	锁定时间（分钟）	持续泵注剂量
吗啡	1~3mg	1~2mg	10~15	0~1mg/h
芬太尼	10~30μg	10~30μg	5~10	0~10μg/h
舒芬太尼	1~3μg	2~4μg	5~10	1~2μg/h

续表

药物	负荷剂量	单次给药剂量	锁定时间（分钟）	持续泵注剂量
羟考酮	1~3mg	1~2mg	5~10	0~1mg/h
曲马多	1.5~3mg/kg	20~30mg	6~10	10~15mg/h
布托啡诺	0.25~1mg	0.2~0.5mg	10~15	0.1~0.2mg/h
地佐辛	2~5mg	1~3mg	10~15	30~50mg/48h
氟比洛芬酯	25~75mg	50mg	–	200~250mg/24h

　　NSAIDs药物在给予负荷量后可酌情持续静脉注射或分次给药。药物镇痛作用有封顶效应，不应超剂量给药。但阿片类药物应个体化给药，分次给予负荷剂量（非阿片成瘾者，吗啡负荷量为每次1~4mg），给药后应观察5~20分钟，至最大作用出现，并酌情重复此量至疼痛程度数字评估量表（NRS）评分＜4分。

　　④PCEA：适用于术后中、重度疼痛。常采用低浓度罗哌卡因或布比卡因等局麻药联合芬太尼、吗啡、布托啡诺等药物（表9-3-2）。

　　舒芬太尼0.3~0.6μg/ml与0.0625%~0.125%罗哌卡因或0.05%~0.1%布比卡因外周神经阻滞，能达到镇痛效果且对运动功能影响小，适合于分娩镇痛和需功能锻炼的下肢手术者。

　　⑤PCSA：适用于静脉穿刺困难的患者。药物在皮下可能有存留，如阿片类药物生物利用度约为静脉给药的80%。PCSA起效慢于静脉给药，镇痛效果与PCIA相似，如采用留置管应注意可能发生导管堵塞或感染。常用药物为吗啡、曲马多、羟考酮、氯胺酮和丁丙诺啡。哌替啶具有组织刺激性不宜用于PCSA。

　　⑥PCNA：采用神经丛或神经干留置导管，PCA持续给药。

表9-3-2　PCEA局麻药与阿片类药物配伍

药物配伍	罗哌卡因0.15%~0.25%，布比卡因0.1%~0.2%，左旋布比卡因0.1%~0.2%或氯普鲁卡因0.8%~1.4%（上述药物均可加入舒芬太尼0.4~0.8μg/ml，芬太尼2~4μg/ml或是吗啡20~40μg/ml）
PCEA方案	首次剂量6~10ml，维持剂量4~6ml/h，冲击剂量2~4ml，锁定时间20~30分钟，最大剂量12ml/h

第四节　围术期特殊问题的处理

一、气压止血带

　　气压止血带是外科手术常用的止血装备，目前止血带已被广泛用于骨科的四肢手术中，具有可手动调节压力和使用时间的优点，从而有效预防围术期出血过多、术野模糊、骨水泥黏合面不佳等常见问题，为手术操作，如骨水泥与关节面交锁提供良好基础，并防止脂肪栓子等不良物质扩散，为手术及预后提供良好条件。但止血带使用不当，可引发相关并发症。

1. 主要并发症的发生机制与临床表现

（1）止血带充气时的机体反应　止血带充气后，压力影响局部组织正常的血流供应，出现缺血、缺氧。持续8分钟左右时，由于细胞线粒体内零氧分压引起无氧代谢，躯体感觉诱发电位消失及神经传导中断；30~60分钟，磷酸肌酸酶出现增高和累积效应，反之烟酰胺腺嘌呤二核苷酸含量下降，细胞内进行性酸中毒，产生更多的钾离子，异常释放肌红蛋白和酶类物质；充气时间超过60分钟，血管细胞膜结构逐渐被破坏，产生组织水肿，不利于切口缝合，同时可引起疼痛、高血压、心率增快等表现；2小时以上时，体温呈下降趋势，毛细血管壁通透性增加。血流动力学变化表现为轻微的中心静脉压升高，回心血量和血管外周循环阻力均增加。仅用于单侧肢体时，反应常为轻中度；但合并重度静脉曲张及严重心功能障碍时，可明显升高中心静脉压或肺动脉压，致无法耐受双下肢同时使用止血带。全麻下使用止血带40分钟以上可引起加深麻醉也无法改善的血压升高，应给予硝苯地平、拉贝洛尔等血管扩张剂。止血带下肢使用时长为90分钟，俱应尽量缩短止血带使用时间，若需要再次使用止血带，应间隔15分钟。

（2）止血带放气时的机体反应　止血带放气时肢体发生缺血后再灌注，随着血液重分布，引起一过性的酸中毒、氧分压下降；中心温度暂时性降低；氧耗量、血液乳酸浓度增加，$PaCO_2$、$ETCO_2$、钾离子升高；通气量增加，影响正常呼吸。短期内有效循环血量下降，外周血管阻力下降，全身血管扩张，心率加快，血压骤降，严重时可发生休克表现。当肺内分流显著时动脉血氧饱和度才会下降。

（3）止血带疼痛　止血带充气后短时间内即可产生疼痛，随时间延长疼痛逐渐加重，可感到烧灼样胀痛，静脉注射阿片类镇痛药改善效果不明显，放松止血带后可轻度缓解。不同麻醉方式可有效抑制止血带疼痛，效果按全麻、腰麻、硬膜外麻醉、局部麻醉的顺序依次递减，但长效神经阻滞可有效改善围术期止血带疼痛。

（4）肌肉、神经损伤　骨骼肌最不耐受缺血，神经、肌肉缺血超过2小时或压力过大，可造成直接机械性损伤、缺血再灌注损伤，导致局部或全身的炎性反应等；可引起神经轴索缺氧，30分钟内神经传导就会中断；可引起神经脱髓鞘和血管周围组织水肿，引致充血，增加骨筋膜室综合征的风险；可引起收缩血管，严重阻碍神经血流恢复，肌肉收缩功能受损，甚至横纹肌溶解，导致难以扭转的神经、肌肉损伤。随时间延长可出现弥散性缺血性凝血及多器官功能障碍综合征，威胁患者生命。水肿和充血加重可使骨筋膜室综合征发生率升高。

（5）局部皮肤损伤　皮肤损伤是使用止血带较常见的并发症之一，在止血带及袖套部位出现皮肤瘀血、红肿，甚至水疱形成。应用止血带引起皮肤损伤的外在因素包括压力、摩擦力、剪切力，在压力一定的情况下，减少其他两力，都可以减轻皮肤损伤。

止血带皮肤损伤的预防：高分子吸收树脂保护袖套对减轻皮肤损伤有一定效果。应用液体敷料或护手霜预防处理受压部位皮肤，效果较好。

（6）止血带对循环的影响　使用止血带会影响心血管系统，从止血带加压开始到放气，ASA评级越低的患者受血流动力学改变的影响越小，而心功能不全的患者可能有较大影响。在止血带加压后，会引起中心静脉压升高，特别是止血带充气30~60分钟后，舒张压、收缩压和心率增加，并持续到止血带放气。止血带放气期间，监测患者生命体征至关重要。放气会导致中心静脉压和动脉压迅速下降，短期低血压甚至可能会导致心肌抑制和心搏骤停，原因是由于血液容量分流到四肢以及四肢中积聚的代谢产物迅速进入体循环所致。对于老年患者，术中血压的剧烈变化有可能会导致心脑组织局部缺血，继发于低血压的脑灌注不足可以导致老年患者出现术后认知功能障碍，甚至卒中等严重后果。

止血带对循环影响的预防处理：松止血带前，应及时告知骨科医师并抬高肢体，缓慢降压，严禁在没有放气时直接拆除止血带。尽量缩短止血带的使用时间，若需再次使用止血带，应间隔15分钟后再充气。双侧肢体使用止血带，应先一侧放气，10~15分钟后再另一侧放气。松止血带前若收缩压在90mmHg以下，应快速补充血容量后再松止血带，必要时给予血管活性药物，以维持循环稳定，若血压正常，也可预防性使用血管活性药物。

（7）下肢深静脉血栓形成和肺栓塞的发生 在使用止血带期间，骨科医师和麻醉科医师应关注深静脉血栓、肺栓塞和外周动脉疾病等。据报道，全膝关节置换术后深静脉血栓形成的发生率为40%~84%，致死性肺栓塞的发生率<1%。患者在术中出现血流动力学波动可能是出现了深静脉血栓，从而导致肺动脉栓塞可能。卵圆孔未闭的患者行全膝关节置换术，栓子可经心房通过卵圆孔最终进入颅内，导致严重的神经系统并发症。尽管发生深静脉血栓的概率很小，然而栓子的形成与止血带充气时长之间存在相关性，因此应尽可能缩短止血带使用时间，一旦患者在术中出现肺动脉栓塞，应及时进行抢救。

2. 使用注意事项 在使用止血带前应综合评估患者全身情况，权衡利弊，把握好适应证和禁忌证，设定适合的压力和时间，按规范操作，降低止血带使用相关的并发症。建议尽可能选择宽幅袖带，上肢使用时长60分钟，下肢使用时长90分钟，如需再次使用，中间间隔15分钟，并缩短再次使用时间。

（1）适应证 四肢矫形、切开复位固定手术；组织间包块切除；清创、肌腱缝合；截肢手术；四肢开放伤止血；膝、踝、肘、腕等关节融合、成形或置换手术。

（2）禁忌证

①绝对禁忌证

a.皮肤移植：使用止血带可能造成移植皮肤的缺血坏死以及缺血再灌注损伤。

b.3级高血压：使用止血带过程中驱血、止血带充气以及止血带疼痛都会导致患者血压明显上升。

c.颅内高压：使用止血带会导致$PaCO_2$和血压增高，使脑血流增加，加重颅内高压。

d.四肢有透析通道。

e.既往肢体血运重建。

f.创伤后多个手指、脚趾重建术后。

g.绑扎止血带部位的皮肤有破溃、水肿。

②相对禁忌证：对存在以下情况者应给予高度的关注并谨慎使用止血带。

a.严重的周围动脉阻塞性疾病：周围血管疾病患者使用止血带可能造成皮肤坏死。

b.镰刀型红细胞贫血：使用止血带引起的酸中毒、循环停滞、低氧血症可能诱发镰刀形红细胞贫血。

c.严重挤压伤：骨骼肌对缺血的耐受性最差，损伤较其他组织更快，导致复合再灌注损伤以及神经脱髓鞘和水肿。

d.糖尿病神经病变患者。

e.有深静脉血栓、癌栓和肺栓塞病史的患者。

f.酸中毒：止血带使用会加重患者的酸中毒症状。

二、骨水泥

骨水泥是用于骨伤外科手术中填充骨腔间隙的骨黏合剂，被广泛应用于骨折固定、人工关节固定、骨缺损充填等手术中。聚甲基丙烯酸甲酯（Polymethyl Methacrylate，PMMA）骨水泥是目前使用最早、最广泛的材料。随着不同种类的骨水泥在材料学、应用技术方面不断完善，骨黏合剂的强度、黏性、毒性、组织相容性、可降解性以及对骨生长的影响等都取得了长足的进步。依据骨水泥组成成分的不同，目前可供临床上选择的骨水泥主要分为以下几类：①PMMA：具有易成型、黏结性能好、结构强度较大以及价格相对便宜等优势，但成分与骨组织完全不同，生物相容性差；②磷酸钙类骨水泥（Calcium Phosphate Bone Cement，CPC）：具有良好的组织相容性、可注射性、快速成骨性和骨传导性，生物安全性高，不产生有毒物质，能任意塑形，自行固化过程中释放热量低以及可自行降解等优势，但其抗压力和抗张力等力学性能较差，不能用于承重部位，且脆性大，抗水溶性差，黏结性能较低，不能广泛应用，同时降解速度较慢，难以与机体自身骨修复过程同步；③磷酸镁骨水泥（Magnesium Phosphate Cement，MPC）：生物相容性好，黏结强度大，适合黏合细小非负重区域骨折，且材料可降解，无明显细胞毒性和遗传毒性，降解速度与骨折的愈合速度基本一致，对机体电解质影响小，但其力学性能仍较差，不能用于负重部位，抗水溶性和黏结强度也较差；④氯石骨水泥（Chlorite Bone Cement，CBC）：具有与骨组织相近、无发热反应、强度高、重量轻、黏结性能和骨传导性良好、可降解以及操作简便等特点；⑤其他特殊用途的骨水泥：为增加骨水泥的强度，可在其中添加一些纤维材料，如碳纤维、聚乙烯等；为了减少聚合热，研制了新型的陶瓷骨水泥，但价格昂贵。

1. 骨水泥植入综合征 骨水泥植入综合征（Bone Cement Implantation Syndrome，BCIS）是一种较常见而严重的并发症，是骨水泥型人工髋关节置换术、股骨头置换术中及术后，致死、致残的重要原因。目前，尚缺乏统一的定义、诊断、分级标准及发病机制，相关机制包括栓塞学说、骨水泥毒性学说、脂质介质学说、免疫炎症反应学说及过敏反应学说等。尤以栓塞学说，即脂肪、骨髓或空气进入循环后造成的肺栓塞或心肌梗死为最主要的发病机制。目前认为BCIS是指在使用骨水泥的手术中发生的以低氧血症、低血压、意识骤然消失等为特征的临床综合征。研究发现，其主要高危因素包括：高龄、女性、术前存在心、肺、脑等重要器官的严重合并症、循环和呼吸等系统储备能力较低者、髋部骨折或脊椎椎体成形术患者、长时间使用皮质激素者、骨恶性肿瘤或转移瘤患者。其发生及预后也受如骨水泥的种类和品牌、手术的创伤程度、手术时间、骨水泥操作的规范性等多种因素的影响，临床表现和严重程度亦存在较大的差异性。

常见的临床表现包括程度不一的低氧血症、低血压、心律失常、心肌梗死、凝血功能障碍、肺动脉高压、支气管痉挛、意识障碍、休克、心搏骤停等。其中，心血管系统的表现常发生在置入后的30分钟内；全麻患者，最早出现的症状以一过性的动脉血氧分压下降最为常见，轻症患者可在10分钟内自行缓解，严重时可以持续至术后48小时或更长时间。局麻患者最早出现的症状可能是呼吸困难和（或）意识状态改变，具有一个或多个高危因素时才易发生低血压。

2. 注意事项　合理选择骨水泥材料、注入量及注入时机、方式等，密切观察患者意识、血氧饱和度、血压及心电图情况。血压过低时，及时给予地塞米松、麻黄碱等升压药，补充液体容量，对抗骨水泥反应，制订疗效与风险平衡的最优方案。

三、脂肪栓塞

脂肪栓塞（Fat Embolism，FE）是一种由于手术创伤等原因，导致脂肪或脂类物质随体循环进入肺部或其他终末器官微循环中的疾病，临床表现轻重不一。脂肪栓塞综合征（Fat Embolism Syndrome，FES）是指机体中由于各种原因导致的游离脂肪栓子进入体循环后，导致微循环受阻，尤其是在肺、脑内微血管中发生栓塞，影响相关脏器功能而引发的一系列生理及病理改变。FES常发生在创伤后和矫形外科手术期间，也有研究表明，在体外循环术、严重烧烫伤和静脉注射脂质等过程中也可能发生。需注意的是，FE和FES不完全相同，如骨盆或股骨骨折后FE发生率极高，但FES的发病率小于1%；创伤患者，尤其是长骨骨折患者FES发生率最高，约为3%~4%。肥胖者、骨髓腔高脂肪含量者、老年患者等是FES发生的高危因素。

1. 发生机制　目前关于FES的病理生理学发生机制存在多种说法。机械学说认为是创伤后骨髓碎片或脂肪组织中的脂肪微粒经髓腔和血管破口进入静脉循环中，在机体应激反应、血液凝血功能改变和微粒相互作用下，脂肪微粒体积逐渐增大，通过肺、脑等器官微血管时造成机械性梗阻栓塞，从而导致肺循环障碍，出现肺水肿和低氧血症等，进而引起心源性休克、急性右心衰、脑缺氧、脑水肿和神经功能障碍等，甚至诱发全身性炎症反应。生化学说认为，创伤后脂肪代谢异常或非创伤条件下脂肪进入静脉循环后引发机体炎症反应和凝血功能异常时，纤维蛋白快速生成，血小板聚集，游离脂肪酸产生和释放加快，聚集成为脂肪滴随血液循环进入各组织系统发生阻塞。综合学说认为，肺部发生机械性脂肪栓塞后，周围血管内皮细胞受刺激后释放大量脂酶或因创伤后，机体应激刺激肾上腺，使儿茶酚胺释放增多，血脂增高，腺嘌呤环化酶激活，使非活跃性脂酶活性增强，中性脂肪水解，游离脂肪酸形成，使微血管炎性变化，肺毛细血管内皮损伤，出现反射性的肺血管及冠状动脉痉挛等严重的临床症状。

2．临床表现　FE轻症者症状轻微，易被忽视。FE典型表现为呼吸窘迫、意识障碍、瘀点性皮疹和循环衰竭。临床表现常为渐进性，于12~72小时内逐渐出现。也可呈暴发性，表现为突发急性呼吸窘迫和心搏骤停；结膜、颈部、腋下、上胸部有瘀点性皮疹，尿液、痰或视网膜血管中可能存在脂肪粒。胸片肺浸润者可初步诊断为脂肪栓塞，但尿检发现脂肪微滴不是诊断脂肪栓塞的证据。皮肤系统表现中，20%~60%FES患者会出现皮肤瘀点、斑疹，通常发生在肺部表现之后，于创伤后24~48小时出现，1~7天可消退，最常发生位置为颈部、口腔黏膜、眼睑、结膜、肩部、腋下、前胸和腹部等皮下疏松区域。血液系统表现为血小板减少、贫血、凝血功能异常甚至休克。其他表现如发热、心肌缺血或梗死、肺心病、低血压、视网膜病变、黄疸、少尿或无尿、血脂尿、急性肾衰竭。脑部磁共振成像显示脂肪栓塞特征性病变等。

3．诊断标准　FES的临床诊断在改良Gurd标准的基础上分为以下四项。

主要标准：①呼吸系统可见呼吸困难、发绀为特征，伴有血氧分压下降和血二氧化碳分压升高及肺部影像学表现；②无颅脑外伤的神经症状，表现为头痛、意识障碍、嗜睡、抽搐及昏迷；③皮下出血，可见皮肤黏膜出血点。

次要标准：血动脉氧分压<60mmHg、血红蛋白<10g/L。

参考标准：①脉搏>120次/分；②体温>38℃；③血小板减少；④尿脂肪滴呈阳性；⑤红细胞沉降率>70 mm/h 有诊断意义；⑥血清脂肪酶升高；⑦血游离脂肪滴呈阳性。

必备标准：实验室检查显示脂肪巨球蛋白血症。

诊断：主要标准>2项，或主要标准只有1项且次要标准或参考标准>4项，可确诊脂肪栓塞；如无主要标准，只有次要标准1项且参考标准4项以上者，可拟诊为隐性脂肪栓塞。

4．使用注意　游离的栓子可经未闭的卵圆孔或肺循环进入体循环造成栓塞。因此，可通过适当降低肺动脉压，使通过肺循环的栓子数量减少，限制肺毛细血管的液体渗出量，以减轻症状。此外，应用止血带时应注意缓慢放松止血带；搬动和转运患者要确实做到轻稳。

麻醉处理包括密切观察，及早发现，及早对症治疗；支持疗法，维持水电解质和酸碱平衡、加强营养物质和热量的补充，保持血流动力学稳定；针对低氧血症患者，给予充分的氧疗，维持患者的血氧饱合度；积极补充有效血容量，纠正低血容量性休克；使用脱水利尿剂以及镇静剂减轻脑水肿；应用广谱抗生素抑制全身炎性反应；严重创伤时，可早期应用大剂量激素以预防血氧饱和度降低，减少血浆中游离脂酸的聚集，从而减轻症状；中枢神经系统功能障碍者，需进行神经系统检查，并考虑颅内压监测；必要时需应用机械通气、体外膜肺氧合（Extracorporeal Membrane Oxygenation，ECMO）辅助呼吸；必要时给予血管升压药物急救。使用白蛋白、抑肽酶、右旋糖酐、阿司匹林、高压氧等也具有一定的辅助疗效。

四、深静脉血栓形成及血栓栓塞

下肢深静脉血栓形成（Deep Venous Thrombosis，DVT）是骨伤科围手术期的常见并发症之一。DVT是指血液中血小板、纤维蛋白、红细胞等在深静脉腔内发生异常的凝结、阻塞，引起静脉回流障碍，远端静脉压力增高，浅静脉扩张，肢体肿胀、疼痛等临床症状，可存在不同程度的全身反应如突发性呼吸困难或咳血。早期应及时进行有效治疗，否则血栓机化后将导致静脉不同程度的损伤，可引起血栓后综合征、股白肿、股青肿等，甚至残疾。深静脉血栓形成与肺血栓栓塞症统称为静脉血栓栓塞症（Venous Thromboembolism，VTE），是围手术期死亡的主要原因。

1. 发生机制 DVT形成原因主要是由于血液高凝状态、静脉血流减慢、静脉内壁损伤，血小板聚集增多并释放活性物质，形成纤维蛋白网网罗血细胞从而形成栓子。DVT的发病机制尚不完全清楚，目前认为与抗凝血酶Ⅲ缺乏、炎症因子影响、基因多态性等相关。女性、年龄 > 60 岁、妊娠、体重指数 > 30 kg/m^2、长期卧床、癌症、服用避孕药、免疫功能障碍、血栓栓塞既往史、血液高凝状态既往史等均属于高危因素。此外，DVT的发生还与手术类型、时间、体位、术中使用止血带以及麻醉方式等有关。

2. 临床表现 DVT的主要临床表现为患侧肢体疼痛、肿胀，浅静脉曲张，于行动时加剧，以及不同程度的全身反应。初期可毫无症状，仅凭临床表现难以明确诊断其发展程度，需结合实验室检查和影像学检查。多次进行多普勒超声时诊断率高，为临床首选。

（1）疼痛是因栓子刺激静脉内壁发生炎症反应，远段静脉扩张，刺激血管壁内神经感受器产生，是最早出现的症状。表现为程度不一的压痛或自觉胀痛，于站立和行走时加重，严重时可出现痉挛，卧床、抬高患肢可缓解症状。

（2）肿胀是最主要或惟一的症状。常发生于下肢、腰骶部、盆腔，严重时可呈指凹性，可触及髂股静脉条索状肿物及压痛。上肢较少见，如发生在肱静脉或桡静脉的血栓，临床表现为患侧手指肿胀、握拳困难，以及手指麻木感，活动后或手臂下垂时症状加重。严重者颈部也可有肿胀。

（3）浅静脉曲张及皮温、皮色变化。下腔静脉的栓子可导致对侧髂、股静脉血栓形成，迅速出现对侧肢体的血栓性深静脉炎。皮温升高，皮肤多呈紫红色，可有浅静脉曲张。

（4）全身反应包括心率加快、体温升高、白细胞计数升高等。下腔静脉血栓接近肾静脉水平时，可能引起肾静脉血栓，导致急性肾衰竭。

（5）肺栓塞下肢深静脉或下腔静脉血栓形成后可脱落，随血循环引起肺动脉栓塞，是下肢深静脉血栓最严重的并发症。常表现为呼吸困难、胸痛、咯血，甚至心跳、呼吸骤停。上肢深静脉血栓形成很少引起肺栓塞。

（6）血栓后综合征可见肢体沉重不适、肿胀，久站或活动后加重，可伴有浅静脉曲张、间歇性跛行、皮肤色素沉着、瘙痒、溃疡、湿疹样皮炎等。

（7）DVT的临床分期，按发病时间分为：急性期（ < 14天）、亚急性期（15～30

天）、慢性期（＞30天）、后遗症期（出现血栓后综合征症状）、慢性期或后遗症期急性发作（在慢性期或后遗症期基础上DVT再次急性发作）。

3. 诊断标准　物理检查用皮尺分别在距髌骨下缘10cm处和在距髌骨上缘的15cm处测量小腿、大腿周径。如测得一侧肢体比另一侧肢体的周径大1cm以上提示有临床意义。辅助检查包括彩色多普勒超声检查、螺旋CT静脉造影（CT Venography，CTV）、肢体电阻抗容积描记检查、磁共振静脉造影（MR Venography，MRV）、凝血标志物诊断、数字血管造影、核素静脉造影、放射性纤维蛋白原试验等。其中，由于血管造影可有效评估患者血栓情况及侧支循环情况，是下肢深静脉血栓诊断的金标准。造影时出现以下情况则判定为下肢深静脉血栓：①造影剂阻塞，静脉内有固定缺损；②造影剂于正常充盈静脉内突然性中断，于血栓近侧再度显影，二者被非阻塞静脉段分开；③静脉主干不显影，通过侧支进行循环；④小腿静脉造影中，同一支静脉于同一部位从始至终未显影。但因血管造影为有创性检查，临床应用具有局限性。近年来，彩色多普勒超声技术与连续监测D–二聚体也被用于深静脉血栓的诊断之中，并逐渐取代造影作为主要检测方法。

4. 术中注意事项　术中可通过缩短手术时间、增加下肢血流量、改善麻醉方式、给予预防性抗凝药物等方式预防血栓形成。术前使用肝素可使股骨、胫腓骨手术的深静脉血栓发生率显著降低。术后可通过减少下肢压迫、早期活动、及时给予阿司匹林或华法林等抗凝药物进行预防。研究表明，术后6小时使用低分子肝素不增加出血，且预防血栓效果良好，术后24小时延迟性使用则效果下降。DVT一旦确诊，应尽早进行溶栓治疗，同时及早应用抗凝治疗6~8周，抗凝药物推荐使用低分子肝素和沙班类等新型抗凝剂。必要时应进行手术取栓、介入治疗。其他注意事项包括：在发生肝素诱导的血小板减少症（Thrombocytopenia，HIT）时，可换为阿加曲班等；孕妇禁用华法林；肿瘤合并高凝状态者，推荐使用肝素。

参考文献

［1］Levine WC.Clinical anesthesia procedures of the massachusetts general hospital［M］. 8th ed. 王俊科，于布为，黄宇光，译.北京：科学出版社，2012.

［2］Duke J，keech B. Duke's Anesthesia Secrets［M］.5th ed. 米卫东，冯艺，译.北京：北京大学医学出版社，2017.

［3］邓小明，姚尚龙，于布为，等.现代麻醉学［M］.4版.北京：人民卫生出版社，2019.12.

［4］Miller RD, Cohen NH. Miller's Anesthesia［M］.8th ed，邓小明，曾因明，黄宇光，译.北京：北京大学医学出版社，2016.

［5］熊利泽，邓小明.中国麻醉学指南与专家共识［M］.2017版.北京：人民卫生出版社，2017.

［6］Gaba D，Howard S，Fish K，et al. Crisis Management in Anesthesiology［M］.2th，高志峰，张鸿飞，张欢，译.北京：北京大学医学出版社，2020，9.

［7］朱胜利、姚庆强、徐燕，等.阶段性使用止血带对全膝关节置换术后关节功能康复的影响［J］.南京医科大学学报（自然科学版），2020，7：1054-1057，1062.

［8］金平湖，丁健，高伟阳，等.气囊止血带在幼儿上肢矫形手术中的规范化使用［J］.中国现代医生，2021，13：172-176，180.

［9］赵军法.人工全膝关节置换加速康复中优化止血带的使用策略分析［J］.湖北科技学院学报（医学版），2020，4：331-333.

［10］汪萧和，王志文，陆鸣，等.两种止血带使用方式对150例全膝关节置换术患者失血量和术后康复影响的前瞻性随机对照研究［J］.中华骨与关节外科杂志，2020，9：736-740.

［11］张斌斌，张国秋.止血带在TKA中的使用疗效分析［J］.中西医结合心血管病电子杂志，2020，33：32-33.

［12］Tai TW，Chang CW，Lai KA，et al. Effects of tourniquet use on blood loss and soft-tissue damage in total knee arthroplasty［J］. Journal of Bone & Joint Surgery American Volume，2012，94（24）：2209-2215.

［13］Van der Spuy. Complications of the arterial tourniquet［J］. SouthAfr J Anaesth Analg，2012.18（1）：14-18.

［14］Mingo-Robinet J，Castafieda-Cabrero C，Alvarez V，et al. Tourniquetrelated iatrogenic femoral nerve palsy after knee surgery：Case report and review of the literature［J］. Case Rep Orthop，2013，2013：368290.

［15］张斌斌，张国秋.止血带在TKA中的使用疗效分析［J］.中西医结合心血管病电子杂志，2020，33：32-33.

［16］周晓强，虞宵，徐人杰，等.膝关节单髁置换术中止血带的使用策略研究［J］.实用骨科杂志，2020，12：1070-1074，1078.

［17］张凯，陈锦鸿，李智，等.全膝关节置换术中使用止血带和自体输血系统对围手术期失血及术后恢复的影响［J］.河南医学研究，2021，3：396-399.

［18］李响，游海燕.应用止血带导致的并发症分析及优化使用对策［J］.人民军医，2021，3：222-225，240.

［19］胡守业，杨治，郝阳泉，等.全膝关节置换前半程使用止血带不会影响置换后功能性结果及疼痛：前瞻性随机对照试验［J］.中国组织工程研究，2021，27：4327-4332.

［20］左彪.全膝关节置换术中止血带不同使用方式对术后快速康复的影响［D］.成都：成都中医药大学，2020.

［21］王曾妍，高兴莲，胡娟娟，等.骨科四肢手术气压止血带安全使用的最佳证据应用［J］.护理学杂志，2019，6：40-43.

［22］彭晨健，杜斌，孙光权，等.人工全膝关节置换加速康复中优化止血带的使用策略［J］.中国组织工程研究，2019，28：4451-4455.

［23］高平，李会波，白正武，等.TKA术中不使用止血带对早期假体稳定性及膝关节功能的影响［J］.中国骨与关节损伤杂志，2019，12：1294-1296.

［24］蒋继乐，肖斌，张贵林，等.骨水泥强化预防经皮穿刺球囊扩张椎体后凸成形术后高危患者上位节段再骨折的疗效［J］.中国临床医学，2021，28（3）：444-448.

［25］陈方兴，方迎栋，陈浩波.大剂量骨水泥治疗腰椎骨质疏松性骨折的效果［J］.

中国继续医学教育，2021，13（14）：124-127.

［26］张文，陈亮，蒋臻欢.骨水泥复位V型跟骨骨折的生物力学特点［J］.中国组织工程研究，2021，25（33）：5307-5311.

［27］陈晓峰，郭伟俊，蔡东岭，等.骨水泥强化椎弓钉用于骨质疏松腰椎手术二次置钉［J］.中国矫形外科杂志，2021，29（10）：875-879.

［28］潘丹，黄庆华，欧阳骁杰，等.Kummell病行椎体强化术后发生骨水泥渗漏的危险因素［J］.临床骨科杂志，2021，24（4）：477-481.

［29］任守平，金鸿宾.经皮椎体重建治疗骨质疏松性椎体压缩骨折骨水泥渗漏的研究进展［J］.山西中医药大学学报，2021，22（2）：150-152.

［30］王振堂，高艳军，申海波.椎体压缩骨折后凸成形术后骨水泥渗漏的危险因素分析［J］.中外医学研究，2021，19（12）：122-124.

［31］晏雄伟，张洪燕.椎体后凸成形治疗骨质疏松性脊柱骨折：注入骨水泥的要点［J］.中国组织工程研究，2014，18（9）：1471-1476.

［32］秦德安，宋洁富，魏杰，等.骨质疏松性椎体压缩骨折椎体成形术后继发骨折原因分析［J］.中国骨伤，2014，27（9）：730-733.

［33］杜红宾.老年骨质疏松性胸腰椎压缩性骨折经皮椎体成形术与保守治疗的效果对比［J］.中国老年保健医学，2017，15（1）：26-27，29.

［34］王祎娅，张涵，兰海.椎体后凸成形骨水泥注射治疗的有限元模型数字化评价［J］.中国组织工程研究，2020，24（9）：1378-1383.

［35］席志鹏，康然，陈方庆，等.3D导航辅助经皮椎体成形术结合术后腰背肌训练治疗骨质疏松性椎体压缩骨折［J］.中国介入影像与治疗学，2019，16（10）：603-607.

［36］张蒙，刘培来.骨水泥植入综合征发病机制及诊治研究进展［J］.山东医药，2020，60（6）：109-112.

［37］徐岩，窦建洪，连浩诚，等.老年患者关节置换术中发生严重骨水泥植入综合征高危因素回顾性分析［J］.现代医院，2020，20（12）：1862-1865.

［38］王祥，余建明.骨水泥植入综合征研究新进展［J］.浙江中西医结合杂志，2017，27（7）：626-628.

［39］宋丽君.分析不同麻醉方式对老年骨水泥半髋关节置换术发生骨水泥植入综合征的影响［J］.中国医药指南，2020，18（8）：97.

［40］周曼竹.PKP治疗过程中骨水泥渗漏并发症及防治经验［J］.世界最新医学信息文摘，2016，16（86）：302，309.

［41］陈中伟，张俊飞，杜武军，等.脂肪栓塞综合征诊治的临床研究进展［J］.创伤外科杂志，2021，1：78-81.

［42］王志沩.骨折及骨科术后脑脂肪栓塞综合征15例临床观察［J］.临床医药文献电子杂志，2020，4：53，55.

［43］Fukumoto LE，Fukumoto KD. Fat embolism syndrome［J］. Nurs Clin North Am，2018，53（3）：335 -347.

［44］George J，George R，Dixit R，et al. Fat embolism syndrome［J］. Lunge India，

2013，30（1）：47-53.

［45］Rothberg DL，Makarewich CA. Fat embolism and fat embolism syndrome［J］. J Am Acad Orthop Surg，2019，27（8）：346-355.

［46］Lu K，Xu M，Li W，et al. A study on dynamic monitoring，components，and risk factors of embolism during total knee arthroplasty［J］. Medicine（Baltimore），2017，96（51）：9303.

［47］张耀伟，胡威.股骨骨折术后合并肺脂肪栓塞1例［J］.世界最新医学信息文摘，2019，96：313.

［48］曹积善，韦冬，陈国章.回顾性分析2例创伤性肺脂肪栓塞的影像表现并文献复习［J］.世界最新医学信息文摘，2019，65：265-266.

［49］吕淑缅，黄清海，陈请水，等.3.0T磁共振成像表现对脑脂肪栓塞的诊断价值［J］.中国医药指南，2020，32：13-15.

［50］Gurd AR. Fat embolism：an aid to diagnosis［J］. J Bone Joint Surg（Br），1970，52（4）：732-737.

［51］Chatterjee R，Nagar VS，Sajjan B，et al. Nonconvulsive status in the trauma centre：think of cerebral fat embolism［J］. Neurol India，2017，65（6）：1420-1422.

［52］Takada M，Chiba s. Nagai T，et al. Inflammatory responses to neutral fat and fatty acids in multiple organs in a rat model of fat embolism syndrome［J］. Forensic Sci Int，2015，254：126-132.

［53］Newbigin K，Souza CA，Armstrong M，et al. Fat embolism syndrome：do the CT findings correlate with clinical course and severity of symptoms：a clinical radiological study［J］. Eur J Radiol，2016，85（2）：422-427.

［54］冯涛，李晶，潘金强，等.miR-5189-3p在下腔深静脉血栓形成的调控机制的研究［J］.临床外科杂志，2021，5：478-481.

［55］陈智彬，李梦帆，钟美慧，等.下肢深静脉血栓形成发病机制研究［J］.辽宁中医药大学学报，2020，8：143-146.

［56］高红霞，杨涛，续慧民，等.免疫机制在深静脉血栓形成中的作用［J］.中国血管外科杂志（电子版），2021，1：93-96.

［57］李达.TNF-α在深静脉血栓形成中的作用及其机制研究［D］.苏州：苏州大学，2020.

［58］袁峰.下肢静脉血栓治疗方法各有利弊［J］.江苏卫生保健，2021，6：25.

［59］李栋豫.下肢骨折并发深静脉血栓的危险因素分析与防护措施［J］.航空航天医学杂志，2021，6：730-731.

［60］Yu XY，Wu YY，Ning RD. The deep vein thrombosis of lower limb after total hip arthroplasty：what should we care［J］. BMC musculoskeletal disorders，2021，22（1）：547.

［61］郭玉格，张锐.凝血标志物对妇产科手术患者术后下肢深静脉血栓形成的诊断价值［J］.血栓与止血学，2021，2：315-316，319.

［62］陈伟军.彩色多普勒超声诊断下肢深静脉血栓形成的价值探讨［J］.现代医用影

像学，2021，3：560-562.

［63］王乃舜，李建刚.彩色多普勒超声联合连续监测D-二聚体对全膝关节置换术后下肢深静脉血栓形成的诊断价值分析［J］.影像研究与医学应用，2021，4：111-112.

［64］赵辉，胡红耀，饶珉，等.经皮机械性血栓清除术同期联合髂静脉支架置入治疗髂静脉压迫综合征并发急性下肢深静脉血栓形成［J］.临床放射学杂志，2021，4：806-810.

［65］王瑶，傅麒宁，刘丽萍.利伐沙班在深静脉血栓形成治疗中的应用进展［J］.现代医药卫生，2021，10：1683-1686.

［66］肖存.低分子肝素钙辅助双嘧达莫治疗下肢骨折患者术后下肢深静脉血栓形成的临床疗效［J］.临床合理用药杂志，2021，18：129-131.

［67］陈锦州，朱培欣，牛国浩，等.急性下肢深静脉血栓形成合并髂静脉压迫综合征的介入治疗［J］.海南医学，2021，6：700-702.

［68］刘彤彤.间歇式充气压力治疗仪联合手法按摩预防肺癌根治术后下肢深静脉血栓形成的效果［J］.医疗装备，2021，7：184-185.

［69］张青云，丁萌，景阳，等.不同溶栓技术治疗急性下肢深静脉血栓形成患者的疗效及对大小腿患健肢周径差血浆D-二聚体蛋白C蛋白S水平的影响［J］.河北医学，2021，4：592-598.

［70］顾建平，徐克，滕皋军.下肢深静脉血栓形成介入治疗规范的专家共识（第2版）［J］.介入放射学杂志，2019，1：1-10.

［71］李燕，郑雯，葛静萍.下肢深静脉血栓形成介入治疗护理规范专家共识［J］.介入放射学杂志，2020，6：531-540.

第十章　膝骨关节炎的关节腔冲洗术

KOA的关节腔冲洗是治疗中的一种姑息性方法，该方法简便易行，特别适应于基础治疗无效或不能马上实施手术的患者，是基层医院治疗KOA的一种简便方法。

一、适应证

KOA是各种力学和生物因素破坏关节软骨、细胞外基质和软骨下骨的结果。KOA的关节滑液中透明质酸的浓度和相对分子量明显降低，从而导致关节软骨局部软化，软骨发生降解和破坏，失去弹性，最终加速膝关节软骨磨损及结构损伤。因此，KOA的关节内会有如下病理改变：水分增加、蛋白多糖减少、胶原基质改变，上述所有改变一起导致关节软骨的退化。

关节腔冲洗术适用于KOA各期治疗，但轻中度KOA效果较好，对于无法承受或不愿意接受人工膝关节置换术的重度患者，本方法也有减轻临床症状的效果。

二、膝关节腔冲洗术缓解症状的机制

1. 膝关节腔冲洗术可将脱落的软骨、坏死组织碎屑及KOA所造成的关节内游离体的一部分冲出关节腔。从而减轻软骨面的磨损以及因碎屑所引起的炎症或因关节交锁而造成的疼痛。

2. 膝关节腔滑膜的折叠是造成膝关节疼痛的一个原因，通过冲洗可以缓解关节腔的真空状态，使髌骨周围的滑膜折叠撤离关节软骨的非接触区，从而使滑膜折叠得以舒展，缓解疼痛。

3. 膝关节腔冲洗术可减轻滑膜炎症，目前认为，在有症状的KOA中滑膜炎普遍存在，由于膝关节滑膜炎症的刺激，膝关节腔滑液中的MMPs浓度迅速升高，而透明质酸的分子量和浓度都明显降低。因此，在膝关节运动时因滑液的变性而导致吸收振荡的能力减小，又因KOA软骨退变致关节间隙狭窄，炎性渗出物增多而使关节内压力升高，引起膝关节疼痛。关节腔冲洗可以充分引流出这些变性的滑液，并对关节腔起到减压作用，从而产生新的相对正常的关节液。这些关节滑液的变性和增多需要相当长的时间，因此在较长时间内能缓解膝关节的静息疼痛。

4. 膝关节腔冲洗术降低了关节液中一些炎症介质的浓度如PGE、IL-1、IL-6、IL-8以及TNF和MMPs等。研究还发现，在关节滑液中存在的软骨寡聚基质蛋白（Cartilage Oligomeric Matrix Protein，COMP），在膝关节的加速退变的过程中显著升高，也可能对滑液的分泌和软骨细胞水分及营养的增加有刺激作用，是否对关节内胶原酶的释放有影响目前尚无定论。胶原酶能特异性破坏基质Ⅰ、Ⅱ、Ⅲ型胶原，尤其对软骨的主要成分Ⅱ型胶原的破坏作用最大。

5. 膝关节腔冲洗术还可以调整滑液渗透压，补充钠、钾、镁、钙等电解质，有利于滑膜组织修复，使滑膜炎迅速消退，恢复正常的滑液分泌，并且中断致病因素的恶性循环，从而迅速消除炎症。

三、膝关节腔冲洗术的操作方法及要点

1. 持续冲洗法　患者取平卧位，膝关节常规皮肤消毒，按无菌操作原则，分别取髌骨内上、外下穿刺点，于膝关节髌骨纵轴成45度角在1%利多卡因局麻下行膝关节穿刺，穿刺针为腰穿针。进入关节腔后腰穿针另一侧接输液管，内上针头与冲洗液袋相通。同法行关节外下穿刺，腰穿针头接引流袋放于低位，共冲洗2000ml生理盐水。也可行髌骨外上、内下穿刺冲洗。关闭出水管，使冲洗液快速滴入关节腔，关节充盈3~5分钟后开放1次出水管，反复进行关节腔冲洗。如遇冲洗管被关节内碎屑堵塞，可用20ml注射器接入腰穿针反复抽吸冲洗关节腔，直至冲洗管畅通（图10-1-1、图10-1-2）。

2. 间断冲洗法　患者取平卧位，膝关节常规皮肤消毒，按无菌操作原则，在髌骨外上角给予穿刺部位麻醉，然后用50ml注射器接20号针头行关节腔穿刺，抽出关节内积液后，再次注入关节腔内冲洗液使关节充盈，继而抽出冲洗液，反复进行关节内抽吸冲洗。冲洗液成分为生理盐水500ml加8万单位庆大霉素。

两种方法均可在冲洗完毕后于关节腔内注入透明质酸钠1支加复方倍他米松一支。拔除针头，无菌敷料包扎针孔，用弹力绷带加压包扎膝关节24小时。术后1周，如症状缓解不明显，可再行第2次关节腔冲洗。

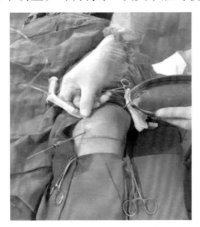

图10-1-1　术中置管

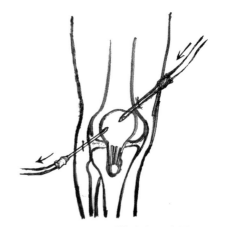

图10-1-2　置管方向示意图

四、临床结果

关节腔冲洗术由Magnuson在1941年首先提倡应用，以后Insall及Pridie等陆续报道，其优良率为65%~75%。关节腔冲洗术的作用是清除关节内机械性刺激物，通过关节冲洗可以把关节内的特异性抗原复合物以及碎屑全部冲洗出来，是一种姑息性手术。H.Shahriaree治疗209例患者，平均随诊2年，优良率为76%。但近些年来一些学

者如Moseley、Harwin等经疗效对照观察认为，此疗法的效果在治疗后2年并不比安慰组优良。很多医生经验认为，此疗法仍可算是一种成功的姑息性疗法，对于无明显内外翻畸形患者效果较好，而对于病情过于严重，休息后仍有疼痛的患者效果较差。

参考文献

［1］胥少汀，葛宝丰，徐印坎.实用骨科学［M］.3版.北京：人民军医出版社，1999.

［2］Canale ST，Beaty JH.坎贝尔骨科手术学［M］.12版.北京：人民军医出版社，2016.

［3］Hopman WM, Harrison MB, Coo H, et al. Associations between chronic disease, age and physical and mental health status［J］. Chronic Dis Can, 2009, 29（3）：108-116.

［4］俞强，曹国平，石仕元.得宝松关节腔冲洗玻璃酸钠注射治疗膝骨性关节炎［J］.中医正骨，2005，17（12）：46.

［5］侯德才，刘元禄，邰东旭，等.骨性关节炎的病因与机制研究进展［J］.中医正骨，2006，18（7）：2.

［6］孙永生，娄思权.骨性关节炎发病分子机制研究进展［J］.中国骨与关节损伤杂志，2005，20（8）：3.

［7］郭常安，陈峥嵘，张秀荣.骨关节炎基质金属蛋白酶1，2，3及其抑制物的表达与软骨退变的关系［J］.复旦学报：医学版，2002，29（4）：4.

［8］田华，党耕町，娄思权.肿瘤坏死因子-α导致软骨损伤的机制探讨［J］.中华外科杂志，2000，38（1）：1.

［9］Magnuson PB. Technic of debridement of the knee joint for arthritis［J］. Surg Clin North Am, 1946, 26（1）：249-266.

［10］Insall J. The Pridie debridement operation for osteoarthritis of the knee［J］. Clin Orthop Relat Res, 1974（101）：61-67.

［11］Haggart GE. Surgical treatment of degenerative arthritis of the knee joint［J］. N Engl J Med, 1947, 236（26）：971-973.

［12］林昂如，金明新，孟庆礼，等.骨关节炎关节液钙及多种微量元素的测定分析［J］.中华骨科杂志，1995，5：290-290.

［13］王卫国，娄思权，佘华，等.TGF-β2转染关节软骨细胞的实验研究［J］.中华骨科杂志，2003，23（7）：5.

［14］谈志龙，邢国胜，李德达，等.细胞因子对关节软骨细胞作用的研究［J］.中国骨与关节损伤杂志，2003，18（5）：316-318.

［15］蔡伟平，汤亭亭.骨关节炎的细胞生物学研究进展［J］.国际骨科学杂志，2004，025（1）：18-21.

［16］Balazs EA, Watson D, Duff IF, et al. Hyaluronic acid in synovial fluid. I. Molecular parameters of hyaluronic acid in normal and arthritis human fluids［J］. Arthritis Rheum, 1967, 10（4）：357-376.

［17］邓廉夫，柴本甫.骨关节炎滑膜细胞分泌肿瘤坏死因子的生物学特征研究［J］.中华骨科杂志，1999，19（12）：726-729.

［18］徐卿荣，董英海，韦民，等.膝骨关节炎关节镜下关节腔灌洗疗效的影响因素［J］.临床骨科杂志，2007，10（5）：3.

［19］徐卿荣，董英海，陈顺乐，等.实验性兔膝骨关节炎滑液引起正常关节软骨的形态学改变［J］.中华风湿病学杂志，2005，9（5）：5.

［20］谢春锐，李波，王永香.不同方式的膝关节冲洗疗法对膝骨性关节炎症状改善的探索［J］.中外医学研究，2013，11（19）：2.

第十一章　膝骨关节炎的截骨矫形术

第一节　膝骨关节炎膝内翻截骨矫形术

KOA可以发展成为膝内翻和膝外翻，以膝内翻为多见。Jackson等进行步态分析研究后认为，当人行走时，膝关节内侧平台所承受的负荷较外侧要大，正常膝关节60%~75%的负荷通过膝关节内侧，25%~40%通过膝关节外侧。人体下肢的机械力线也偏向膝关节内侧，因此，膝关节内侧间隙发生损伤（如半月板撕裂、软骨损伤）的机会较大，导致膝关节内侧间室软骨所承受的压力较外侧间室大，因而较膝关节外侧更易发生关节软骨的退变。因此，KOA更加容易出现膝关节内翻畸形，使股骨胫骨角（Femoral Tibial Angle，FTA）大于180°（图11-1-1）。Jackson等人于1963年首先采用胫骨近端球臼形截骨术治疗KOA，取得了良好效果。Coventry于1965年指出胫骨截骨术的优点在于截骨线靠近膝关节畸形的位置，且截骨部位是松质骨，更容易促进骨质愈合。截骨矫形术的目的是缓解膝关节疼痛，改善膝关节功能，以实现人工膝关节置换术难以达到的目标，即满足患者重体力活动的要求。而膝关节截骨术获得良好效果的关键因素是对患者的严格选择且需要熟练的手术技术作为保障。

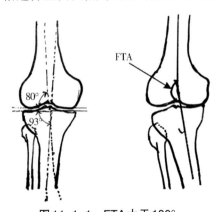

图11-1-1　FTA大于180°

一、适应证

1. KOA引起的疼痛和功能障碍严重影响工作与生活。

2. 负重位放射线片显示有局限于单间室退行性关节炎的证据并伴有相应的内翻畸形。理想病例的年龄介于50~60岁之间，膝关节活动范围大于90°，屈曲畸形小于40°，髌股关节无症状，膝关节稳定性良好并且活动能力较强的单髁型骨关节炎患者。

3. 术后患者具有使用拐杖的能力和足够进行康复训练的肌肉强度与活动度。

4. 良好的血供，没有严重的动脉供血不足或静脉曲张。

膝关节截骨术时应充分考虑膝关节疼痛的部位和疼痛特点，以及患者对术后的期望值。如果疼痛广泛而不局限则会降低手术后的满意度。

二、禁忌证

膝关节胫骨截骨矫形术的禁忌证包括绝对禁忌证和相对禁忌证。膝关节截骨矫形术通常不推荐用于炎症性关节炎的治疗，如类风湿关节炎、痛风性关节炎、化脓性关节炎等。如果既往有内、外侧半月板全部切除术的患者行膝关节截骨矫形术的话，则效果不佳。

绝对禁忌证包括：弥散性、非特异性膝关节疼痛，以髌股关节为主要症状的膝关节痛，中度或者重度的膝关节韧带不稳（包括膝关节陈旧性交叉韧带损伤及内外侧副韧带损伤），以及炎症性的关节疾病。

相对禁忌证包括：年龄大于60岁、活动范围小于90°、肥胖、胫股关节半脱位、严重的骨关节炎等。其中肥胖患者行胫骨截骨术的成功率相对较低，主要是因为此类患者的手术和术后固定都很困难，尤其BMI超过30kg/m²的患者，其胫骨截骨术的长期效果较差。对于年龄的评价要考虑患者的生理状态以及生活方式的需求，对于年龄较大而生活方式比较活跃的患者来说，胫骨截骨术或许更适合一些。

三、原理

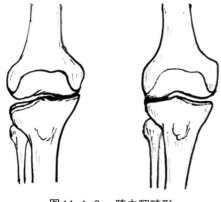

图11-1-2　膝内翻畸形

对于存在膝关节疼痛及关节对线不良（膝关节内翻畸形）（图11-1-2）的KOA患者行胫骨截骨，其目的是矫正膝关节冠状面由于不正常胫股轴线而产生的异常负荷应力，改善膝关节力线，使胫股关节保持5°~7°正常外翻位，使膝关节的负荷由损坏的关节间隙转移到较正常的对侧关节间隙，并使应力达到平衡。单间室骨关节炎的胫骨近端截骨术的生物力学原理是通过矫正对线不良和使膝关节的应力重新分布使病变间室"卸载"。

四、手术技术

1. 外侧闭合楔形截骨术　胫骨近端截骨矫形术的矫正角度对其术后效果有着重要

意义，因此术前须做好精确地测量和设计。患者术前膝关节须拍摄标准站立位X线片，测量FTA大小。理想的矫正后FTA应为170°（外翻10°），将术前测量的胫股角减去170°，即得出计划矫正角度（图11-1-3）。在正位X线片胫骨平台下20mm处画一与胫骨平台平行的横线为楔形截骨的基线，在基线的下方按矫正角度大小画出楔形截骨的角度，外侧的楔形底即为截除骨外侧的长度。根据以往经验，当楔形截骨底宽度为1mm，其矫正角度为1°；若楔形截骨底宽度为5mm，其矫正角度为5°，以此类推。

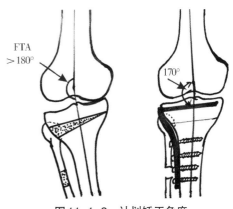

图11-1-3　计划矫正角度

　　先行腓骨截骨，沿腓骨中段外侧作5cm纵形切口，剥离骨膜，将腓骨自中段行节段切除，切除长度一般为2.5~3cm，在腓骨中点截骨较为安全，以避免损伤腓总神经。自髌骨中心至胫骨结节下8cm处作膝前纵形切口，沿髌韧带外侧切开筋膜及髌外侧支持带，自胫骨结节沿胫骨嵴切开骨膜，将外侧髂胫束止点Gerdy氏结节、内侧缝匠肌鹅足止点等广泛剥离，充分显露胫骨上端及内外侧，并松解膝关节周围软组织，此步骤对膝内翻合并屈曲畸形者更为重要。截骨时先用两个注射针头插入内外侧关节间隙，确定关节平面。再选用直径2.5mm克氏针，自Gerdy氏结节上方胫骨平台下5mm，使导针平行胫骨关节面并与手术台呈约25°（患者仰卧），由后内侧方向至前外侧钻入胫骨上端（图11-1-4），经C形臂透视导针位置满意后，在此导针下约15mm平行胫骨关节面作楔形截骨基线，暂不截断胫骨内侧皮质，再按测量好的截骨角度大小作楔形截骨，截除的骨片自外侧取出。当楔形截骨的外侧部3/4截骨完成后，暂保留楔形截骨的内侧1/4皮质，避免将"L"形钢板横臂（刃部）打入胫骨上端时导致胫骨截骨处的移位。打入钢板后，测量钢板竖臂与胫骨上端外侧面所成的夹角，用钢板预弯器对钢板角度进行调整，使其与矫正的角度一致，然后逐渐将截骨两端靠近，确认截骨两端紧密接触、矫正角度及下肢立线满意后，将"L"形钢板竖臂紧贴胫骨外侧，给予螺钉坚实固定。

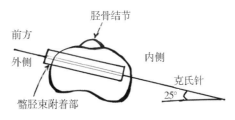

图11-1-4　克氏针从后内侧方向至前外侧钻入胫骨上端

2. 内侧张开楔形截骨术　Hemigou等人介绍了一种胫骨内侧的张开楔形截骨术（图

11-1-5）。他们认为这种方法比外侧闭合楔形截骨术更精确，可达到更准确的矫正。

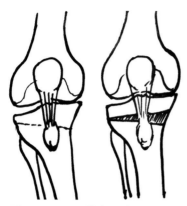

Hofmann和Kane报告了15例使用组装的截针导向器进行内侧张开楔形截骨术的方法，将固定角度的导向器用于在髂棘上取与张开楔形截骨角度一致的楔形骨块，截骨处加压钢板固定。同时也可采用Magnuso方法行切开关节内清理术。他以此方法获得平均13°的矫正，认为这种方法对年轻患者较好。张开楔形截骨也可用于内侧副韧带松弛或前十字韧带功能缺陷者。

手术方法：患者取仰卧位，患肢大腿处上气囊止血带，C形臂放在术者对侧，充分暴露髋关节及踝关节以便于术中透视定位力线。从关节线水平到鹅足止点设计胫骨近端内侧斜纵行切口长约6~8cm（图11-1-6），切开皮肤及皮下组织，显露鹅足止点，通过其近侧

图11-1-5　胫骨内侧的张开楔形截骨术

用拉钩向后、向远端牵开鹅足止点，切断或剥离内侧副带浅层远端纤维，暴露胫骨后缘（图11-1-7）。在鹅足止点近端指向胫骨外缘上胫腓关节上缘水平钻入2枚2.0mm克氏针，针尖刚好穿出胫骨对侧皮质，两针所成的平面要与胫骨近端关节面的后倾角度保持一致（图11-1-8）。然后从胫骨后缘至胫骨中前1/3，紧贴两克氏针远端设计水平截骨面，并且在胫骨结节后方至胫骨中前1/3，设计上行截骨面，与水平截骨面成约110°夹角（图11-1-9）。上行截骨面使得整个髌腱止点附着于远端胫骨得以完整保留。除了不干扰髌腱的正常受力之外，截骨面的前方骨接触也可以避免近端截骨块的向前滑移、倾斜和旋转，并促进骨愈合。

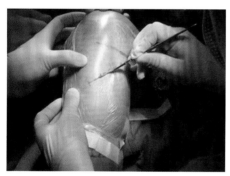

图11-1-6　手术切口

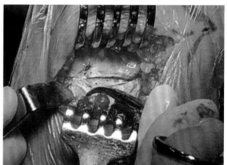

图11-1-7　显露鹅足止点

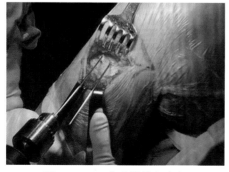

图11-1-8　克氏针钻入方向

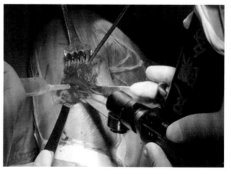

图11-1-9　术中截骨

截骨时先用0.5mm厚锯片平行胫骨干的后缘行上行截骨面截骨，对侧皮质截断。水平截骨面截骨通过2个65mm长、0.9mm厚的锯片（宽窄各1个，带有刻度）完成。紧贴鹅足止点近端开始，沿克氏针方向从克氏针远端开始截骨，截骨深度约为克氏针深度减去1cm，以保留1cm左右的外侧骨性合页。截骨过程中要持续用生理盐水冲洗冷却锯片，以避免热损伤导致的骨坏死。随后通过叠层打入2~6把薄骨刀，缓慢撑开内侧截骨间隙至所需宽度。撑开过程应缓慢，以保证外侧骨合页通过有限裂开逐步扩张，避免完全断裂。然后在后内侧截骨间隙的皮质之间置入撑开器替代叠层骨刀，并尽量使内固定靠近后内侧。内翻矫正所需的楔形开放宽度可通过术前双下肢负重全长片测量决定，在术中透视下确认矫正后下肢力线（图11-1-10）。透视时将力线杆放在髋关节和踝关节中心点，有助于确认力线和膝关节的关系。在间隙撑开过程中应注意胫骨后倾角的改变，后倾增加会影响膝关节屈伸活动，增加前交叉韧带张力，导致接骨板前置，并拉紧内侧副韧带和肌肉。对于不需要改变后倾的单纯内翻畸形纠正，应保持撑开前后，胫骨后倾保持不变，具体方法是保持截骨张开间隙宽度后方大于前方。对于膝内翻合并膝关节伸直受限截前向不稳定的患者，需行外翻伸直截骨，以减小胫骨后倾（后倾不能小于0°），即张开间隙后方明显大于前方。

力线矫正满意后，插入胫骨近端内侧Tomofix接骨板固定。此钢板不仅具有角度稳定的特点，还具有保持接骨板或外合页预张力所需的弹性。根据Wolf定律，材料的弹性产生的机械刺激是促进截骨间隙骨愈合的重要因素。接骨板为T形，近端为3个横向锁定孔加1个结合孔，以4枚螺钉固定近端。远端至少有4个纵向交错排列的结合孔用于固定远端。结合孔允许螺钉在拧紧时，沿接骨板滑动从而实现截骨块的加压，并能使锁定钉与接骨板锁紧。接骨板长度为115mm，形态与楔形开放的胫骨近端形态相契合。近端3枚横向锁定螺钉与接骨板呈固定角度，以确保螺钉不进入外侧间室关节间隙。近端4枚螺钉方向会聚，以支撑外侧合页。远端的锥形锁定孔既可单皮质锁定，也可使用双皮质锁定。应确保4个钉孔均拧入螺钉，以避免空的钉孔导致的应力集中和接骨板疲劳断裂。接骨板使用时，首先打入近端3枚锁定螺钉，再由远端第1孔垂直接骨板拧入1枚非锁定钉，使远端截骨块拉向接骨板贴紧，此时由于斜行截骨的特点，截骨远近端骨块贴紧，对外侧合页产生加压作用。这一加压作用即便是在合页断裂时，仍能起到帮助合页复位和稳定合页的作用。随后在远端各孔拧入单皮质或双皮质锁定螺钉并锁紧。之后在近端结合孔斜向打入1枚锁定螺钉，此钉应尽可能长，以起到良好的支撑作用。最后将远端第1孔的非锁定钉更换为双皮质锁定螺钉（图11-1-11）。需要时可以在张开间隙自体植骨或植入骨替代材料，但如果术中外侧合页保持完整，上行截骨面有良好骨接触，对于不超过5mm的间隙宽度，植骨并非必要。

胫骨近端截骨术的并发症包括：伤口感染、深静脉血栓、腓总神经麻痹、血管损伤、畸形复发（矫正丢失）、过度矫正、低位髌骨、腓神经损伤、截骨处骨延迟愈合或不愈合、膝强直或不稳、关节内骨折、筋膜间室综合征、活动受限和近端骨块缺血性坏死。并发症的发生率与手术技术有关。石膏固定、腓骨近端截骨和固定穿针的使用都是并发症的相关因素。腓总神经损伤与在胫骨近端截骨的同时行腓骨截骨有关。腓骨近端截骨最易损伤总腓神经，因为腓总神经发出深浅支之前在此处绕过腓骨颈。

Scuderi、Windsor和Insall报道称，89%的胫骨近端截骨患者发生了明显的低位髌骨。他们推测有许多原因可以引起低位髌骨，包括长期固定后髌腱挛缩、髌腱腱止点处的截骨区新骨生成和髌腱纤维增生。低位髌骨并不影响截骨的成败，也不影响以后行全膝关节置换术，只是使以后的全膝关节置换术操作更为困难。

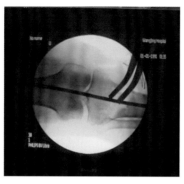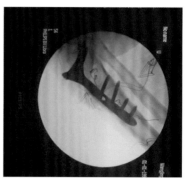

图11-1-10　术中透视下确认　　图11-1-11　Tomofix 接骨板固定
矫正后下肢力线

矫正不足或内翻复发的发生率在胫骨近端截骨术后为5%~30%。在Coventry和Bruman报告的213例患者中，最常见的并发症是膝内翻复发。他们认为术中矫正不足是其主要原因，并建议过度矫正要超过正常解剖的5°外翻，以减少膝内翻复发。

术后处理：患者术后常规应用抗感染及抗凝治疗。术后第1天即开始连续被动活动，通常膝关节屈曲范围自0°~30°开始，每天增加10°。第2天开始股四头肌及直腿抬高训练，使足跟离床15cm，练习20次，每次坚持10~30秒，并开始进行主动肌肉收缩及关节活动练习。第3天鼓励患者行主动屈曲练习，禁忌被动活动，截骨未愈合前患膝关节屈曲不要超过110°。术后2~3周可持拐下地，但患肢不负重。术后6周开始部分负重，10~12周根据X线片骨愈合情况决定是否完全负重。需要强调的是，不应等截骨间隙骨重塑完成后再开始患肢完全负重和恢复正常生活，因为内侧间隙完全由新骨充填可能需要长达1年的时间。对于年轻患者，应在术后12~18个月截骨完全愈合后取出内固定物。

开放楔形胫骨高位截骨术适用于合并膝内翻畸形的膝关节内侧间室骨关节炎。合适的患者选择、精确的术前设计、恰当的内固定类型和良好的手术技术是该术式手术成功的关键。改变下肢力线，使内侧间室的负荷接近生理水平可以延缓过度负荷导致的关节面破坏进展，但力线过度外移会引起外侧间室的过度负荷，并有行走时双膝内侧碰撞的风险，因而建议内翻畸形进行一定程度的过度矫正，但不要超过5°。Tomofix锁定加压接骨板具有角度稳定的特点，并有一定弹性，可以提供良好的截骨端稳定性，促进截骨愈合，在治疗单间室骨关节炎方面可获得满意效果。

开放楔形胫骨高位截骨术治疗KOA可以减轻症状，延缓关节炎的进展，同时它可以利用正常关节软骨的有利条件，使正在退变的关节软骨得以部分修复。对于年龄较轻（60岁以下）、关节活动度良好、关节稳定性较好及活动能力较强的单间室关节退变的患者，不失是一种延缓或者避免人工膝关节置换的有效方法。

第二节 膝骨关节炎膝外翻截骨矫形术

一、适应证

股骨远端截骨矫形术的指征：当膝外翻超过12°~15°时，建议使用股骨远端内翻截骨术而不用胫骨近端内翻截骨术。膝关节外侧间隙骨关节炎较内侧发病率低，且多发生于女性患者，可能与女性骨盆较男性宽大有关，但未得到充分的实验证明。Coventry和Insall等认为，对膝外翻的KOA（图11-2-1）行胫骨高位截骨术效果不佳，术后膝关节间隙改变不明显，并有膝关节不稳定及疼痛症状，主张对膝外翻的KOA行股骨远端内翻截骨术，从而获得满意临床疗效。对于采取股骨远端内翻截骨术的膝外翻患者，需要术前拍双膝关节正侧位X线片以及双下肢全长片，并进行股骨畸形分析：①根据下肢力线（机械轴）确定患者为膝外翻畸形；②股骨近端以及股骨干无畸形，股骨机械轴和股骨关节面外侧夹角（股骨远端外侧角）<87°，提示外翻畸形位于股骨远端；③胫骨无畸形，即机械轴上胫骨近端机械轴内侧角在87°~90°内。股骨远端内翻截骨术指征：患者一般在65岁以下，股胫外翻角大于12°~15°，而关节线与水平线倾斜超过10°，胫骨外侧平台骨塌陷不超过5mm，膝关节至少可以屈曲90°，挛缩屈曲畸形不超过10°，无明显侧方移位。符合这些手术指征的患者并不太多。对于外翻畸形严重的老年人则行人工膝关节置换术。

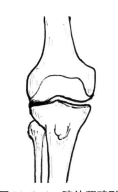

图11-2-1 膝外翻畸形

二、手术方法

行膝关节内侧切口，在肌间隔分开股直肌与股中间肌，显露股骨下段。向远侧推开而不切开髌上囊，直至显露股骨内髁基底部。为了达到股骨髁上计划的位置，做一个模板：①标示将要切除的楔形骨块的大小。②在没插入钢钉时，在用于内固定的"L"形钢板与外侧骨皮质表面之间，标出所需要的角度。在内固定时，钉尖应刚好穿过对侧骨皮质，以克氏针插入远端部分，并在X透视线下定好钢钉插入的位置、角度，在此针到达理想位置后作为钢钉的导针。插入钢板的刃部后以动力锯截断股骨。去掉基底向内侧的楔形骨块或截断股骨，使其近段的远端插入远段的髓腔后，使钢板与骨干靠紧，通过在合适位置放置钢板矫正所有的屈曲畸形，然后用螺钉将钢板固定于近端（图11-2-1，图11-2-2）。

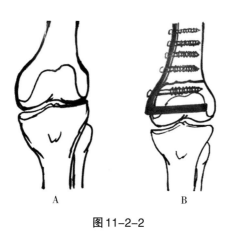

图 11-2-2

A.术前外侧间隙狭窄；B.术后外侧间隙恢复

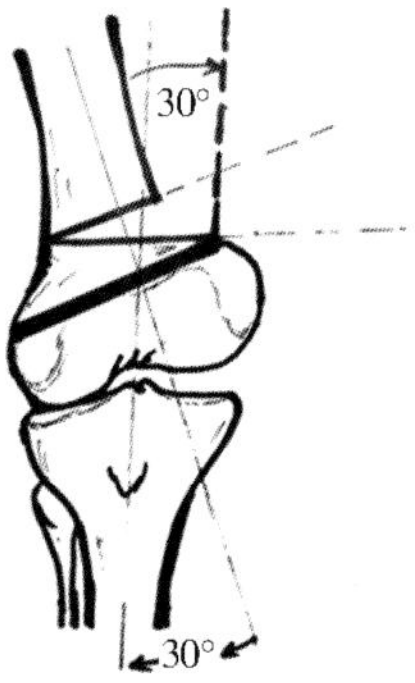

图 11-2-3 截骨角度原理

三、并发症

Edgerton 等的早期研究报道显示，膝外翻股骨内侧闭合截骨的并发症发生率较高，假关节形成占 25%，有 21% 的患者发生畸形矫正失效。Mathew 等的研究表明在围手术期中有 57% 患者发生各种并发症，包括 48% 的患者需要麻醉下推拿来改善膝关节活动度，19% 的患者发生不愈合或延迟愈合，10% 的感染率，5% 的内固定失效。这些并发症的发生都与早期研究中难以获得良好的截骨端稳定性相关。为了增加股骨远端截骨端的稳定性，可以从截骨端形态以及固定方式两方面入手。Van Heerwaarden 的研究表明，双平面截骨模式比单平面截骨的骨质接触面积更大，而且去除的楔形骨块体积也更小。实际上由于前方水平方向截骨线的存在，也使得截骨端在冠状面上更为稳定，即使是外侧合页部分断裂，也不容易发生截骨端的前后移位，使得术中操作更为安全、便捷。Brinkman 等的生物力学研究证实了，双平面比单平面截骨在轴向稳定性上更具优势，截骨后应用锁定接骨板固定同样能够获得很好的稳定性，不易发生畸形矫正失效，从而允许患者早期活动和负重。Edgerton 及 Mathew 等的研究都表明，使用早期的角钢板固定，需要在截骨端充分加压才能获得初始稳定性。近年来使用的锁定接骨板的角度稳定机制可以不用依赖接骨板和骨干间的静力摩擦来获得稳定性，术中操作简便，一定程度上也可以避免骨质愈合期间畸形矫正的失效。Freilings 等研究表明，60 例患者使用了类似的双平面截骨和锁定接骨板技术，57 例患者顺利愈合、3 例由于延迟愈合或不愈合进行了翻修手术，所以应用锁定接钢板未必能完全解决愈合问题。Forkel 等的研究中也有 1 例（共 23 例）患者由于外侧合页断裂出现了畸形矫正失效，需要行翻修手术，可能与术中外侧合页断裂以及患者的大量吸烟史相关。

外侧开放性股骨远端截骨后需要靠内侧软组织合页的连续性和接骨板的固定强度来对抗股骨上承受的扭转应力，发生延迟愈合或不愈合的风险相对较高，故多建议患者术后 2 个月避免负重。Madelaine 等的研究表明，29 例外侧开放截骨患者中，有 25 例术后获得了骨性愈合，1 例不愈合需手术处理，1 例延迟愈合未行手术，1 例早期固定失效，1例因膝关节僵硬行Judet松解术。此外，外侧入路截骨后，接骨板对外侧髂胫束的刺激较大，不过一旦截骨处骨质愈合，取出内固定后相关的刺激症状都能够消失，相关研究表明，有79%的患者因内固定刺激需取出接骨板。总体来说，目前股骨外侧开放截骨的临床应用还相对较少。虽然股骨内侧没有髂胫束这样的坚韧组织，但是股骨内侧Tomofix接骨板的远端前方容易在骨面上翘起，对于股骨前髁较小的患者尤为明显，Forkel等研究中，该问题的发生率为70%，不过接骨板刺激症状在内固定取出后均能消失。

四、术后处理

同胫骨近端截骨术后处理。

第三节　临床结果

胫骨高位截骨术治疗KOA的报道最早见于1958年，此后这种方法在Coventry、Jackson和Waugh的推广下大为流行，并随后出现了非常多的关于成功使用胫骨高位截骨术（High Tibial Osteotomy，HTO）治疗KOA的文献报道。这种手术方法的短期结果非常满意，满意率达80%~90%，但在术后6~10年，满意率则降至45%~65%。1999年吴海山报道49例胫骨高位截骨术后1~3年效果最好，而随着时间的推移其效果逐渐下降，但截骨术后5年，绝大多数患者比较满意，术后5年内优良率为87%，5年以后有56%的患者逐渐出现无痛性步行距离缩短，44%的患者需要间断口服非甾体抗炎药。1998年Mathews报道其病例术后1年优良率为86%，5年后为50%，术后9年降为28%。Insall报道94例胫骨高位截骨术后5年优良率为85%，9年及9年以上疼痛缓解率仅为37.5%。Coventry报道213例随访16年的病例，术后疼痛缓解率67.5%。显然，关于胫骨高位截骨术结果的报道之间存在着很大差异，而很多因素可能影响到手术结果，比如对患者的选择、手术技术是否达标等，这在过去40年中已经逐渐被证实。

目前研究认为截骨术要想取得长期、满意的效果需要在以下几个方面严格把关：患者年龄应小于60岁，关节成角畸形应小于12°，为单间室病变，韧带稳定以及术前关节活动范围应至少大于90°等。虽然影响胫骨高位截骨术后疗效的因素很多，如果排除病例选择的因素，其中主要原因以手术对畸形的矫正程度、术后矫正度丢失程度以及患者体重超标程度与远期疗效最为密切相关，这其中手术对畸形矫正的准确程度显然是决定手术效果的最重要的因素。而困难的恰恰是如何界定合适的手术后力线这一问题，有学者建议术后应保持外翻6°~14°，而Coventry等认为术后外翻8°或稍大一点，5~10年的随访结果优良率为94%，而矫形术后外翻为5°或更小时，5~10年的优良率仅为63%。

对于股骨远端截骨术来说，同胫骨高位截骨术一样，其临床效果的报道也存在着较大的差异。而病例的选择、精确的手术操作、良好的术后力线以及时间的推移，都会影响最后的临床效果。股骨远端截骨术后下肢合适的力线是术后获得长期良好临床结果的关键因素，但目前对矫形术后力线的最佳范围存在争议，多项研究认为对于股骨远端截骨术，应将FTA矫正到0°位。

参考文献

［1］赵定麟.骨科学新理论与新技术［M］.上海：上海科技教育出版社，1999.

［2］王予彬，王惠芳.关节镜手术与康复［M］.北京：人民军医出版社，2007.

［3］王亦璁.膝关节外科的基础和临床［M］.北京：人民卫生出版社，1999.

［4］Canale ST，Beaty JH.坎贝尔骨科手术学［M］.12版.北京：人民军医出版社，2016.

［5］Insall JH，Scott WN.膝关节外科学［J］.北京：人民卫生出版社，2006.

［6］周一新，郭万首.部分膝关节置换术［M］.北京：人民卫生出版社，2018.

［7］Insall JN，Joseph DM，Msika C. High tibial osteotomy for varus gonarthrosis. A long-term follow-up study［J］. J Bone Joint Surg Am，1984，66（7）：1040-1048.

［8］Floerkemeier S，Staubli AE，Schroeter S，et al. Outcome after high tibial open-wedge osteotomy：a retrospective evaluation of 533 patients［J］. Knee Surg Sports Traumatol Arthrosc，2013，21（1）：170-180.

［9］王亦进，郭新全.膝关节骨关节炎合并膝内翻胫骨高位截骨的治疗［J］.中华骨科杂志，2000，20（2）：92.

［10］Duivenvoorden T，Brouwer RW，Baan A，et al. Comparison of closing-wedge and opening-wedge high tibial osteotomy for medial compartment osteoarthritis of the knee：a randomized controlled trial with a six-year follow-up［J］. J Bone Joint Surg Am，2014，96（17）：1425-1432.

［11］Bode G，von Heyden J，Pestka J，et al. Prospective 5-year survival rate data following open-wedge valgus high tibial osteotomy［J］. Knee Surg Sports Traumatol Arthrosc，2015，23（7）：1949-1955.

［12］Brinkman JM，Luites JW，Wymenga AB，et al. Early full weight bearing is safe in open-wedge high tibial osteotomy［J］. Acta Orthop，2010，81（2）：193-198.

［13］Saragaglia D，Blaysat M，Inman D，et al. Outcome of opening wedge high tibial osteotomy augmented with a biosorb wedge and fixed with a plate and screws in 124 patients with a mean of ten years follow-up［J］. Int Orthop，2011，35（8）：1151-1156.

［14］周乙雄，姚力，康倩，等.胫骨高位截骨术治疗膝关节骨关节炎［J］.中华骨科杂志，1989，9（6）：4.

［15］张光铂，曹永廉.胫骨高位截骨术的远期疗效［J］.中华骨科杂志，1997，17（12）：4.

［16］Insall JN，Joseph DM，Msika C. High tibial osteotomy for varus gonarthrosis. A long-term follow-up study［J］. J Bone Joint Surg Am，1984，66（7）：1040-1048.

［17］Coventry MB. Proximal tibial osteotomy［J］. Orthop Rev，1988，17（5）：456-458.

［18］Hofmann AA，Wyatt RW，Jones RE. Combined Coventry-Maquet procedure for two-compartment degenerative arthritis［J］. Clin Orthop Relat Res，1984，（190）：186-191.

［19］Matthews LS，Goldstein SA，Malvitz TA，et al. Proximal tibial osteotomy. Factors that influence the duration of satisfactory function［J］. Clin Orthop Relat Res，1988，（229）：193-200.

［20］Coventry MB. Upper tibial osteotomy for osteoarthritis［J］. J Bone Joint Surg Am，1985，67（7）：1136-1140.

第十二章　膝骨关节炎的关节镜治疗

KOA会引起关节疼痛、积液、骨赘形成、挛缩变形以及半月板退行性损伤。关节镜治疗KOA是不可或缺的方法。自20世纪80年代中期以来，关节镜手术因比开放手术具有多种优势，已成为治疗关节病首选的手术方式。与开放手术相比，关节镜术后疼痛和肿胀较轻，感染和关节僵硬等并发症的风险较低，患者能够更快地恢复日常活动。1990年Burks提出，关节镜应用于KOA是为了识别和治疗局部病变以保膝，被大多数医生所接受，因此关节镜手术曾被广泛应用于治疗KOA。KOA的关节镜治疗包括灌洗、清理、半月板部分切除、游离体取出、软骨成形、微骨折、滑膜切除、骨赘磨除以及粘连松解等。

然而，关节镜手术对KOA的治疗效果一直存在争议。2002年，Moseley等的一项前瞻性随机对照研究称，关节镜手术组与非关节镜手术组相比，治疗效果没有差异。最近20年来，越来越多的证据对关节镜治疗KOA提出了质疑。目前公认关节镜手术主要用于关节内结构的修复与重建，不推荐KOA患者单纯进行关节镜治疗。手术适应证主要是半月板撕裂或游离体引起的机械性症状。如果保守治疗无效，关节镜仍是治疗早期KOA（没有下肢力线不良）的一种可选择的方法，以期推迟关节置换的时间。成功的治疗需要根据详细的病史、症状、物理检查和影像学检查进行准确的评估，了解手术的益处以及手术对病情进展的影响，严格把握手术指征。

一、KOA的关节镜手术方法

KOA的关节镜治疗主要包括关节镜下灌洗和清理术、半月板部分切除术以及软骨成形术。

1. 关节镜下灌洗和清理术

Magnuson于1974年首次描述了KOA的清理术，将其比喻为"打扫房间"，认为去除OA的所有机械性刺激产物可以消除患者的症状。该手术为切开手术，包括半月板切除术、滑膜切除术、骨赘切除术，骨去皮质多点钻孔术。Jackson提出关节灌洗对KOA有效。1981年Sprague首次使用关节镜清理治疗KOA。

关节镜下灌洗是在关节镜下用灌洗液冲洗关节内的炎症介质、软骨碎片或小的游离体（图12-1-1）。关节清理术包括清除软骨或半月板破损组织、软骨磨削、骨赘磨除和滑膜切除术。清理术的目的在于解除机械性症状（如膝关节交锁或卡阻），改善关节功能。由于灌洗和清理通常同时进行，因此很难将关节镜手术的成败归因于某种特定操作，有学者认为，关节镜治疗KOA的效果60%归功于关节灌洗。

关节镜下灌洗和清理可以去除关节内引起症状的蛋白水解酶、游离体、软骨碎片、半月板碎片和增生骨赘，并减轻滑膜炎症反应。目前认为关节镜下灌洗和清理可短期缓解症状，但其长期疗效并不满意，而且关节镜下灌洗和清理无法阻止病程的进展，甚至激进的清理可能会加剧患者的症状，加速OA的进展。

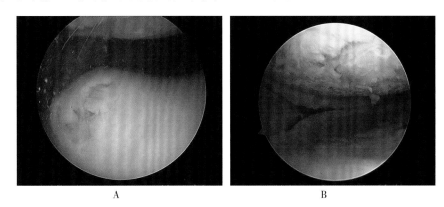

图12-1-1

A.KOA的关节镜下表现。股骨滑车内侧面可见局部软骨缺损并伴有剥脱的软骨碎片，周围关节腔内可见游离的微小软骨碎片；B.股骨内侧间室软骨退变，软骨下骨暴露

2. 半月板部分切除术 半月板部分切除术是将半月板组织破裂或不稳定的部分切除，使其边缘平整，半月板稳定，并尽可能保留正常的半月板组织。发现半月板退行性损伤时，必须决定是否需要切除，并确定切除的范围和程度。是否需要处理取决于半月板退行性损伤和临床症状的相关性。内侧半月板因退变而切除者较外侧半月板更多，与外侧半月板相比，内侧半月板游离缘磨损通常更严重，范围更大。损伤的内侧半月板更容易卡在股胫关节之间，引起关节疼痛和压痛，通常需行半月板部分切除术（图12-1-2）。

明确半月板退变的原因至关重要。如果患者有膝关节内翻畸形，单靠半月板切除术显然不能解决问题。ACL损伤引起的关节不稳定需行前交叉韧带重建。对半月板退行性损伤而言，相关的病变是决定半月板部分切除术预后的关键因素。

半月板退行性损伤可能继发于OA，需确定症状是由于OA本身还是半月板撕裂所引起。对半月板撕裂引起机械性症状的OA患者，半月板部分切除术可短期内缓解症状，然而，随着OA逐渐加重，关节镜手术的远期效果并不理想。半月板部分切除术后，膝关节的负荷可增加45%，进而加速OA的发展，最终需行人工关节置换。

Pearse和Craig提出半月板部分切除术并不会加速KOA的进展。相反，Rangger等人发现，284名半月板撕裂患者关节镜下半月板部分切除后，平均随访时间53.5个月，38%的内侧半月板撕裂患者和24%的外侧半月板撕裂患者术后KOA较术前进展明显。

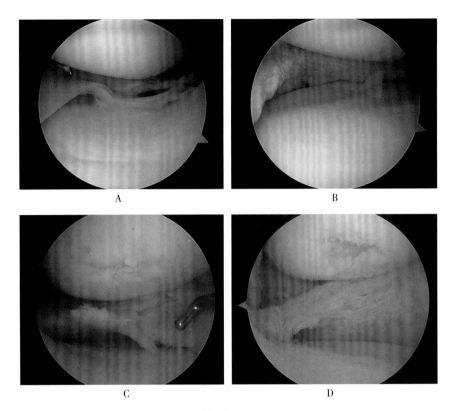

图 12-1-2

A. 关节镜下可见内侧半月板退行性损伤，半月板后 1/3 可见磨损的破裂瓣；B. 行半月板部分切除术，切除破裂瓣及退变的半月板组织，保留剩余未出现退变的正常半月板组织；C. 关节镜下可见股骨内髁软骨退变，内侧半月板后角退变破裂，破裂口延伸至滑膜缘；D. 去除剥离的软骨碎片，见暴露的软骨下骨，并行半月板全切术

研究表明，半月板部分切除术对 OA 的早期阶段比晚期阶段更为有效。Lotke 等人回顾了 101 例内侧半月板切除术的患者，90% 的患者近期效果良好，然而其中只有 21% 是中度至重度 KOA 患者。因此，术前 OA 的严重程度是影响半月板切除预后的一个重要因素。准确鉴别症状的来源对老年患者也很重要。McBride 等认为，术前存在的退行性病变会影响术后结果。Crevoisier 等人报道，术前软骨变性对治疗结果的影响大于年龄。Bonamo 等对 118 名患者进行了半月板部分切除术，对关节软骨未进行任何处理，分析结果不良的预后因素是女性、年龄 ≥60 岁以及既往存在退行性改变。Bin 等报道 68 名接受关节镜下内侧半月板切除术的 Outerbridge Ⅳ 级 OA 患者，平均 VAS 评分从术前 7.1 下降到术后 2.9，Lysholm 的平均评分从 65.7 上升到 82（P＜0.05），4 名患者（5.9%）平均 49.8 个月后接受了全膝关节置换术，认为半月板部分切除术可以改善 Outerbridge Ⅳ 级患者的半月板撕裂症状并推迟全膝关节置换术的时间。

半月板部分切除术无法阻止 OA 的进展，然而可以短期内缓解症状，不影响未来的其他手术。

3. 骨赘切除术　骨赘引起的临床症状因其在膝关节的位置而异。常见症状是髁间窝前方的伸直阻挡，以及屈伸膝关节时关节囊的牵拉和滑膜炎症，类似于半月板撕裂的症状。髌骨下极的骨赘主要以髌股关节疼痛为特征，骨赘有时可能是无症状的，有症状才是骨赘切除的指征。由于骨赘容易复发，手术切除只是对症治疗，只有当髌骨下极的骨赘严重损害股骨软骨时，才应切除或关节镜下磨除。对于髌股关节的骨赘，应首先进行保守治疗，如股四头肌的拉伸运动，在症状轻微的早期阶段可缓解症状（图12-1-3）。

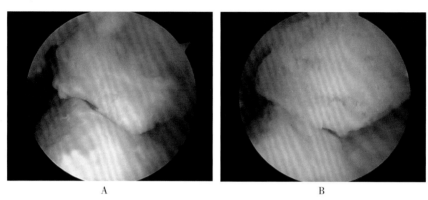

图12-1-3
A.髌骨内侧缘可见巨大骨赘增生；B.关节镜下对增生的骨赘予以切除

膝关节X线检查中，骨赘是OA患者最常见的表现。Cicuttini等探讨了关节空间狭窄和骨赘对膝关节的影响，提出骨赘的存在是膝关节疼痛的预警器，但没有证据表明骨赘本身是疼痛的原因。Sengupta等人报道，核磁共振成像中检测到的高信号骨赘与疼痛的存在、疼痛的严重程度或患者主诉的疼痛位置无关。然而Ozdemir等认为，长期膝关节疼痛OA患者的骨赘大小、位置和特征以及关节间隙狭窄与膝关节的运动范围相关。Fond等和Steadman等认为骨赘切除的结果满意，骨赘是膝关节屈曲挛缩的原因。故当骨赘是膝关节疼痛或活动范围受限（Range Of Motion，ROM）的主要原因时，可以考虑骨赘切除。

4. 软骨磨削成形术和钻孔 1986年，Johnson描述了关节镜下软骨磨削成形术的病理表现，观察到在没有穿透软骨的情况下，硬化病变中产生的皮质内缺损有小血管暴露。软骨下骨硬化性坏死的进展是，由于关节软骨全层缺失和软骨下骨暴露，局部新血管形成。

关节软骨磨削成形术和关节镜下钻孔是在暴露的软骨下骨中钻取1~2mm深的小孔来刺激出血和纤维软骨生成，形成的血凝块可化生为纤维修复组织，重塑关节软骨缺损部位。这种关节镜下辅助软骨再生技术操作并不困难，但再生的纤维软骨内在功能有限。纤维软骨不如透明软骨，因为它很容易被少量的蛋白聚糖分解，而且纤维软骨组织表面不稳定且不均匀，机械负荷较低，随着时间的推移容易磨损，因此可能中长期随访结果不佳。浅表磨削可产生纤维骨软骨愈合，而不会广泛破坏骨质的完整性，过度磨削可能会侵入软骨下骨板并破坏关节的稳定性，导致机械轴变形。对力线不良者，由于生物力学改变及原始透明软骨在这些作用力下破坏，不建议将关节清理或软骨磨削成形术作为单一的手术方式。

5. 微骨折术 Steadman基于类似磨削和钻孔的方法，首先介绍了微骨折技术。微骨折手术需使用特殊器械，在关节镜下直观地评估软骨缺损后，将暴露的软骨下骨附近所有不稳定的软骨去除，使软骨缺损区周围有一个稳定的边缘，这一步骤对术后效果至关重要。在清理病变的软骨后，使用微骨折锥在暴露的软骨下骨中每平方厘米钻取3~4个深度为4mm的孔道。释出的骨髓细胞和血液结合在一起形成一个"超级血凝块"，完全覆盖软骨缺损区域。这种富含骨髓的血凝块是新组织形成的基础，而微骨折技术制备的粗糙骨面，使血凝块更容易粘附（图12-1-4）。

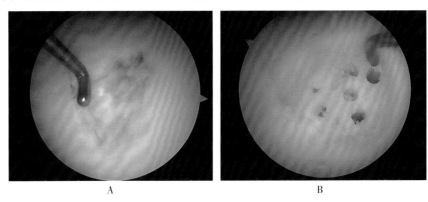

图12-1-4

A.股骨内髁软骨退变，软骨下骨裸露，表面可见少量纤维软骨；B.裸露的软骨下骨行微骨折

Steadman认为，使用微骨折锥的好处是最大限度地降低了软骨热坏死的风险，保持了软骨下骨的形状，并通过在软骨下骨上形成粗糙的表面来促进血凝块的形成。结果表明，75%的患者在3~5年的随访中得到了改善。1994年，Rodrigo报道微骨折术后非负重活动6~8周及持续被动活动训练（Continuous Passive Motion，CPM），可促进软骨缺损的修复。然而，微骨折术治疗有症状的KOA或软骨广泛退变的老年患者的效果不佳。

微骨折的禁忌证包括：软骨严重退变，缺损区周围软骨变薄，以及高龄（60~65岁）患者。这些因素可导致微骨折术后纤维软骨的凝聚状态难以维持。

随着生物材料的进步，出现了自体基质诱导软骨再生（Autologous Matrix-induced Chondrogenesis，AMIC）与微骨折相结合的新技术。AMIC的目的是将生物材料填充到微骨折部位以获得机械性稳定，尽可能多地保留软骨缺损区域形成的纤维蛋白凝块中骨髓间充质干细胞的多种功能。生物材料主要作用是保持稳定性，直到新形成的软骨组织稳定下来，并在完成任务后自然降解和溶解。

磨削软骨成形术和微骨折术常用于治疗关节软骨损伤，二者都是暴露软骨下骨，促进纤维软骨愈合。这两种手术的患者选择非常重要，适合相对年轻人群的关节软骨损伤，疗效会随着年龄的增长而显著下降，因此不适用于关节软骨广泛退变的KOA患者。自体软骨细胞移植、自体骨软骨移植、骨膜或周围软骨移植是更为先进的方式，但不适用于终末期OA患者。

6. 激光软骨成形术和软骨热成形术 关节镜下软骨成形术的目的不是促进关节软骨的再生，而是切除病变软骨，以防残留的软骨层遭受进一步的机械性损伤。使用刨刀进行软骨成形可能会增加损伤区域关节面的粗糙程度，或有过多切除软骨的风险，而激光软骨成形可避免这些缺点。但由于费用高昂以及热效应导致软骨下骨坏死的风险，激光软骨成形术的临床应用并不广泛。近年来，多使用射频（Radio Freguency，RF）修整和稳定关节软骨的病变，射频发生器是经济热源，非常安全（图12-1-5）。目前已经开发了两种类型的射频探针：单极和双极。单极射频从探针尖端通过组织传递到放置于远处的皮肤电极，由于人体组织的电阻，这种能量可迅速消散。双极射频仅在尖端和能量弧周围对探头上包含的第二个电极产生影响。

Kaplan和Uribe报道，在体外使用双极射频进行软骨成形术后，在治疗的软骨缺损中保留了正常的软骨细胞，胶原蛋白或微结构没有任何变化。Turner等人证明，在绵羊模型中，与传统刨刀相比，双极射频可使软骨表面更平滑。而Kaab等人描述，在动物模型中使用射频24周后，正常软骨出现损害。Hogan和Diduch报告了1例部分软骨损伤射频治疗后，软骨损伤进行性加重的病例。射频治疗的结果可能因能量水平、输送时间、病变的临床状态和电极类型而异，目前对治疗效果和并发症尚未达成共识。软骨热成形术必须谨慎使用，特别是在正常关节软骨周围和关节内温度上升的情况下。研究表明，使用软骨热成形术的直接不良反应较少，但有关其功效和安全性的证据质量仍然较低。

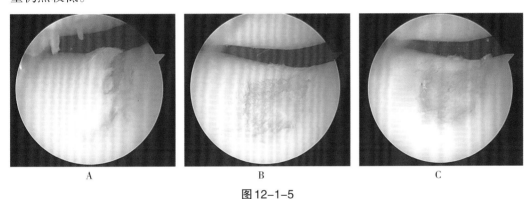

图12-1-5

A.股骨滑车中央软骨退变，可见软骨剥脱，软骨下骨裸露；B.刨刀清除剥脱的软骨；C.射频修整和稳定退变区域周围的软骨

二、临床效果

在OA的病理生理学中，关节疼痛的原因尚未完全了解，多认为滑膜炎症是疼痛的主要机制。滑膜炎症通常由软骨碎屑、半月板破裂组织刺激滑膜所产生。此外，因透明软骨的磨损和半月板撕裂而导致软骨不规则可能会导致关节不适，甚至限制关节活动。

关节镜治疗OA的理论基础是消除诱因，包括去除游离体或漂浮的碎片，去除增生的炎性滑膜及滑液，切除损伤的半月板。但这些手段的治疗效果并不肯定，根本原因是透明软骨没有再生能力，而通过纤维软骨的修复来恢复正常的膝关节功能几乎是不可能的。

2002年，在Moseley等发表的一项随机对照研究中，作者比较了1995~1998年期间180例KOA患者关节镜灌洗、关节镜清理和空白关节镜检查三组的结果。三组都表现出早期的疼痛缓解，但组间没有统计学差异。因此，他们得出结论，在治疗OA时，关节镜清理和灌洗的效果并不比空白组关节镜检查更好。Kirkley等进行了一项随机对照研究，比较单独康复治疗和关节镜清理与康复治疗相结合的患者临床结果。结果显示，早期关节镜治疗组的症状改善更好，但在开始治疗3个月后没有表现出差异。此外，两组之间的疼痛和功能评分没有差异。这些研究表明，在治疗OA方面，关节镜清理并不比非手术干预更好。

Herrlin等的一项随机对照研究中，将96名45~64岁，在MRI上被诊断为OA伴有半月板撕裂并有膝关节疼痛症状的患者随机分为两组，一组行单纯康复训练，另一组行部分半月板切除术与康复训练相结合，评估治疗效果。结果显示，两组间在疼痛和功能方面没有差异。尽管进行了非手术干预，但有30%的持续疼痛患者改为手术治疗，其临床结果与开始就接受手术治疗的患者相似。因此，这项研究建议对症状与半月板撕裂相关的KOA患者进行手术治疗。而Meteor和Yim等的随机对照研究中，应用关节镜和非手术治疗有症状的半月板撕裂患者。与Herrlin等人的研究结果相比，在疼痛和功能评分上没有差异。

根据Pots等和Kim等的报道，尽管在美国和其他国家膝关节镜手术量在持续增加，但Moseley等的研究结果显示，关节镜治疗KOA的手术量在近20年以来持续下降。

三、临床指南

2007年，国家临床卓越研究所（National Institute for Clinical Excellence，NICE）提出了关节镜治疗KOA指南，由于其疗效存在争议，强调选择合适的患者，建议对关节内游离体或半月板撕裂引起膝关节交锁症状的患者进行手术。美国骨科医师协会（American Academy of Orthopaedic Surgeons，AAOS）提供的OA治疗指南中，对于主要诊断为KOA有症状的患者，不建议使用灌洗和（或）清理的关节镜手术（推荐强度：强）；对于半月板撕裂的OA患者，不建议进行关节镜下半月板部分切除术（推荐强度：不确定）。

多项研究讨论了关节镜清理手术的适应证，包括：关节积液、关节压痛、卡阻或交锁等机械症状、加重的急性创伤相关症状、关节内游离体、没有力线不良的早期OA，以及多发或体积较大的骨赘。预后因素包括：受累关节的临床症状、机械性症状、发病持续时间、半月板撕裂、关节活动度、下肢力线、关节间隙狭窄情况、年龄、体重和吸烟等。

医生应向患者充分说明，关节镜治疗KOA的目标不是治愈疾病，而是缓解症状。如果关节内存在游离体、关节软骨瓣或半月板撕裂，发生卡阻或交锁等机械性症状，或由于髌骨下的极大骨赘引起髌股关节撞击、髁间窝骨赘增生造成伸直受限、关节内韧带损伤引起关节不稳定，则关节镜治疗有助于OA患者的症状改善。

四、小结

关节镜治疗KOA的疗效可能会受到OA发展状态的影响，不能将其作为KOA的主要治疗方式。在充分保守治疗症状仍不缓解的情况下，可谨慎考虑关节镜清理。严格掌握手术指征对于成功治疗KOA非常重要，关节镜治疗KOA的手术指征包括：早期OA伴有急性创伤、关节内游离体、半月板撕裂引起机械性症状。晚期OA、力线不良、关节不稳定和关节挛缩的临床结果并不乐观。为了获得良好的疗效，根据症状、体征和影像学资料准确评估至关重要。此外，关节镜手术可以短期改善症状，并有助于推迟全膝关节置换术的时间。医生和患者都应该了解，关节镜手术对KOA没有长期疗效，不能改变OA的进展。

参考文献

［1］Koff RS, Dart RC. Osteoarthritis of the knee［J］. N Engl J Med, 2006, 354（23）: 2508-2509.

［2］Bigony L. Arthroscopic surgery: a historical perspective［J］. Orthop Nurs, 2008, 27（6）: 349-354, 355-356.

［3］Treuting R. Minimally invasive orthopedic surgery: arthroscopy［J］. Ochsner J, 2000, 2（3）: 158-163.

［4］Burks RT. Arthroscopy and degenerative arthritis of the knee: a review of the literature［J］. Arthroscopy, 1990, 6（1）: 43-47.

［5］Magnuson PB. The classic: joint debridement: surgical treatment of degenerative arthritis［J］. Clin Orthop Relat Res, 1974（101）: 4-12.

［6］Schonholtz GJ. Arthroscopic debridement of the knee joint［J］. Orthop Clin North Am, 1989, 20（2）: 257-263.

［7］Jackson RW. The role of arthroscopy in the management of the arthritic knee［J］. Clin Orthop Relat Res, 1974（101）: 28-35.

［8］Sprague NF. Arthroscopic debridement for degenerative knee joint disease［J］. Clin Orthop Relat Res, 1981,（160）: 118-123.

［9］Livesley PJ, Doherty M, Needoff M, et al. Arthroscopic lavage of osteoarthritic knees［J］. J Bone Joint Surg Br, 1991, 73（6）: 922-926.

［10］Edelson R, Burks RT, Bloebaum RD. Short-term effects of knee washout for osteoarthritis［J］. Am J Sports Med, 1995, 23（3）: 345-349.

［11］Goldman RT, Scuderi GR, Kelly MA. Arthroscopic treatment of the degenerative knee in older athletes［J］. Clin Sports Med, 1997, 16（1）: 51-68.

［12］Pearse EO, Craig DM. Partial meniscectomy in the presence of severe osteoarthritis does not hasten the symptomatic progression of osteoarthritis［J］. Arthroscopy, 2003, 19（9）: 963-968.

［13］Rangger C, Klestil T, Gloetzer W, et al. Osteoarthritis after arthroscopic partial meniscectomy［J］. Am J Sports Med, 1995, 23（2）: 240-244.

［14］Lotke PA, Lefkoe RT, Ecker ML. Late results following medial meniscectomy in an older population［J］. J Bone Joint Surg Am, 1981, 63（1）: 115-119.

［15］McBride GG, Constine RM, Hofmann AA, et al. Arthroscopic partial medial meniscectomy in the older patient［J］. J Bone Joint Surg Am, 1984, 66（4）: 547-551.

［16］Crevoisier X, Munzinger U, Drobny T. Arthroscopic partial meniscectomy in patients over 70 years of age. Arthroscopy, 2001, 17（7）: 732–736.

［17］Bin SI, Lee SH, Kim CW, et al. Results of arthroscopic medial meniscectomy in patients with grade IV osteoarthritis of the medial compartment［J］. Arthroscopy, 2008, 24（3）: 264-268.

［18］Cicuttini FM, Baker J, Hart DJ, et al. Association of pain with radiological changes in different compartments and views of the knee joint［J］. Osteoarthritis Cartilage, 1996, 4（2）: 143-147.

［19］Sengupta M, Zhang YQ, Niu JB, et al. High signal in knee osteophytes is not associated with knee pain［J］. Osteoarthritis Cartilage, 2006, 14（5）: 413-417.

［20］Ozdemir F, Tukenmez O, Kokino S, et al. How do marginal osteophytes, joint space narrowing and range of motion affect each other in patients with knee osteoarthritis［J］. Rheumatol Int, 2006, 26（6）: 516-522.

［21］Fond J, Rodin D, Ahmad S, et al. Arthroscopic debridement for the treatment of osteoarthritis of the knee: 2- and 5-year results［J］. Arthroscopy, 2002, 18（8）: 829-834.

［22］Steadman JR, Ramappa AJ, Maxwell RB, et al. An arthroscopic treatment regimen for osteoarthritis of the knee［J］. Arthroscopy, 2007, 23（9）: 948-955.

［23］Johnson LL. Arthroscopic abrasion arthroplasty historical and pathologic perspective: present status［J］. Arthroscopy, 1986, 2（1）: 54-69.

［24］Bert JM. Role of abrasion arthroplasty and debridement in the management of osteoarthritis of the knee［J］. Rheum Dis Clin North Am, 1993, 19（3）: 725-739.

［25］Rand J. Arthroscopy and articular cartilage defects［J］. Contemp Orthop, 1985, 11: 13–30.

［26］Steadman JR, Rodkey WG, et al. Microfracture technique forfull-thickness chondral defects: Technique and clinical results［J］. Operative Techniques in Orthopaedics, 1997, 7（4）.

［27］Rodrigo JJ, Steadman JR, Silliman JF, et al. Improvement of full-thickness chondral defect healing in the human knee after debridement and microfracture using continuous passive motion［J］. The American journal of knee surgery, 1994, 7: 109-116.

［28］Jackson RW. Arthroscopic surgery and a new classification system［J］. Am J Knee Surg, 1998, 11（1）: 51-54.

［29］Grifka J, Boenke S, Schreiner C, et al. Significance of laser treatment in arthroscopic therapy of degenerative gonarthritis. a prospective, randomised clinical study and experimental research［J］. Knee Surg Sports Traumatol Arthrosc, 1994, 2（2）: 88-93.

［30］Garino JP, Lotke PA, Sapega AA, et al. Osteonecrosis of the knee following laser-assisted arthroscopic surgery: a report of six cases［J］. Arthroscopy, 1995, 11（4）: 467-74.

［31］Kaplan L, Uribe JW. The acute effects of radiofrequency energy in articular cartilage: an in vitro study［J］. Arthroscopy, 2000, 16（1）: 2-5.

［32］Turner AS，Tippett JW，Powers BE，et al. Radiofrequency（electrosurgical）ablation of articular cartilage：a study in sheep［J］. Arthroscopy，1998，14（6）：585-591.

［33］Kääb MJ，Bail HJ，Rotter A，et al. Monopolar radiofrequency treatment of partial-thickness cartilage defects in the sheep knee joint leads to extended cartilage injury［J］. Am J Sports Med，2005，33（10）：1472-1478.

［34］Hogan CJ，Diduch DR. Progressive articular cartilage loss following radiofrequency treatment of a partial-thickness lesion［J］. Arthroscopy，2001，17（6）：24.

［35］Siparsky P，Ryzewicz M，Peterson B，et al. Arthroscopic treatment of osteoarthritis of the knee：are there any evidence-based indications?［J］. Clin Orthop Relat Res，2007，455：107-112.

［36］Baumgaertner MR，Cannon WD Jr，Vittori JM，et al. Arthroscopic debridement of the arthritic knee［J］. Clin Orthop Relat Res，1990，（253）：197-202.

［37］Moseley JB，O'Malley K，Petersen NJ，et al. A controlled trial of arthroscopic surgery for osteoarthritis of the knee［J］. N Engl J Med，2002，11；347（2）：81-88.

［38］Kirkley A，Birmingham TB，Litchfield RB，et al. A randomized trial of arthroscopic surgery for osteoarthritis of the knee［J］. N Engl J Med，2008，359（11）：1097-1107.

［39］Herrlin S，Hållander M，Wange P，et al. Arthroscopic or conservative treatment of degenerative medial meniscal tears：a prospective randomised trial［J］. Knee Surg Sports Traumatol Arthrosc，2007，15（4）：393-401.

［40］Katz JN，Brophy RH，Chaisson CE，et al. Surgery versus physical therapy for a meniscal tear and osteoarthritis［J］. N Engl J Med，2013，368（18）：1675-1684.

［41］Yim JH，Seon JK，Song EK，et al. A comparative study of meniscectomy and nonoperative treatment for degenerative horizontal tears of the medial meniscus［J］. Am J Sports Med，2013，41（7）：1565-1570.

［42］Potts A，Harrast JJ，Harner CD，et al. Practice patterns for arthroscopy of osteoarthritis of the knee in the United States［J］. Am J Sports Med，2012，40（6）：1247-1251.

［43］Kim S，Bosque J，Meehan JP，et al. Increase in outpatient knee arthroscopy in the United States：a comparison of National Surveys of Ambulatory Surgery，1996 and 2006［J］. J Bone Joint Surg Am，2011，93（11）：994-1000.

［44］NICE Guidance. Arthroscopic knee washout，with or without debridement，for the treatment of osteoarthritis［EB/OL］.［2007］. www. nice.org.uk/guidance/ipg230.

［45］Jevsevar DS. Treatment of osteoarthritis of the knee：evidence-based guideline，2nd edition［J］. J Am Acad Orthop Surg，2013，21（9）：571-576.

［46］Aaron RK，Skolnick AH，Reinert SE，et al. Arthroscopic debridement for osteoarthritis of the knee［J］. The Journal of Bone and Joint Surgery，2006（5）：88.

［47］Stuart MJ，Lubowitz JH. What，if any，are the indications for arthroscopic debridement of the osteoarthritic knee?［J］. Arthroscopy：The Journal of Arthroscopic & Related Surgery，2006，6（3）：169-170.

［48］Spahn G，Mückley T，Kahl E，et al. Factors affecting the outcome of arthroscopy in medial-compartment osteoarthritis of the knee［J］. Arthroscopy，2006，22（11）：1233-1240.

［49］Dearing J，Nutton RW. Evidence based factors influencing outcome of arthroscopy in osteoarthritis of the knee［J］. Knee，2008，15（3）：159-163.

［50］Howell SM. The role of arthroscopy in treating osteoarthritis of the knee in the older patient［J］. Orthopedics，2010，33（9）：652.

［51］Sgaglione NA，Chen E，Bert JM，et al. Current strategies for nonsurgical，arthroscopic，and minimally invasive surgical treatment of knee cartilage pathology［J］. Instr Course Lect，2010，59：157-180.

第十三章　人工膝关节置换术

第一节　概　述

20世纪60年代末，一位加拿大医生Frank Gunston发明了一种多心型膝关节假体，并且首次采用骨水泥来固定，现代人工膝关节置换术的历史由此才真正开始。1972年John Insall提出的全髁置换是目前人工全膝关节置换（Total Knee Arthroplasty，TKA）的雏形，这也是人工膝关节置换首次采用特殊的设备来达到精确的截骨和安装假体。之后，随着人们对膝关节生物力学研究的不断深入，人工膝关节假体设计理念不断更新和假体材料的不断完善，假体的重心也从单纯的铰链式更多地转移到了半限制型和非限制型假体。经过60余年的发展，目前TKA手术已经被认为是治疗终末期或严重KOA的最有效、最成功的手术之一。据统计，近年来我国人工膝关节置换量约为每年36万例，并随着国产假体的研制与生产，国产人工膝关节的植入量大幅增长，且包括全膝、单髁和髌股关节等各种类型的假体。同时，随着人工智能（Artificial Intelligence，AI）时代的到来，人工膝关节置换手术可以做到个体化、数字化和精准化，目前TKA手术可实现AI技术主要有3种，分别是个性化截骨工具（Patient-Specific Instrumentation，PSI）技术、计算机辅助导航（Computer-Assisted System，CAS）技术和关节置换手术机器人（Robot Surgery，RS），PSI、CAS、RS都能对股骨和胫骨的三维空间进行精确定位，从而显示出其在人工膝关节置换术中的优越性。

膝关节置换手术治疗KOA的目标是解除膝关节疼痛、改善膝关节功能、纠正膝关节畸形并获得长期稳定。老年性KOA占膝关节置换手术的最大比例，站立位时X线片显示膝关节间隙已明显狭窄和（或）伴有膝关节内翻、外翻和屈曲挛缩畸形，已明显影响膝关节活动和生活能力，经保守治疗不能改善症状，"保膝"手术亦不能解决问题，故膝关节置换手术是最终选择。对单间室OA可考虑进行单髁置换术，对经胫骨高位截骨术后仍不能改善症状的单间室OA也可施行膝关节置换手术。

尽管膝关节置换手术可以获得较为理想的功能恢复效果，但由于膝关节假体在机械磨损及多次翻修等方面的问题并未彻底解决，因此，严格地掌握手术适应证和考虑手术患者的年龄依然是十分重要的。近年来，由于翻修手术在假体设计和技术上的可行性，年龄不再是选择膝关节置换手术的绝对指征，但对年轻患者的膝关节置换手术仍应考虑到二次手术的条件。

第二节　全膝关节置换术

TKA假体分为非限制型、半限制型、限制型、旋转铰链型和纯铰链型几种，应根据韧带和膝稳定情况选择使用。本节主要讲述初次最基本的TKA手术，即非限制型表面置换TKA手术。随着膝关节生物力学研究的不断深入，人工膝关节假体设计理念不断更新，TKA手术技术日趋成熟，手术效果得到肯定，是治疗严重KOA最有效、最成功的手术之一。目前非限制型表面置换TKA假体主要分两种，一种是后交叉韧带保留型（Posterior Cruciate Ligament Retaining，CR）假体，一种是PCI不保留后稳定型（Posterior Stabilized，PS）假体。两种假体的设计理念不同，但大量文献显示，长期随访的临床应用效果无明显差异。本节主要以PS假体为例进行介绍（图13-2-1）。

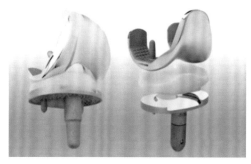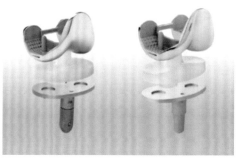

A B

图13-2-1
A. CR假体；B. PS假体

一、适应证及禁忌证

1. 适应证　严重KOA膝关节疼痛、不稳、畸形，日常生活活动严重障碍，经过保守治疗无效或效果不显著的中老年患者是TKA手术的适应证，主要包括：①原发或继发性严重KOA；②膝关节具有一定的活动度，而非完全僵直，一般要求活动度至少为30°；③X线片示：影像学K-L为Ⅲ级或Ⅳ级；MRI示：软骨广泛Ⅳ°或Ⅴ°退变；④病变累及双间室或者三间室，而非仅限于某一间室的退变；⑤膝关节畸形明显，但关节无明显失稳，内外侧副韧带稳定性良好。

2. 禁忌证　TKA的禁忌证主要有：①高龄患者（＞90岁），或内科疾病较多，身体无法耐受手术的患者；②膝关节局部或全身有活动性感染者；③皮肤条件差，影响手术者；④严重骨质疏松者、重症肌无力患者，肌力＜4级；⑤膝关节周围软组织覆盖不满意；⑥明显的髌韧带功能不全或者伸膝装置功能不全；⑦继发于肌无力的反屈畸形；⑧无痛、功能良好的膝关节。

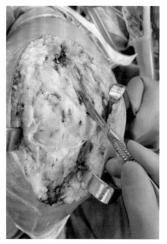

图13-2-2　内侧髌旁入路

二、手术入路

1. 髌旁内侧入路　髌旁内侧入路是最常用的入路。采用跨越髌骨的膝前正中切口，长度约15~20cm。膝关节取屈曲位，近端切口于股四头肌肌腱中内1/3、股内侧肌与股直肌肌腱交界处纵行切开，沿髌骨内侧缘向内侧呈弧形，应注意保留髌骨缘约0.5cm的腱膜组织，以利于术后缝合关闭关节囊，见图13-2-2。远端继续沿髌腱内侧缘切开，止于胫骨结节内侧。切开关节囊，伸直膝关节，使髌骨外翻，再屈曲膝关节，即可显露整个膝关节腔。

该入路的优点：①操作难度小，很容易掌握；②手术视野能够得到充分暴露；③术中引起股骨、胫骨操作失误的机会少。其缺点在于：①该入路改变了髌骨原有的轨迹，增加了髌骨脱位、半脱位发生的风险；②破坏了膝关节原有的伸膝装置，术后功能恢复相对困难；③破坏了髌骨上部分的血供，引起髌骨缺血、坏死的并发症概率增大。

2. 股内侧肌下入路 股内侧肌下入路也是常用的TKA手术入路之一。皮肤近端切口起自于大腿远端正中偏内侧约2cm处，远端切口止点于胫骨结节内侧。采用钝性分离的方式，依次分开深筋膜、肌肉，将Hohmann拉钩插入股骨外侧，使整个股四头肌连同髌骨向外侧暴露，切开关节囊，屈曲膝关节，即可暴露关节腔。

该入路的优点：①股四头肌的完整性未遭到破坏，保留了原有的伸膝装置，术后恢复更快；②有效保留了髌骨上半部分的血供，减小了对髌骨的影响；③与其他入路相比，该入路并未增加手术时间。

其缺点在于：①手术视野的暴露相对有限，不利于肥胖及膝关节翻修手术的患者；②该入路对髌韧带张力的要求较高，增加了髌骨外翻的难度及髌韧带下端止点部分撕脱的风险。

3. 髌旁外侧入路 髌旁外侧入路适用于严重外翻膝。取膝关节髌旁外侧纵行直切口，近端切口于股四头肌肌腱中外1/3、股外侧肌与股直肌肌腱交界处纵行切开，远端止于胫骨结节外侧。髌骨外侧支持带切口仍位于髌骨外缘外侧，保留髌骨缘约0.5cm的软组织以备关闭关节囊。注意此层不应切透，至其一半深度的时候，即向外侧分离，最终将外侧支持带冠状面劈为两层。外翻畸形的膝关节畸形矫正后，该分离的两层即可错层缝合关闭关节囊。如术中评估髌下软组织缺少时，也可将髌下脂肪垫做相同处理覆盖髌下部分关节腔。

在行TKA手术中，还有一些可以改善膝关节显露的方法，如经股内侧肌入路、股四头肌劈开法、三向量法等，这些方法临床运用较少，本书不予讨论。

三、手术技术

1. 术前准备 术前拍摄膝关节正侧位、30°髌骨轴位、双下肢全长X线片。明确股骨和胫骨畸形情况，决定髓内或者髓外定位截骨。

2. 术野暴露 手术技术以手术步骤为顺序进行讲解，以普通TKA手术和PS假体为例。取仰卧位，正中切口，髌旁内侧入路，充分暴露膝关节。

显露的技术要点如下：①按照内中外的顺序进行显露；②首先显露内侧，剥离胫骨结节内侧止点旁的软组织，直到骨膜，减少手术显露过程中髌韧带横向撕裂的风险，注意内侧显露范围不超过内侧胫骨平台远端2cm，见图13-2-3，切除内侧半月板；③切断髌股韧带，利于顺利翻开髌骨，切除前后交叉韧带（CR假体要保留后交叉韧带）；④纵向切除部分髌下脂肪垫，切除妨碍显露胫骨平台的部分，切除外侧半月板，见图13-2-4；⑤咬除股骨周围增生的骨赘，切除滑膜组织防止术后滑膜的嵌顿，为后续手术步骤做好准备。

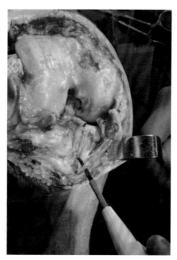

图 13-2-3　内侧显露范围不超过内侧
胫骨平台远端2cm

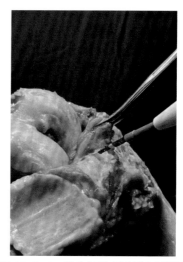

图 13-2-4　纵向切除部分髌下脂肪垫，
注意髌韧带的脂肪覆盖

3. 截骨技术　目标：合适尺寸的假体，良好的软组织平衡，屈伸间隙的对等，正常的下肢力线，理想的髌骨轨迹。

（1）股骨截骨技术

①股骨定位：目前常用的是股骨髓内定位。其特点是：稳定性高，重复性强，但定位主观性较强，存在一定的误差。开髓点：股骨髁间窝中点内侧，PCL髁间窝止点前方约1.0cm处，见图13-2-5。操作时，注意内翻膝偏中，外翻膝相对偏内。开髓点位置误差，会导致截骨内外翻差异。如果开髓点碰到外侧皮质，外翻角度会减小；如果碰到内侧皮质，外翻角度会增加。如果股骨畸形或者髓腔过宽，则考虑髓外定位，目前常用的髓外定位技术包括PSI、CAS和RS，适用于股骨发育畸形、骨髓腔内有内固定物、骨折后股骨畸形愈合等，具有骨髓腔破坏小、出血少、恢复快的特点。

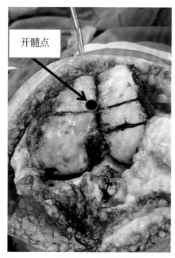

开髓点

图 13-2-5　开髓点（图中黑点）位于
后交叉韧带止点前1.0cm

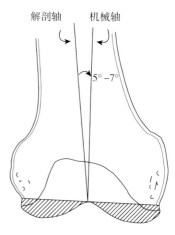

解剖轴　机械轴

5°～7°

图 13-2-6　外翻角度

②股骨远端截骨：股骨远端截骨为术中截骨第一刀，操作尤为重要。通常，股骨远端截骨需垂直于机械轴，截骨器械的外翻角度定于5°～7°，一般定位6°，见图13-2-6。但是，严重外翻膝应适当减小外翻角，一般于4°～5°截骨。严重内翻膝可适当增加外翻角度，一般于7°～8°截骨。截骨厚度要和股骨假体所替代的骨量相当，一般为9~11mm，也有学者取8~10mm，但9~11mm的截骨量比较合适，因为目前假体的远端髁厚度基本均为9mm，见图13-2-7、图13-2-8。截骨后股骨远端截骨面最好的形态是蝴蝶形，中间少许相连，见图13-2-8。若术前膝关节有严重屈曲挛缩，可适当增加远端髁截骨量，以帮助纠正屈曲畸形，一般最多增加2mm，可以平衡由于PCL切除而增大的屈曲间隙，同时增加了伸直间隙；若术前膝关节有过伸，则减少远端髁截骨量或用骨水泥填充，以减小伸直间隙。注意操作过程中，应保护好内外侧副韧带。

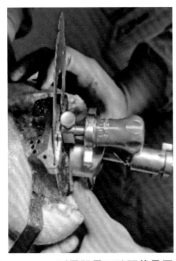

图13-2-7　测量股骨远端髁截骨厚度

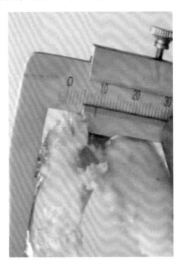

图13-2-8　股骨远端截骨面

③股骨前后髁截骨：股骨前后截骨决定着股骨假体的旋转对线以及屈曲间隙的平衡，通常将股骨外旋定位于3°，见图13-2-9。若股骨假体外旋过多，将引起股骨内侧髁后髁截骨量增大，屈曲时内侧间隙增大，导致屈曲位不稳定；若股骨假体内旋，将导致髌骨外侧支持带张力过大，造成髌骨向外侧倾斜，引起髌股关节不稳，髌骨容易向外侧脱位。外旋定位原则：严重膝内翻增加外旋，一般4°～5°，无明显内外翻的膝关节常规给予3°外旋。

通常可以用下列几种方法判断股骨远端的旋转对线：a.以股骨内外上髁轴（Transepicondylar Axis，TEA）线确定，确定并标记股骨内外上髁的最高点，作连线，又称Insall线，股骨后髁截骨后截骨面与TEA或Insall线平行。b.以股骨前后轴确定，股骨后髁平面截骨线应垂直于股骨前后轴。c.以股骨后髁（Posterior Condyle，PC）线做参考，截骨后股骨内髁厚度较股骨外髁厚，内侧髁厚度约是外侧髁厚度的1倍，即是股骨远端外旋。d.以胫骨平台截骨面做参考，先行胫骨平台截骨，为使股骨远端外旋，截骨后股骨后髁截骨面需平行胫骨近端截骨面，见图13-2-10。

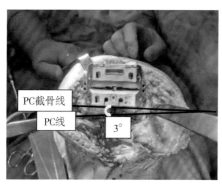

图 13-2-9　股骨前后髁截骨目视图

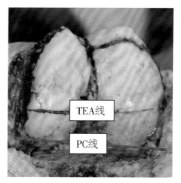

图 13-2-10　股骨远端参考线，
电刀横行划痕为通髁轴TEA
线，红线为后髁PC线

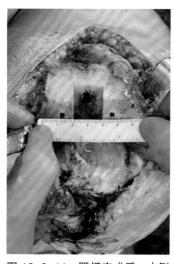

图 13-2-11　髁间完成后，内侧
髁横径大于或近似于外侧髁横径

综合使用上述各参考点非常重要，因为单一依靠某一参照线可能会造成股骨假体旋转不良。无论选用何种方法进行旋转对线，股骨后髁的截骨厚度均应与股骨假体厚度相等。不同厂家的假体，后髁厚度可能不尽相同。我们可以选用"后定位法"直接初步测量后髁截骨厚度，"前定位法"测量自股骨前侧皮质的截骨面至股骨后髁关节面股骨髁的前后尺寸。股骨假体的大小应相同或者略小于股骨前后尺寸，避免屈膝时过度紧张，也就是说在大小号选择时，遵循前后径优先于左右径的原则。

④股骨髁间截骨：按照宁外勿内的原则进行，以迎合髌骨轨迹。各假体的髁间截骨方法不同，但是原则一样。截骨时注意避免截骨量过大造成骨折，髁间截骨完成后，一定是内侧髁横径大于或近似于外侧髁横径，见图13-2-11。

（2）胫骨截骨技术

①胫骨定位：与股骨定位一样，胫骨定位也分髓内、髓外两种。目前临床常用的是胫骨髓外定位。胫骨髓内定位的支持者认为定位杆插入胫骨干内并能更加精准地定位胫骨截骨导向器。然而胫骨干的形态并不是恒定不变的，有些胫骨畸形弯曲，选择中心入髓点会引起髓内定位杆碰撞胫骨骨皮质（外侧皮质常见），因此需要移动入髓点，随之就会改变胫骨近端截骨导向器的角度，见图13-2-12。胫骨髓外定位器的近端定位在胫骨近端的中心，其远端定位在踝关节的前方，导向器允许在踝关节处进行前后方向、内外方向的调节。通常认为其近端定位点在ACL胫骨平台止点前中1/3，即髁间脊前1/3处；远端定位点在内外踝中点的偏内侧，距骨中心点处，见图13-2-13，临床上通常取第二跖骨的中心轴线，并且保证定位杆与胫骨干平行，截骨导向器与水平面平行，见图13-2-14。值得注意的是髓外定位杆在胫骨近端常偏内放置，容易出现内翻截骨。

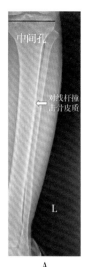
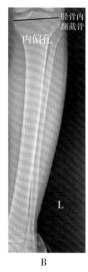
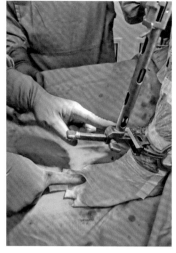
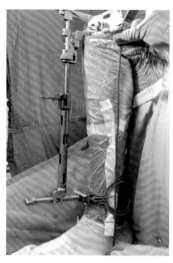

图13-2-12　胫骨入髓点的选择　图13-2-13　胫骨远端定位点　图13-2-14　定位杆与胫骨干平行，截骨导向器与水平面平行

②胫骨截骨：正常的胫骨平台一般都有0°~5°的后倾角。而胫骨截骨器械一般自带3°~5°的后倾，操作时，只需将胫骨髓外定位杆与胫骨髓腔轴线保持平行即可，以利于膝关节屈曲功能的恢复。绝对不允许出现前倾，这将导致术后屈曲困难，增加后方的应力，容易出现早期磨损，甚至出现假体松动。胫骨截骨厚度一般是8~10mm，见图13-2-15。截骨操作时，应防止截骨量太大，注意对内外侧副韧带以及髌韧带的保护，否则将会导致术后膝关节失稳。

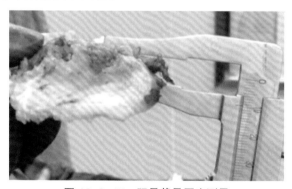

图13-2-15　胫骨截骨厚度测量

胫骨假体的选择：大多数情况下，胫骨假体可以良好的覆盖胫骨近端截骨面。假体大小选择时，选大不选小，防止垂直应力落在周边皮质骨内而出现塌陷；前后、内外径选择时，以内外径为主，以防止因内外径太大撞击而损伤内外侧副韧带，尤其是内侧悬突撞击内侧副韧带。

确定胫骨假体前后、左右、旋转定位：a.前后定位，若假体前后径略小于胫骨截骨面时，可将胫骨假体偏后放置。b.内外径定位，若胫骨假体基座的左右径小于胫骨平台截骨面的左右径时，可适当将胫骨假体基座向内侧放置，即宁内勿外，见图13-

2-16。c.旋转定位，胫骨平台后侧窝中点、胫骨假体基座前缘中点、胫骨结节中心偏内侧点，三点在同一条直线上，见图13-2-17。值得注意的是，胫骨试模旋转不良会影响髌骨轨迹，当胫骨假体过度内旋，将会增加髌骨半脱位的风险；胫骨假体过度外旋，会引起髌骨轨迹的异常，可能会出现膝关节"弹响"。

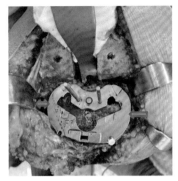
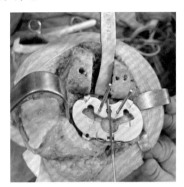

图13-2-16　胫骨假体宁内勿外放置　　　图13-2-17　胫骨假体旋转定位

（3）髌骨成形及髌骨置换技术　对于TKA术中是否行髌骨置换仍然存在争议。但是大量文献证实，超过2年的随访，是否行髌骨置换对膝前痛、关节功能等影响无显著性差异。无论是否进行髌骨置换，髌骨畸形、髌骨轨迹矫正及去神经化均需进行。一般认为，进行髌骨表面置换需要满足以下条件：①髌骨截骨保留厚度13~14mm，直径大于26mm；②髌骨表面软骨严重退变；③髌骨轨迹不良，有髌骨撞击的可能；④髌骨畸形。

目前髌骨假体主要以圆形为主，有两种类型：内陷固定式和柱型固定式。两种类型的假体截骨时都需要以髌骨中间隆起的骨棘为中心。①内陷式假体的截骨方法：在此以截骨磨钻钻取适当深度的、与髌骨假体大小一致的圆形坑，其深度标准为髌骨假体植入后，假体面要高出髌骨关节面2mm左右。②柱形固定的髌骨假体截骨方法：翻转髌骨后，确定髌骨的内外侧关节面的最低点，以此两点决定截骨水平面，摆锯水平截骨，截骨后，将假体放置在髌骨的内上方，测量植入假体后的髌骨厚度，以髌骨全层厚度为22~24mm为宜，见图13-2-18。

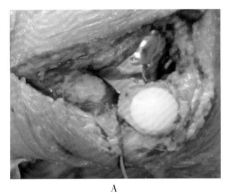
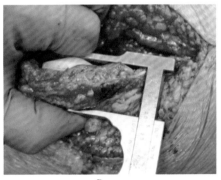

A　　　　　　　　　　　　　　B

图13-2-18

A.髌骨假体偏内上放置；B.髌骨置换后厚度测量

（4）试模测试 当截骨完成后，安装假体试模，进行下肢力线测量及软组织平衡测试。目标：屈伸间隙须相等，关节松紧度合适，下肢力线良好，髌骨轨迹良好。如果伸膝太紧，则伸直受限，同样如果屈曲间隙太紧，则屈膝会受限；而其中任何一个间隙的松弛则可引起关节不稳。①如果伸膝紧，可增加股骨远端截骨量或者松解后方关节囊，但在升高关节线前，须先确认后髁骨赘已经去除；②如果屈膝紧，则可适当进行后髁截骨，并选用小一号假体；③如果屈膝伸膝均紧，则进行适当增加胫骨截骨；④如果屈膝伸膝均松弛，需要选用更厚的垫片以达到稳定。松紧度合适的标准是：伸直位侧方应力试验内外侧张口1~2mm，见图13-2-19，自然屈曲位股骨假体在垫片的覆盖面积为60%~70%，见图13-2-20，同时屈曲位前后抽屉试验稳定，见图13-2-21。

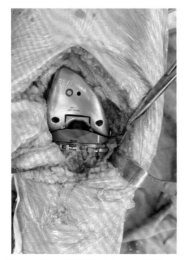

图13-2-19 伸直位侧方应力试验内外侧张口1~2mm

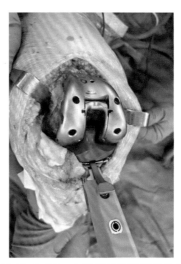

图13-2-20 自然屈曲位股骨假体在垫片的覆盖面积为60%~70%

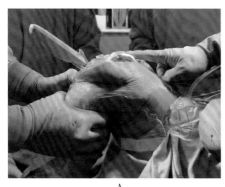

A

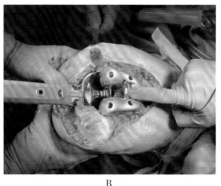

B

图13-2-21 屈曲位前后抽屉试验稳定

A.前抽屉试验；B.后抽屉实验

4. **骨水泥技术** 骨水泥在1928年首先应用于口腔科，直到1958年随着现代人工关节的开端才应用于TKA，其在TKA术中极为重要，骨水泥覆盖范围为90%以上的股骨髁和90%以上的胫骨平台。骨水泥主要成分为甲基丙烯酸甲酯（Polymethyl Methacrylic, PMMA）。骨水泥及其应用技术对TKA术后假体的生存率至关重要。术中要做到以下几点：①建议应用高粘或者中粘骨水泥；②骨床须冲洗干净；③胫骨表面有硬化的骨床，须钻孔，利于骨水泥渗入，建议应用4.5mm钻头钻孔，不推荐应用2.0mm钻头钻孔，见图13-2-22；④骨水泥要均匀涂抹于假体和骨床表面，首先要将少量骨水泥加压涂抹于骨床表面，然后涂抹于骨床龙骨部分，假体背侧同样需要涂抹骨水泥，这种涂抹方法比单纯涂抹于假体或者骨表面的松动发生率要低，见图13-2-23；⑤水泥固化期间，应避免膝关节活动，并给予屈膝20°轴向加压，见图13-2-24。

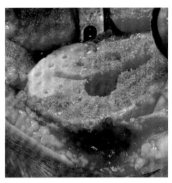

图13-2-22 胫骨表面有硬化的骨床，建议应用4.5mm钻头钻孔，利于骨水泥渗入

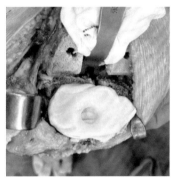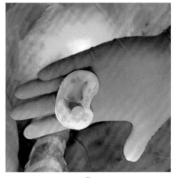

A   B

图13-2-23 骨水泥要均匀涂抹于胫骨假体和骨床表面

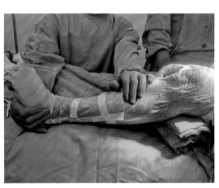

图13-2-24 水泥固化期间，应避免膝关节活动，并给予屈膝20°轴向加压

5. **假体安装** 用脉冲冲洗器冲洗骨床，将骨水泥真空搅拌均匀后，涂抹于胫骨骨床表面及胫骨假体背面，用胫骨打器将胫骨托打紧，及时清理溢出的骨水泥，尤其是外后方水泥要清理干净，防止对腘肌肌腱造成高温烫伤，见图13-2-25。然后再将骨水泥涂抹于股骨髁截骨面和股骨假体背面，用股骨打器将其打紧，及时清理溢出的骨水泥，见图13-2-26。用无菌生理盐水冲洗干净假体表面，屈曲位置入高分子聚乙烯衬垫，屈膝20°轴向加压，等待水泥固化。如果垫片厚度不能确定，亦可先用试模垫片，待骨水泥固化后，再行测试关节松紧度，最后置放高分子聚乙烯垫片。骨水泥固化后（一般需要12~13分钟），屈伸膝关节检查关节的稳定性，同时检测髌骨轨迹，修整髌骨，做到

Non-Thumb Test阴性，见图13-2-27。加压冲洗伤口，注射混合镇痛液"鸡尾酒"，缝合切口，注射氨甲环酸1g，加压包扎，见图13-2-28。

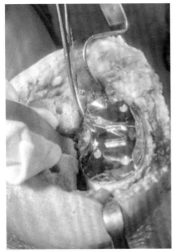

图13-2-25　清理胫骨外后方骨水泥，防止对腘肌肌腱造成高温烫伤

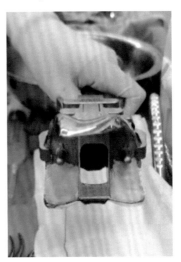

图13-2-26　将骨水泥涂抹于股骨假体背面

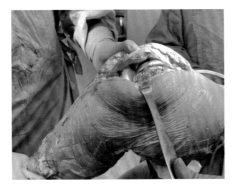

图13-2-27　骨水泥固化后，屈伸膝关节检查关节的稳定性，Non-Thumb Test试验阴性

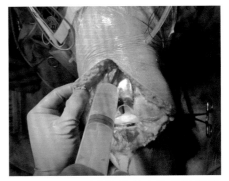

图13-2-28　注射混合镇痛液"鸡尾酒"

四、围手术期的处理

围手术期是指患者从决定手术到与本次手术有关的基本治疗结束的一段时间。主要包括手术前、手术中、手术后三个阶段。术前做好准备，使患者具有充足的思想准备和良好的身体条件；术中规范操作，手术能小不大，尽量减少手术创伤；术后综合治疗，及时预防并发症，结合加速外科康复（Enhanced Recovery After Surgery，ERAS）理念，合理康复功能锻炼，加速生理功能的恢复，使患者尽早康复出院。

1. 术前准备　术前准备主要包括：严格掌握手术适应证、禁忌证；患者心理准备；体格检查、影像学和实验室检查等综合评估身体情况；选择合适的假体；以及感染的预防和术前备血等。

（1）手术适应证、禁忌证　严格掌握手术适应证、禁忌证是手术成功的关键因素之一。既要解决患者的痛苦，改善生活质量，也要防止手术扩大化，增加患者的负担。

（2）心理准备 需手术的患者难免在术前有紧张、焦虑，甚至出现恐惧等情绪，或对手术及预后有各种顾虑。医务人员给予耐心、关爱和鼓励，就病情、施行手术的必要性及可能获得的效果、手术的危险性及可能发生的并发症、术后恢复过程和预后疗效，以温和的口吻耐心地对患者做适度解释，使患者能以积极的心态配合手术和术后治疗。

（3）体格检查、辅助检查等综合评估身体情况 TKA是难度较高的手术，术前检查和评估尤为重要，主要包括：膝关节活动度，下肢力线和畸形评估，有无骨缺损和严重骨质疏松，局部软组织和血液循环是否良好，有无其他相关并发症等。

（4）假体的选择 假体的材料主要是钴铬钼合金和超分子聚乙烯。根据后交叉韧带是否保留分为CR假体和PS假体。一般而言，对于年轻患者，尽量保留结构、功能正常的后交叉韧带，以最大限度地维持膝关节稳定性；而年龄较大、有严重屈曲挛缩畸形或有内外翻畸形严重的患者可采用PS假体。根据衬垫与平台基座的关系不同，可分为固定平台和活动平台，这些假体均能有效矫正膝关节畸形、缓解膝关节疼痛、改善膝关节功能。其中固定平台假体的手术操作相对简单，在早期功能锻炼方面有一定的优势；而活动平台假体远期满意度更高，对医师的手术技术要求较高。因此对于年轻或骨质较好的患者可考虑活动平台，年龄偏大、骨质较差的患者可选择固定平台。根据金属假体固定的方式不同，目前主要有骨水泥固定和生物固定两种。临床上大多的医师愿意使用骨水泥固定，且认为其是全膝关节置换假体固定的金标准。

（5）预防感染 术后出现感染可直接导致手术失败，因此，预防感染十分重要。应做好以下几方面：术前感染指标的检查；对膝关节局部过敏、患有皮肤病的患者，给予积极对症处理，待皮肤痊愈后再行手术治疗；科学、合理地预防性应用抗生素。临床普遍认为第2代头孢菌素类广谱抗生素最为合适，如青霉素过敏者可选择万古霉素。应用时间为术前1~2天，最为推荐的是手术当日在术前半小时使用抗生素。此外，应加强术前的基础护理工作，如备皮、病房的干净整洁以及手术室的严格消毒等。

（6）备血 对于术前有贫血病史、老年体质较弱的患者，术前备血十分有必要。此外，为了防止输血的并发症，自体血回收技术受到广大医师的青睐。必要时，可在术前补充血容量。

（7）常见内科疾病的处理 大部分老年患者多伴有不同程度的内科疾病，如心脑血管疾病、肺功能障碍、肾脏疾病、糖尿病以及凝血功能障碍等。应做好术前评估，积极对症处理，在可耐受手术时再行手术。必要时，可请专科会诊处理。

2. 术中注意事项 尽管TKA的各种器械使用方法不同，但假体的基本操作原则是一样的。主要是准确截骨并放置假体以及局部软组织平衡，这是影响术后效果的主要因素。同时术中会也会遇到其他各种问题，如后交叉韧带是否保留、髌骨是否需要置换、骨质缺损如何处理以及手术操作技巧等。

（1）准确截骨 无论髓内定位还是髓外定位，准确截骨、正确安置假体是TKA手术的基本要求。

（2）局部软组织平衡 软组织平衡是TKA的关键环节。在难以取舍时，宁可接受下肢力线不良，也要维持膝关节的软组织平衡。判断膝关节周围软组织是否平衡的标准是膝关节屈伸间隙的一致和对称。膝内翻的处理：施术者应首先清除关节周围所有骨赘，其次可松解内侧副韧带的浅层，倘若膝内侧仍紧张，则应考虑内侧截骨量是否足够，或继续松解半膜肌斜头的止点和后关节囊，最后在骨膜下松解内侧副韧带。膝外翻的处理：一般情况下，应依次松解腘肌肌腱、后外侧关节囊和髂胫束。如果膝关节在伸直位紧张，屈曲位平衡，可继续松解髂胫束以达到平衡；如果膝关节伸直位和屈曲位均紧张，则应在骨膜下松解外侧副韧带。

（3）后交叉韧带是否保留　TKA术中PCL是否保留有利有弊，目前争议较大。在正确掌握各类假体优缺点的基础上，施术者可根据自己的使用经验和对器械的熟悉程度做出选择。

（4）髌骨是否需要置换　TKA术中是否需要进行髌骨置换目前仍存在争议。一般认为，进行髌骨表面置换需要满足以下条件：①髌骨截骨保留厚度13～14mm，直径大于26mm；②髌骨表面软骨严重退变；③髌骨轨迹不良，有髌骨撞击的可能；④髌骨畸形。值得注意的是，为减少血供的破坏，应尽量保留髌下脂肪垫。

（5）骨质缺损如何处理　在TKA术中，若合并有严重内外翻畸形、软骨发育不良、骨缺血性坏死等，通常会有不同程度的骨质缺损，其中以胫骨骨缺损居多。处理方法主要有：①对于深度小于5mm、或宽度不超过1cm、或宽度不超过半侧平台宽度50%的小范围骨缺损，可采用骨水泥充填；②对于宽度不超过半侧平台宽度的50%、或深度小于1cm的骨缺损可采用螺钉固定打桩的方法，在骨缺损处用松质骨螺钉固定，注意两者平面保持持平，然后再用骨水泥填充固定假体；③对于宽度超过半侧平台宽度的50%、或深度小于1～1.5cm的骨缺损，可采用自体骨软骨移植技术，此方法不适合大范围的骨缺损，并且有移植骨不愈合、移植骨块被吸收、塌陷等并发症；④对于较大范围骨缺损可以用金属垫块弥补，为增加稳定性可以加延长杆。

3. 术后处理　术后处理是围手术期处理的重要组成部分，是连接术前准备、手术和术后康复的桥梁。主要包括术后常规护理、康复训练和预防并发症。其中ERAS和预防并发症是关键。

（1）术后常规护理　刚回病房的术后患者，应及时使用呼吸机和心电监护，时刻关注患者的生命体征。建立静脉通道，及时补液。注意引流管有无阻塞、扭曲等情况，记录引流量及引流物性状。一般术后两天可拔出引流管，若一天引流量不超过50ml，可提前拔出引流管。关注患者的伤口情况，对症处理，定期换药，保证敷料的干燥清洁。术后12～14天根据伤口情况拆线。

（2）康复训练　术后不同时期的康复训练方法不同，应根据患者的具体情况而定。一般情况下分为三个阶段：①术后早期，即手术当日到术后第2天，此段时间由于伤口疼痛剧烈以及引流管的存在，患者不宜大幅度的活动，主要进行患肢抬高、踝关节屈伸训练，同时使用动静脉泵促进下肢血运循环。②术后中期，即术后第3天到术后第14天，这段时期也是患者康复训练最痛苦的时期。主要包括膝关节伸直练习、股四头肌肌力训练以及膝关节屈曲锻炼。此段时间，患者可借助助行器的帮助下地活动。管床医师应根据患者的情况指导并帮助其进行康复功能锻炼。同时可结合中医特色治疗，如穴位贴敷、手法按摩和红光照射，帮助患者快速康复出院。③术后晚期，即术后14天到术后6周，此时患者多已出院，主要是继续巩固中期的康复效果并增肌，逐渐脱离助行器自行行走，定期门诊复查。对于功能恢复较差者，推荐其进行专业的康复功能锻炼。

（3）预防并发症　TKA术后各种并发症较多，并且患者的年龄普遍偏大，因此应该重点加强以下几方面的预防：①预防感染，术后感染将是毁灭性的，甚至可能直接导致手术失败。一般情况下，通过仔细询问病史和体格检查都能做出初步诊断，膝关节持续性疼痛往往是感染后唯一的临床表现，如果存在皮肤红肿热痛、窦道形成等情况则更能提示感染的可能。关节穿刺后进行细菌培养是诊断感染最直接的证据。目前主要的预防措施是保持伤口清洁干燥，定期换药，观察切口恢复情况，同时延长抗生素用药时间或更换抗生素的种类。②抗凝治疗，DVT和肺栓塞（Pulmonary Embolism，PE）是术后常见的并发症，也是术后早期致死的主要原因。目前常见的预防方法有：a.物理预防，如弹力袜、CPM辅助锻炼、下肢足底静脉泵和膏膜外敷等方法；b.药物预防，如小剂量阿司匹林、华法林、低分子肝素等。③疼痛控制，术后疼痛是最常见的并发症，可能影响术后功能恢复。早期疼痛的治疗方式主要有：持续性止痛泵、联合使用镇痛药、针灸疗法、耳穴压豆等。中期疼痛可能是由于功能锻炼引起，医师应正确指导并帮助患者进行功能康复训练。晚期疼痛的原因较为复杂，应仔细询问病史，并考虑针对病因对症治疗，可能存在的患者心理因素干扰。

五、并发症及处理

1. 全身并发症及处理

（1）深静脉血栓　DVT的形成是全膝关节置换术后主要并发症之一，严重者可能出现PE，甚至导致死亡。

DVT典型的临床表现包括：患处明显压痛，患肢肿胀、发硬、疼痛，体表出现浅静脉曲张等。相关的辅助检查主要有：彩色多普勒超声、下肢静脉造影、螺旋CT静脉造影等。其预防措施包括：①机械性预防，如加压弹力袜、足底静脉泵、膝下静脉相位流调节装置（该装置在研究中发现术后评分效果最佳，在国外的认可度越来越高）等；②药物预防，如华法林、低分子肝素、阿司匹林、利伐沙班、达比加群等及其他新型口服抗凝药。应注意的是，合理控制抗凝药的用量，防止术后隐性出血，增加贫血风险。DVT的治疗主要包括：卧床休息、缓解疼痛、抗凝治疗、溶栓治疗、介入治疗等。

（2）脂肪栓塞综合征　脂肪栓塞综合征（Fat Embolism Syndrome，FES）由于栓塞的血管小，呈弥漫、多病灶分布，一般需要5~6天才能形成液化灶，因此诊断比较困难。若脂肪进入血液循环系统，到达肺动脉导致PE的发生，可引起急性呼吸困难、意识障碍等并发症。若脂肪进入头颅，可能会出现意识状态下降，甚至昏迷。由于DW-MRI诊断急性脑梗死的敏感性和特异性分别为88%~100%和86%~100%，对超急性期脑梗死的诊断价值远优于CT和常规MRI的T_2加权成像。因此在条件允许的情况下，可尽早进行头颅DW-MRI检查。有资料证实，在放置假体之前，通过高压脉冲冲洗可以减少游离脂肪滴的数量，使闭塞血管的数量减少达到非冲洗组的1/10，从而降低FES的发生率。此外，髓外定位能有效避免对髓腔内脂肪的干扰，达到预防FES的目的。

2. 局部并发症及处理

（1）伤口愈合不良 伤口愈合不良主要包括：伤口渗出、伤口延迟愈合、伤口裂开以及血肿形成等。一旦出现伤口持续渗液、伤口延迟愈合等现象，应及时予以对症处理，否则可能增加感染的风险。若伤口持续渗出且量较多，可进行加压包扎，甚至切开引流等；若伤口延迟愈合，可在伤口处喷撒促进伤口愈合的药物；若伤口裂开，可再次进行清创缝合。较小的血肿可保守治疗或穿刺、冷敷和加压包扎；较大的血肿，可在无菌手术条件下清理。

（2）感染 术后感染是最严重、最常见的并发症。术后出现感染的因素有很多，如泌尿系感染、呼吸系统感染、伤口处污染等。治疗方法包括使用抗生素，关节镜下或切开清创引流，更换假体的一期、二期翻修置换等。最重要的是早发现、早诊断，找到感染菌群，应用敏感抗生素。

（3）疼痛 术后出现持续疼痛是一个难以避免的问题。引起TKA术后疼痛的原因有很多，早期多为伤口处疼痛、功能锻炼引起的疼痛。晚期的疼痛较为复杂，可根据造成疼痛因素的部位分为关节内因素、关节外因素。关节内因素主要有：感染、膝关节不稳、下肢力线不佳、假体排异反应、假体松动或脱位、软组织撞击、腘窝疼痛等。关节外因素包括：腰椎病变（腰椎管狭窄症、腰椎间盘突出症等）、髋关节疾病、肌腱炎、滑囊炎、心理疾病等。

（4）皮肤坏死 皮肤坏死在TKA术后并不常见，但可能增加深部感染和假体裸露的风险。出现术后皮肤坏死的可能原因：糖尿病、营养不良、类风湿关节炎、局部瘢痕、应用激素等。处理方法：积极制动、更换敷料，严重者可进行皮瓣移植手术。

3. 血管神经并发症及处理

（1）血管损伤 TKA手术造成较大动静脉损伤，尤其是腘动静脉损伤非常少见。可能与松解后方关节囊、切除内外侧半月板后角和后交叉韧带，以及插入单撬处理胫骨平台相关。一旦发现，需积极联系显微外科联合处理或由具备显微外科设备和技术者自行处治。

（2）腓总神经损伤 TKA手术最常见的神经并发症是腓总神经损伤，发生率为0.3%~4%。主要表现为感觉缺失、足背伸、外翻功能缺失或受限。一旦出现神经损伤应立即解除敷料，膝关节屈曲20°~30°放置，减少对神经的牵拉，以防进一步加重。神经部分麻痹者预后多较好，完全麻痹者康复程度有所差异，多在半年内开始恢复，以感觉神经纤维恢复最早，其次是运动神经，但完全恢复者很少。

4. 机械性并发症及处理

（1）膝关节失稳 术后关节失稳主要表现为患肢打软、乏力、关节肿胀疼痛，严重者可能出现关节脱位。对可疑患者，可进行前后抽屉试验、侧方应力试验的查体，甚至可以结合膝关节负重正位、最大屈曲时的侧位像进行判断。造成膝关节失稳的因素可能有软组织平衡破坏、胫骨或股骨截骨量不均等。若因软组织平衡破坏，可通过膝周围韧带修复、平衡、加强等方法纠正，还可以选择限制性膝关节假体来弥补韧带功能的不足；若因胫骨或股骨截骨量不均，可通过增加截骨，更换垫片或假体解决。

（2）假体松动　假体松动通常多为胫骨假体，主要表现为假体位置改变、假体塌陷、垫片脱位等。一般而言，早期松动并伴有疼痛，多因感染引起。随着时间的进展，如10年左右出现假体松动，排除感染的影响，则首先考虑下肢力线不良导致机械性磨损加重，诱发局部无菌性炎症，加速局部骨质吸收，从而导致假体无菌性松动。若假体使用超过20年而出现失稳，则是基本达到了理论的使用寿命。此外患肢大幅度的屈伸活动，也可能增加垫片脱位的风险。

（3）假体周围骨折　假体周围骨折主要是因为多数接受TKA手术的为高龄患者，伴有严重骨质疏松或术后不慎意外摔伤引起。这都导致治疗难度大、术后愈合困难。对于骨折无移位或轻度移位但能通过手法复位且保持稳定的，可进行保守治疗，如佩戴支具、石膏固定、牵引制动等。保守治疗虽然能避免再次手术，但可能引起骨折不愈合或畸形愈合。对于骨折明显移位或轻度移位但不能通过手法复位的患者，可考虑手术治疗。手术方法一般采用钢板螺钉固定、髓内针固定、外固定架固定等。

（4）骨溶解　近些年来，越来越多的研究者关注TKA术后出现的骨溶解现象，但大多数术后患者未出现骨溶解的临床表现。研究报道显示，膝关节假体设计改进后，其术后X线片的骨溶解发生率与之前相比显著降低，平均随访时间4年的骨溶解发生率为0，平均随访时间13年的骨溶解发生率低于3%。骨溶解发生的原因比较复杂，可能与假体磨损、自体细胞的自噬反应、假体的材料以及手术技巧等诸多因素相关。目前发现骨溶解现象多见于胫骨侧，可能与膝关节内侧承受重力和负重，使聚乙烯微粒局限于胫骨侧有关。尽管骨溶解的细胞分子生物学机制逐渐清晰，但目前尚无生物技术和药物来治疗骨溶解。当骨溶解对膝关节破坏严重时，可考虑行翻修手术。

（5）髌股关节并发症　主要包括髌骨半脱位、脱位、髌骨骨折、髌韧带断裂、不明原因的膝前痛等并发症，可能与髌骨形态异常（如偏厚）、股骨滑车深度、股骨假体位置、胫骨假体旋转异常、对线过度外翻、外侧支持带过紧等原因相关。一般来讲，大多数髌股关节并发症与手术技术有关，是可以避免的，必要时可进行髌骨置换。

（6）不明原因的疼痛　部分术后患者主诉膝关节持续疼痛，经过相关检查，很难找到原因。从理论来讲，TKA术后假体的磨合需要一段时间，可能出现一段时间的不适或是静息痛。然而有些患者主诉膝关节持续疼痛，尤其是活动时疼痛加重，这些患者可能存在某些物质过敏或者感染可能。在治疗上，首先应尽可能的排除感染，如行验血、关节穿刺抽取关节液检查等，一旦发现感染菌，应及时对症治疗；其次，对怀疑有交感反应性营养不良的患者，应积极采用交感神经阻断术治疗，如果反应良好，可考虑腰部交感神经离断术；第三，对于功能活动恢复较差的患者，应鼓励其进行专业的康复功能锻炼。此外，对不明原因术后疼痛的患者进行翻修手术，应谨慎决定。除非明确病因，否则不可轻易翻修，因为翻修术后许多患者的功能状况将得不到改善甚至恶化。在翻修前，可进行关节镜探查、冲洗等，必要时再考虑翻修手术。

第三节　膝骨关节炎严重畸形的全膝关节置换术

严重KOA发展到膝关节内翻、外翻和（或）屈曲挛缩以及僵直畸形，往往是外伤、治疗不及时、治疗不当或合并其他疾病所造成的结果，TKA手术技术和假体选择有其特殊性。假体选择的原则有两点，一是稳定原则，二是以最小程度的限制达到最大程度的稳定。当侧副韧带损伤松弛影响稳定性时就要选择髁限制假体；当内外两侧副韧带均失效时就要选择铰链假体；股四头肌肌力（Quadriceps，QUAD）在四级及以上时可选旋转铰链膝假体；QUAD四级以下就要选择纯铰链假体，见表13-3-1。

表13-3-1　韧带完整性与假体限制性选择

假体	QUAD	MCL	LCL	PCL
CR膝	+	+	+	+
PS膝	+	+	+	—
髁限制膝	+	±	±	—
旋转铰链膝	+	—	—	—
纯铰链性膝	—	—	—	—

注：+完整，—缺如，±损伤

一、严重膝内翻的TKA

膝内翻是根据常态膝距和主动膝距进行评判。常态膝距是指直立双足踝靠拢，膝关节放松时两膝内侧间距离，主动膝距是指双膝用力靠拢时两膝内侧间距离。膝内翻分为四度，Ⅰ度为常态膝距≤3cm，主动膝距为0；Ⅱ度为常态膝距≤3cm，主动膝距＞0；Ⅲ度为常态膝距3~5cm；Ⅳ度为常态膝距＞5cm。严重膝内翻一般是指Ⅲ、Ⅳ度内翻，MCL和关节囊紧张挛缩，常伴有胫骨内旋和（或）膝内后方屈曲挛缩，股骨内髁增生肥大，胫骨内侧平台塌陷并唇样增生骨赘，甚至膝关节半脱位，造成胫骨内侧平台骨缺损，这就带来了手术中软组织平衡、截骨、骨缺损处理和假体选择等问题。下面就关键技术进行介绍。

手术入路仍可采用膝前正中髌内侧入路，手术步骤详见本章第二节TKA手术。

软组织平衡主要包括：①初步松解。切除半月板和交叉韧带后，清除已经暴露出来的骨赘以及增生的滑膜、游离体、瘢痕和黏连挛缩组织等。②股骨外旋截骨增加。当屈曲位内侧过度紧张时，以TEA或称Insall线为参考，使用股骨髁四合一截骨器截骨时可适当增加1°~3°外旋，来增加内侧间隙，减少MCL的松解平衡困难；预估屈曲间隙小于伸直间隙时，内髁钉孔前移以增加内后髁截骨量，增加股骨外旋，从而增加内侧屈曲间隙，但外侧屈曲间隙不变，见图13-3-1A；预估屈曲间隙伸直间隙时，外髁钉孔后移以增加内后髁截骨量，增加股骨外旋，从而增加内侧屈曲间隙，减小外侧屈曲间隙，见图 13-3-1B。③MCL挛缩部松解。伸屈位均紧张时，手指可触摸到MCL僵硬的挛缩部分，可以用尖刀或18号针头进行拉花式（又称Pie-crusting技术）逐渐松解，小心地反复测试，达到平衡为止。④MCL股骨内髁止点滑移截骨术。如果MCL无明显僵硬，鹅足部松解后仍达不到平衡，或适当增加股骨外旋截骨也达不到平衡时，可以进行MCL止点滑移截骨术，截骨块约为1.5cm×1.5cm，深度应大于1cm，螺钉或带线铆钉缝合固定，见图13-3-2，滑移距离以达到伸屈均平衡。上述松解平衡技术不能截然分开，有时应根据具体情况联合应用，但要遵循手术简化原则，以不丧失MCL功能为基本要求。

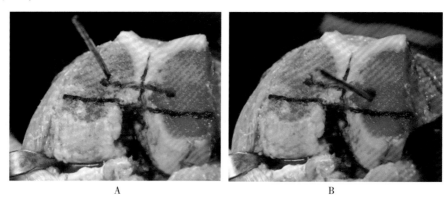

图 13-3-1
A.内髁钉孔前移以增加内后髁截骨量；B.外髁钉孔后移以增加内后髁截骨量

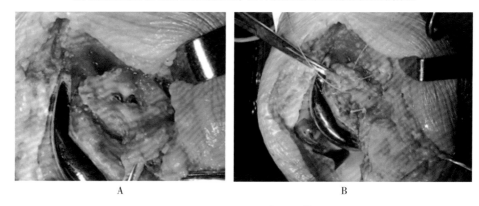

图 13-3-2 MCL止点滑移截骨
A.螺钉固定；B.带线铆钉缝合固定

截骨技术遵循股骨远端和胫骨平台截骨均以少量为原则，因为严重内翻KOA的LCL被拉伸，而MCL下常有大量骨赘生长，股骨内髁肥大，清除骨赘和截除肥大股内髁后，MCL可能恢复常态，如果截骨量大时截骨间隙会异常增大，见图13-3-3A、B、C。胫骨平台截骨时应以外侧平台为参考，因为内侧平台磨损下陷，内侧低点参考已失去价值。另外，由于股骨内髁肥大或外髁发育较小，测量股骨前后径大小，务必参考TEA线，以避免股骨外旋截骨不够甚至内旋，见图13-3-3D。

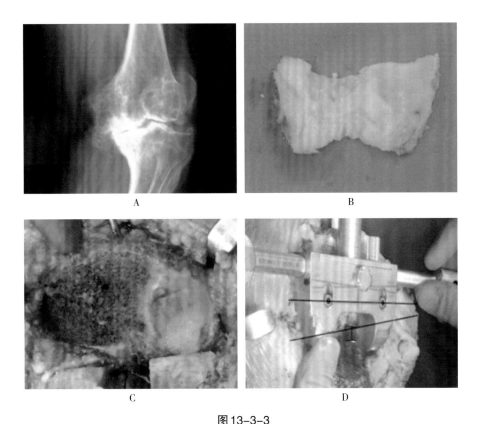

图13-3-3

A.膝严重内翻，大量骨赘；B.股骨远端少量截骨；C.胫骨平台内侧塌陷，截骨以外侧高点为参考，

并少量截骨；D.股骨外后髁发育小，参考TEA以避免内旋截骨

KOA严重内翻骨缺损主要是指胫骨平台内侧塌陷缺损，按照Rand分型分为A型（包容型）和B型（非包容型），B型再分为B1型（倾斜型）和B2型（垂直型）。处理方法如下：①包容型小范围和非包容型厚度≤5mm者，可以骨水泥和颗粒骨填充；②B1型。较大的胫骨近端骨缺损而长度≤3cm者，可用自体骨移植（股骨内后髁和胫骨外侧平台截骨修整骨块），自体骨移植具有取材简便、量大、无抗原性、无免疫排斥反应和术后骨吸收以及经济实惠等优点，见图13-3-4A；≥3cm的骨缺损可以用楔状组合式胫骨平台假体，见图13-3-4B；③B2型缺损需要结构植骨或垫块，并且胫骨托加延长杆，见图13-3-4C。

自体骨移植注意事项如下：①胫骨平台截骨厚度≤10mm，截骨面可以位于硬化的骨板下方；②骨床清理应达松质骨；③非包容型骨缺损，移植骨保留骨皮质并放置在外缘，以尽量恢复胫骨内侧骨皮质结构；④大块的移植骨块可应用松质骨螺钉固定，包埋钉帽，见图13-3-4A；⑤不在骨水泥过稀时放置假体，以免骨水泥渗进植骨间隙而影响骨愈合，安装假体时植骨块侧方加压以挤紧植骨间隙。

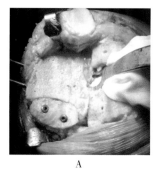
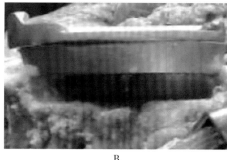
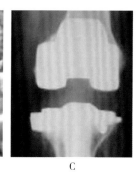

A   B   C

图 13-3-4

A.自体骨移植，螺钉固定；B.胫骨托加垫块；C.胫骨托加延长杆

假体选择，一定遵循以最小的限制达到最大稳定的原则。PCL很少见到损伤，如果MCL和LCL功能完整，CR或PS假体均可选择。LCL过度拉伸松弛或者术中MCL损伤无法大部分修复就要选择髁限制假体，胫骨内侧平台骨缺损B型也可能要选择髁限制假体，限制程度根据稳定性决定，为了增加稳定性股骨、胫骨侧可以分别或同时加上延长杆。膝关节严重内翻、脱位导致MCL和LCL完全功能丧失者，胫骨内侧平台骨缺损B2型者，选择旋转铰链膝以达到稳定。如果伸膝肌肉力量低于四级时要选择纯铰链假体，见图13-3-5。

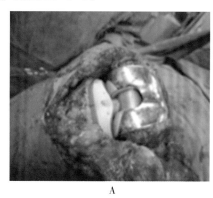
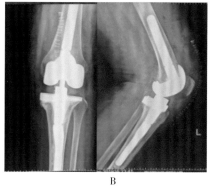

A   B

图 13-3-5　旋转铰链膝

A.术中假体；B.术后X线片

二、严重膝外翻的TKA

取直立位，双膝靠拢，判断膝外翻踝间距≤3cm为轻度，3～10cm为中度，≥10cm为重度。膝外翻常因股骨外髁发育不良、外侧半月板早期切除、股骨外髁或胫骨外侧平台骨折塌陷等造成，常伴有小腿外旋和挛缩。X线分级常用的方法是Rananwat分型，Ⅰ型：轻度外翻＜10°，MCL轻度松弛；Ⅱ型：固定的外翻畸形10°～20°，MCL拉伸松弛；Ⅲ型：严重外翻畸形＞20°，MCL严重松弛或断裂。术中判断可以根据Kenneth Krakow分型，主要依据MCL完整性评判，Ⅰ型：外侧间室骨缺失，外侧软组织挛缩而MCL复合体完整；Ⅱ型：内侧关节囊和MCL复合体明显变薄，内侧间隙增宽；Ⅲ型：

胫骨近端关节线异常，MCL完整性丧失，外侧平台明显塌陷骨缺损，外侧出现峭壁状骨赘，见图13-3-6，或是继发于截骨矫形过度导致严重外翻畸形。

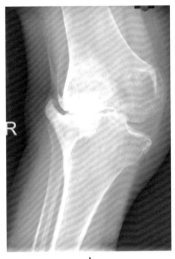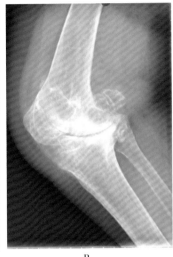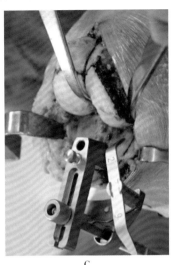

A　　　　　　　　　　　B　　　　　　　　　　　C

图13-3-6　外侧平台塌陷见峭壁状骨赘

A、B.X线正侧位；C.术中见外侧平台塌陷，髌骨拉钩处见峭壁状骨赘

　　严重膝外翻手术仍采用膝前正中切口，皮下入路分为髌内侧入路和髌外侧入路。髌内侧入路利于髌骨翻转和术者习惯，但不利于外侧松解；髌外侧入路利于外侧支持带和髂胫束松解，但不利于髌骨翻转暴露；根据作者的临床经验，外翻＞30°合并髌骨脱位和小腿外旋挛缩者最好采取髌外侧入路。

　　术中将面临四类畸形和五条韧带问题，四类畸形包括内侧结构松弛、髌骨半脱位或脱位、屈曲挛缩和反张；五条韧带问题包括MCL松弛、LCL挛缩、髂胫束挛缩、髌骨外侧支持带紧张髌骨脱位和腘肌腱挛缩；这些均属于软组织松解平衡问题，当然部分涉及截骨问题。外侧松解时主要是松解髌骨外侧支持带、髂胫束、腘肌腱和摘除籽骨等；LCL的松解则要清除其下骨赘，止点滑移截骨很少采用；松解技术可以参考上述严重膝内翻MCL的拉花式松解，也可采用Z字切割术和部分离断术。内侧紧缩主要是看MCL的强度和张力，能够恢复其完整性时可以紧缩或重叠缝合，或者用鹅足或半腱半膜肌加强缝合或重建，术后戴支具6周；如果MCL无法修复则考虑选择限制假体。

　　严重外翻膝术中仍采取少量截骨的方法，原因类似于严重内翻膝。胫骨平台截骨时参考内侧平台最低点，因为外侧平台塌陷失去了参考价值，见图13-3-7A。发育不良型严重外翻膝，股骨髁截骨时可能出现外髁截不到骨质甚至软骨的现象，见图13-3-7B、C，尤其是外髁远端及其外后髁。需要提醒的是股骨四合一截骨时TEA仍是参照的金标准，不需要减少外旋，不象严重膝内翻股骨截骨可适当增加外旋，因为外侧结构不是以LCL紧张为主。

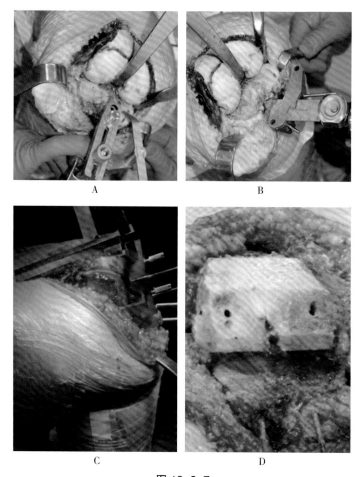

图 13-3-7
A.胫骨平台截骨以内侧平台为参考；B.外侧平台塌陷；
C.测量器无法贴附外髁；D.外髁截不到骨质甚至软骨

　　严重外翻膝的胫骨外侧平台骨缺损基本都是包容型，去除外侧峭壁骨赘时可以保留平台截骨水平面下的峭壁，为植骨带来方便。去除平台硬化骨质露出松质骨，利用截下的股骨髁或胫骨外侧平台，进行块状或颗粒骨打压植骨，恢复外侧平台结构，可以省去金属垫块的使用，但外侧平台缺损超过70%且大部为非包容时最好使用金属垫块。根据植骨大小和强度决定胫骨托是否加延长杆，植骨不足外侧平台50%时可以不加延长杆。

　　严重外翻膝的假体选择如前文所述，选择原则与严重内翻膝相同。

三、严重膝关节屈曲挛缩的TKA

　　大部分文献将严重膝关节屈曲挛缩畸形的概念规定为膝关节屈曲挛缩大于30°，即膝关节非负重时差30°以上不能伸直，也有作者将其规定为大于60°。严重膝关节屈曲挛缩常与严重膝内翻或外翻以及膝关节半脱位、脱位同时存在。主要原因是严重

KOA后方大量增生骨赘，股骨后髁肥大，胫骨平台后方磨损，同时，半腱半膜肌、股二头肌、腓肠肌内外侧头和后关节囊挛缩。KOA很少达到骨性融合屈曲挛缩畸形，骨性融合常见于类风湿关节炎、强制性脊柱炎、感染性关节炎与创伤性关节炎等患者。

严重膝关节屈曲挛缩常与严重膝内翻或外翻并存，其软组织平衡技术可以查看严重膝内翻、外翻畸形中的描述，但后方松解仍需要特别阐述，其包括以下要点：①彻底清除后方骨赘，去除肥大的股骨后髁，常规截除后髁后再将假体不能覆盖的后髁铲除，以释放更大的后方空间；②切除残留的内外侧半月板后根、瘢痕组织和挛缩的关节囊，切除时可以拉进关节间隙内进行，以躲开腘窝内的神经和血管，切除后关节囊靠近胫骨平台后正中部分时，以见到脂肪为止，腘窝内的主要神经、血管就在脂肪内；③腘肌腱尽量保留，它是后外稳定结构，籽骨可以切除；④股骨远端增加截骨，以增加伸直间隙，但要注意伸屈间隙的对等；⑤一般30°内的屈曲挛缩，术中膝关节完全伸直不会造成腓总神经和腘动静脉的损伤，但大于30°甚至45°以上时一定预防它们的损伤。术中可以留置5°~15°的屈曲，术后可以经过功能锻炼达到伸直，或术后3天内将膝关节放置于屈曲位，然后逐渐练习伸直，注意观察小腿和足踝的血运、感觉和肌力。

膝关节严重屈曲挛缩行TKA手术时，股骨、胫骨截骨均有其特殊性。首先进行股骨远端与假体远端厚度等量截骨，然后根据内外侧和后方松解情况，是否达到完全伸直，决定追加截骨。分为3种方式：①伸直间隙小于屈曲间隙时，股骨远端追加截骨，每增加2mm截骨可以释放10°~15°伸直间隙，一般最多可以增加6mm，以不破坏MCL、LCL止点为最终截骨量；②伸直间隙等于屈曲间隙时，胫骨平台追加截骨，截骨水平以不低于腓骨小头为最终截骨量；③伸直间隙大于屈曲间隙时，胫骨平台追加截骨后，进一步做屈曲位内外侧和后方松解，如果仍达不到屈伸间隙对等，可以增加股骨后髁截骨使假体安装前移或更换小号股骨假体或增加胫骨平台后倾。注意调整胫骨平台后倾，因为膝关节严重屈曲挛缩时，胫骨平台后倾常常增大，不能追求平台后部截平或截除其硬化骨而增加胫骨平台后倾角度，这样可能导致膝关节屈曲不稳定。对于平台后部骨缺损较薄时可用骨水泥填补，较厚时可以植骨或增加垫块解决。胫骨平台后倾角一般为3°~4°，国人可以为4°~5°，但很少大于5°。

严重膝关节屈曲挛缩畸形、骨缺损的处理和延长杆的应用可以参照严重膝内外翻畸形。假体选择如前述，但需要说明两点，一是MCL、LCL完整，尽量选用非限制假体，二是PCL胫骨止点完好时可以选用CR假体。

四、僵直膝的TKA

膝关节僵直是指膝关节活动范围小于50°，依据性质分为粘连性僵直和骨融合性强直，僵直可以有50°以内的活动，强直是指活动度为0°；依据僵直位置分为伸直性僵直和屈曲性僵直，伸屈活动在0～50°内的称之为伸直性僵直，伸直在-50°以上者称之为屈曲性僵直，后者包含部分病例严重膝关节屈曲挛缩畸形，处理方法可以参考严重膝关节屈曲挛缩的手术技术，这里主要介绍伸直性僵直。

伸直性僵直手术面临的问题和困难包括伸膝结构的有效延长、粘连松解、髌骨翻转、股胫骨分骨和屈膝困难，以及术后再粘连和功能锻炼困难等。建议髌内侧入路，逐渐松解，彻底切除粘连瘢痕组织和骨赘，髌骨翻转困难时，松解股四头肌内侧头后，可以行股直肌的有效延长或胫骨结节截骨术。

胫骨结节截骨术由Dolan于1983年首先报道，以常规内侧髌旁入路为基础，切口远端向下延伸至胫骨结节以远8～10cm，截骨块为胫骨结节及其远端6～8cm胫骨前皮质，宽度至少为1cm，软组织完整连接，保留血供，截骨块、髌韧带和髌骨外翻，暴露膝关节，假体安装后骨块可以螺钉固定。

伸膝结构的有效延长包括股直肌斜切术和股四头肌V-Y成形术。股直肌斜切术以传统的内侧髌旁入路为基础，切口近端45°斜向股直肌外上方，见图13-3-8A，适合轻度僵直者，缺点是松解不彻底和影响伸膝。股四头肌V-Y成形术，又称Coonse-Adams入路（1943年），以传统的内侧髌旁入路为基础，切口近端45°斜向膝外下方，切断股直肌肌腱、股外侧肌肌腱和部分髂胫束，向下外翻转髌骨。该术式分为2种方法，方法1为Coonse-Adams股直肌V-Y成形，见图13-3-8B，方法2为股直肌V形切口配合股四头肌和髌韧带两侧松解术，见图13-3-8C。股四头肌V-Y成形的适应证包括：股四头肌功能基本正常、收缩良好；股四头肌长期挛缩；伸膝僵直或强直；其他入路无法满足要求；膝关节再置换，避免胫骨结节髌韧带撕脱。股四头肌V-Y成形术注意事项包括：允许屈膝90°的情况下软组织尽可能解剖位缝合；防止伸膝装置过度延长；部分缝合髌骨外侧支持带，以对髌骨外脱位起外侧松解作用；术后6周内锻炼不能超过术中伸膝出现张力时的度数。股四头肌V-Y成形的优点是膝关节前方暴露充分、避免髌韧带断裂、延长伸膝结构和改善术后屈曲功能；缺点是创伤大、术后髌骨缺血性坏死发生率高、术后伸膝困难而影响功能锻炼。

僵直膝截骨一定注意骨融合、骨质疏松和等量截骨原则。股胫骨融合时，可以在估计的关节线上做好标记，或在透视下横穿一根克氏针，以摆锯进行分骨。但在股骨远端和胫骨平台二次截骨时，一定减去首次分骨时的丢失量。此外，这类病例往往严重骨质疏松，截骨、软组织松解、伸屈膝关节和安装假体时操作一定轻柔。骨缺损需要植骨或增加垫块，假体加装延长杆，注意MCL、LCL和髌韧带止点的保护，如果出现稳定问题，可以改用限制型假体，假体选择原则见前述。等量截骨和伸屈间隙对等仍然是僵直膝TKA手术坚持的原则。

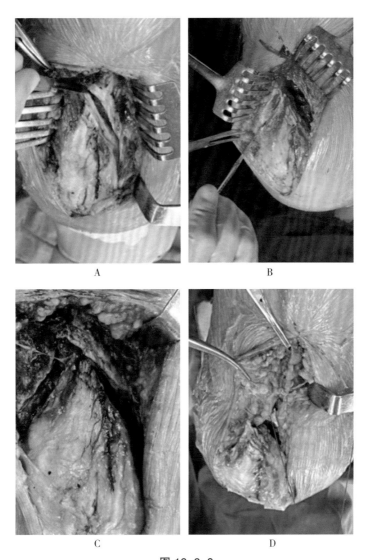

图 13-3-8

A.股直肌斜切术；B.股四头肌V-Y成形术方法1；C.股四头肌V-Y成形术方法2；D.股四头肌V-Y
成形术最终缝合

伸直性僵直膝，术后功能锻炼是上述所有严重畸形中最为困难的，主要是屈膝困难。如果没有严重的骨质疏松，可以和普通的TKA术后一样，早期下地运动。胫骨结节截骨术或股四头肌V-Y成形术后需要时间愈合，一般6周后才能和普通的TKA手术一样加强伸屈功能锻炼，这就造成了功能康复与粘连的矛盾，应因人而异，具体对待。

第四节 膝关节单髁置换术

近年来，对单间室或者双间室重度KOA病例的治疗越来越受到重视，尤其随着单髁置换手术（Unicompartmental Knee Arthroplasty，UKA）的发展，TKA手术不再是唯一选择。UKA虽然不如TKA发展迅速，假体生存率也低，但随着其假体设计和手术技术的进步，占比越来越高，优势也越来越突显。UKA与TKA相比具有以下优势：创伤小、失血少；只对膝关节部分做置换，较多地保留膝关节生理结构和功能；功能恢复快，伸屈活动范围大，患者满意度高；并发症如心梗、卒中、血栓、深部感染、死亡等发生率低；住院时间短，经济效益高；翻修容易，翻修结果好，甚至有人认为与初次TKA一样简单。但是，UKA缺点也很明显：翻修率高于TKA；其他间室进展性OA，仍需治疗；假体失败率高，如活动垫片的脱位率较高等。严格掌握手术适应证和提高手术技术，使UKA有着良好的发展前景，因为UKA假体有固定垫片和活动垫片之分，假体设计、适应证、禁忌证、手术步骤、手术技术和评估方法等不尽相同，故下文将分别介绍。

一、活动平台内侧间室UKA

活动平台单髁假体最具代表性的是牛津膝（Oxford-UKA，OUKA），尤其在国内OUKA最早应用于临床，至今占比最大，也是作者唯一用过的活动平台单髁假体。第一代OUKA是由John Goodfellow和John O'Connor发明并应用；第二代假体于1987年问世，提高了假体生存率；第三代OUKA于1998年诞生，并于2004年设计出非水泥生物型假体，其中股骨假体单柱逐渐被双柱假体取代，并且分为5个型号，胫骨平台分左右型，不再采用TKA手术切口和翻转髌骨，内侧小切口就可以完成手术，手术简易程度和假体生存率大大提高。下面就以第三代OUKA为例介绍活动平台内侧间室单髁置换术。

1. 适应证与禁忌证

（1）适应证

①OUKA最好的适应证是膝关节前内侧骨关节炎（Anteromedial Osteoarthritis，AMOA），AMOA主要体征是站立内翻疼痛，坐位内翻疼痛均可消失或缓解；伸直位内翻不能矫正，屈膝≥20°内翻可以矫正，屈膝≥90°内翻自动矫正。影像学表现：在X线片或MRI上可以看到内侧软骨全层缺损，裸露的骨对骨改变，外翻应力位外侧间室保留全层软骨，侧位上胫骨平台后部和股骨内髁后部软骨完好。

②ACL完整，老年患者ACL强度≥80%，因其活动量小可以不要求ACL完整性。还有文献报道，ACL重建+UKA疗效与ACL完整者相近，见图13-4-1。ACL缺失分两种情况，一种是原发性ACL损伤导致内侧间室OA，胫骨平台磨损多在中后部，股骨后髁相对半脱位，后部负荷大造成半月板后部损伤和内侧后部OA，有些病例MCL无挛缩，就可以做OUKA；另一种是AMOA发展至后部，股骨髁间窝两侧呈刀匕样增生，切割ACL至其逐渐丧失功能，MCL挛缩，膝关节屈曲位也内翻，内翻畸形固定，胫骨向外呈固定性半脱位，外侧间室磨损，这种情况不能行UKA手术，只能行TKA手术。

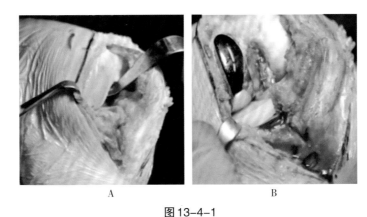

A B

图13-4-1

A.髁间窝拉钩处可见ACL缺损；B.ACL重建+UKA

③膝内翻≤10°，膝外翻≤15°。

④膝外侧间室软骨无明显退变。

⑤髌股关节外侧滑车软骨完好，如果股骨外侧髁和滑车有局灶性软骨缺损，可以采取内髁软骨完好的部位（因要置换掉）骨软骨柱行骨软骨移植，见图13-4-2。

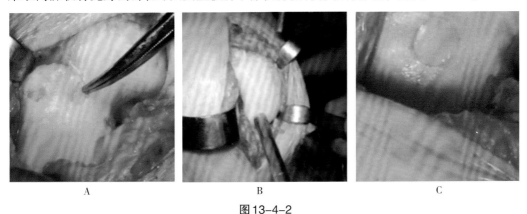

A B C

图13-4-2

A.外侧滑车可见局灶性软骨缺损；B.于内侧髁软骨完好处取骨软骨柱；C.将骨软骨柱移植到外侧滑车软骨缺损处

⑥局灶性自发性骨坏死（SONK），早期可以保守治疗，一旦出现大面积软骨剥脱、骨板塌陷就要置换，可行病灶清除后植骨，见图13-4-3，SONK行OUKA的手术要求可以参考AMOA。

（2）禁忌证

①OUKA的绝对禁忌证同TKA，如感染性关节炎、风湿或类风湿性进展性关节炎等。

②OUKA禁忌证：a、ACL、MCL、PCL缺失或者严重损伤；b、内侧间室没有硬化性骨对骨表现；c、严重膝关节畸形：内翻＞10°，外翻＞15°，脱位或半脱位，股胫骨旋转对位，屈曲挛缩＞15°提示ACL功能丧失，麻醉下屈曲范围＜100°；d、外侧间室中央部分软骨明显磨损；e、髌股关节外侧滑车关节面磨损硬化或存在沟槽样改变；f、既往做过胫骨外翻截骨矫形手术。

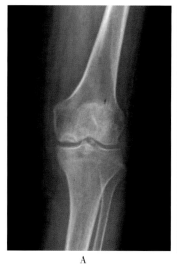
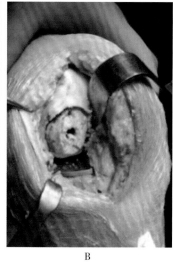
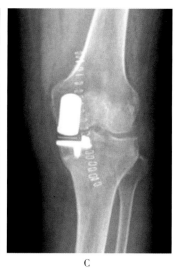

图 13-4-3

A.股骨内髁SONK正位X线片；B.术中可见内髁SONK呈豆腐渣样；C.内髁SONK行UKA术后X线正位片

③有些禁忌证是相对的，如年龄、肥胖、剧烈运动者等，有人把55岁以下的AMOA行截骨矫形术，但按照OUKA的要求，年轻患者只要出现"骨对骨"就可以行OUKA手术；有人把职业型膝关节剧烈运动作为UKA相对禁忌证，但OUKA团队报道1000例随访15年，牛津膝评分OKS更高，Tegner活动评分更好，假体生存率更高，因此，不把活动量大或活动期望值高作为OUKA的禁忌证；肥胖BMI＞30是OUKA的手术禁忌证，但OUKA团队不把肥胖作为禁忌证，并报道80例BMI＞45随访12年无1例失败，甚至术后OKS评分增高，BMI减小。

2. 常用入路 OUKA手术切口由TKA前正中演化为髌内侧旁切口，且不再翻转髌骨，皮内入路都是髌内侧至胫骨结节。其实两种切口都可以采用，前正中更适合术中UKA改为TKA时，并利于初学者暴露术野，而髌内侧旁切口更为微创，由髌内侧顶点至胫骨结节中点，但对于初学者建议切口向髌上延长2~3cm，切除遮挡的髌下脂肪垫，以利于暴露。

3. 手术技术 手术技术的讲解以手术步骤为序层次更为清晰。体位以TKA手术位或托架位均可，切口见前述两种。

首先充分暴露术野，探查ACL、髌股关节和外侧间室以决定术式，清除影响术野的髌下脂肪、滑膜、股骨髁窝骨赘和内侧边缘骨赘，胫骨平台骨赘不需清除截骨即可去除，以避免损伤MCL；如果髌股关节或股骨外侧髁有局灶性软骨缺损，可采取内髁上置换部分完好的骨软骨柱进行移植，见图13-4-2。外侧半月板如有损伤或呈盘状则进行修整。ACL按照上述适应证和禁忌证处理，即原发性损伤膝内翻可以矫正者予以重建，见图13-4-1，AMOA发展而来的MCL挛缩内翻畸形不可以矫正者改为TKA手术。切除内侧半月板，注意保护MCL，如果损伤可能要放弃OUKA手术。

然后开始胫骨平台截骨，屈膝110°，插入合适大小和厚度的股骨试勺，并检测MCL张力是否能恢复到OA前状态。安装组装式胫骨截骨导向器，它自带7°后倾，注意与胫骨长轴的平行，安放0号截骨垫片。以G形夹连接股骨试勺和胫骨截骨导向器，见图13-4-4A，G形夹常用3号或4号，初做者最好选4号。调整胫骨截骨平面，以去掉硬化骨面而不伤及关节囊止点为宜，见图13-4-4B，固定导向器后松开G形夹，拔出试勺，准备胫骨截骨。先行胫骨平台垂直截骨，使用往复锯，锯尖指向髂前上棘（或PCL中央），紧贴胫骨内侧棘突，在ACL内缘垂直向下截骨，锯片前后尽量水平，深度达到导向器平面为止，见图13-4-4C，为避免垂直截骨过深也可先行水平截骨，并插入一薄垫片保护。再行水平截骨，助手一定要用Z字拉钩保护好MCL，见图13-4-4B，胫骨平台截骨块取出时连带其内缘骨赘一并取下，如果不能取出，可以骨刀凿除内后方连带部分，并小心分离软组织，可以取下的骨块用胫托试模测量大小型号，见图13-4-4D。

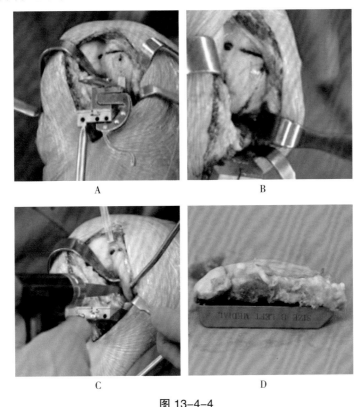

图 13-4-4

A.以G形夹连接股骨试勺和胫骨截骨导向器；B.用Z字拉钩拉开关节囊，胫骨水平截骨不伤及关节
囊止点；C.胫骨垂直截骨；D.取出平台截骨块再用试模测量大小

　　股骨钻孔。屈膝45°，于股骨髁间窝前缘或PCL止点前1cm与髁间窝内侧壁连线上钻孔开髓，方向是外翻6°指向髂前上棘。插入髓内定位杆，屈膝至110°，此时定位杆尾端可以用作拉钩以阻挡髌骨，可以在股骨内髁上用电刀划出中央线，以帮助确认股骨假体位置。插入股骨钻孔导向器，一般刻度对准4，见图13-4-5A，这可决定钻孔前后位置和股骨后髁截骨厚度，插入两脚器或称音叉连接钻孔导向器和髓内定位杆，检查调整钻孔导向器位置，顺利插入连接后三者不晃动为宜，见图13-4-5B。确认钻孔导向器的6mm孔洞位于股骨髁中央线上，分别以4mm和6mm钻头钻出上下两孔。

　　股骨后髁截骨。在刚钻好的股骨髁两孔上安放股骨后髁截骨导向器，用Z字拉钩保护好MCL，用摆锯进行后髁截骨，注意取出后髁截骨块后可以看到截骨面与胫骨平台截骨面平行，见图 13-4-6。此时，可以方便切除内侧半月板残留的后部。

股骨初次研磨。将0号研磨栓插入6mm股骨髁上的孔洞，用锤打紧，用研磨钻研磨股骨髁，研磨至刻度底部，此时，软骨和部分骨板被磨除，研磨面呈球形，并清除球面周围残留的骨质和软骨组织，见图 13-4-7。

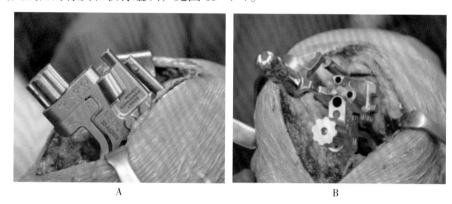

图 13-4-5
A.股骨钻孔导向器刻度对准4；B.钻孔导向器、髓内定位杆和两脚器三者顺畅连接

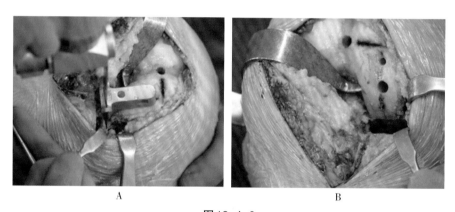

图 13-4-6
A.用摆锯进行后髁截骨；B.后髁截骨后与胫骨平台截骨面平行

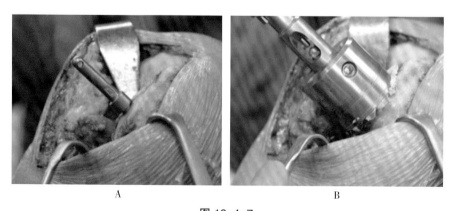

图 13-4-7
A.将0号研磨栓插入6mm股骨髁上的孔洞；B.股骨初次研磨

首次测量屈伸间隙。以截下的胫骨平台骨块（如果完整）和实际胫骨平台截骨面前后、内外测量胫骨托大小，安放胫骨和股骨试模。屈膝110°插入屈曲测量器（蓝塑料），见图13-4-8A，插拔均应感到涩感和轻微阻力为好，如果最薄3mm测量器都不能插入，应该重新截胫骨。然后伸直膝关节至屈曲20°，插入伸直测量器（金属），从1mm开始至不能插入为止，见图13-4-8B。最后计算屈伸间隙差，比如屈曲为3，伸直为1，那么二次研磨栓就为3-1=2。

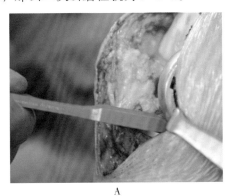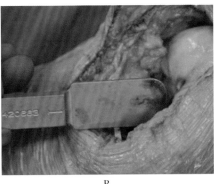

图13-4-8

A. 屈膝110°插入屈曲测量器（蓝塑料）；B. 伸膝20°从1mm开始插入伸直测量器（金属）至不能插入为止

二次研磨。将计算好型号的研磨栓插入6mm孔洞，进行二次研磨，此时股骨髁骨板或硬化骨基本磨除，见图13-4-9，并再次修整股骨髁周边。如伸直间隙小于屈曲间隙则需第三次研磨。

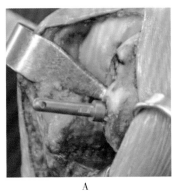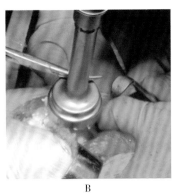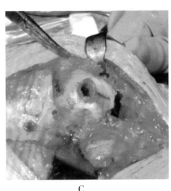

图13-4-9

A. 插入2号研磨柱；B. 二次研磨；C. 二次研磨完成

股骨前部防撞击滑块槽预留研磨与后方骨赘铲除。安放前部开槽和后方铲除复合导向器，导向器型号要与股骨试模同号，先研磨钻研磨出前部滑块槽（为1cm半径的半圆形滑槽），再用特制铲铲除后方骨赘，见图13-4-10，并取下复合导向器。

伸屈平衡测试。安放单柱或双柱股骨试模和胫骨试模，插入测量好的滑块试模，也可以用带柄试模，观察滑块是否摆动，见图13-4-11。应力时滑块与胫骨托平面间隙以不大于2mm为宜。此时确保滑块滑动顺畅、不摆动和无撞击，顺畅说明股骨、胫骨假体安放匹配和伸屈间隙对等，不摆动和无撞击说明软组织平衡良好，无残余骨赘和瘢痕组织等。

胫骨平台开槽。将测量好型号的胫骨托贴附在胫骨截骨面上，并检查其大小和位置是否合适，胫骨托前后不超过皮质且内缘悬挂不超过2mm为宜。胫骨托安置合适后用牙刷锯进行平台截骨面开槽，见图13-4-12。

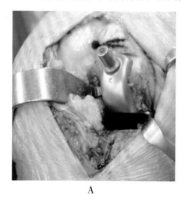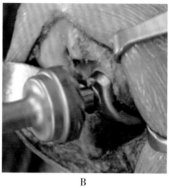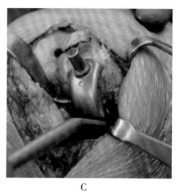

A B C

图 13-4-10

A.安放前部开槽和后方铲除复合导向器；B.研磨出前部1cm半径的半圆形滑槽；C.铲除后方骨赘

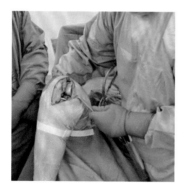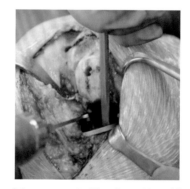

图 13-4-11　伸屈平衡测试　　　　图 13-4-12 胫骨平台牙刷锯开槽

最后进行试模测试。安放带翼胫骨托和股骨双柱试模，屈曲位置入滑块试模，以有轻阻力或听到"嘣"声为宜，并再次检测滑块试模顺畅、无摆动和撞击，检测MCL松紧适宜且软组织平衡良好，测量下肢力线，见图13-4-13。

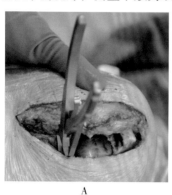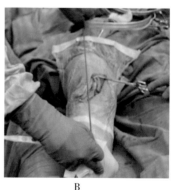

A B

图 13-4-13

A.滑块试模顺畅、无摆动和撞击；B.下肢力线测量截骨面清理和假体安装准备。用骨水泥钻在股骨截骨面多处钻孔，尤其对硬化部位多钻，然后用高压冲洗器将截骨面冲洗干净，见图13-4-14。

安装假体。将骨水泥搅拌均匀后（生物型不需要）分别涂抹在胫骨截骨面和胫骨假体背面，用C型打器将胫骨托打紧，及时清理溢出的骨水泥，较难清理的后方，可用特制L型探钩清理。然后再将骨水泥涂抹于股骨髁截骨面和股骨假体背面，用股骨打器将其打紧，及时清理溢出的骨水泥。用无菌生理盐水冲洗干净假体表面，屈曲位置放入高分子聚乙烯半月板衬垫，以感有轻阻力和听到"嘭"声为宜，见图13-4-15。屈膝45°位由脚跟部纵向挤压，等待骨水泥固化。

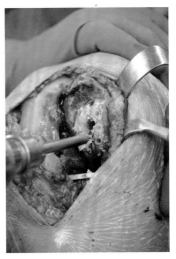

图13-4-14 骨面钻孔并冲洗干净

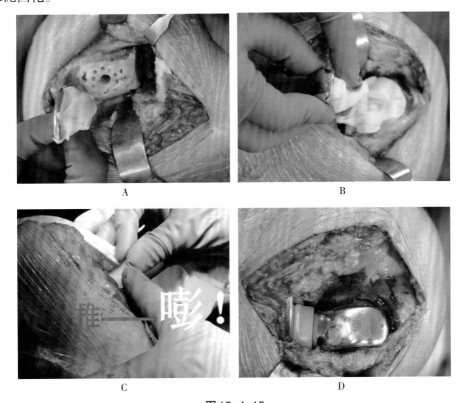

A

B

C

D

图13-4-15

A、B.涂抹骨水泥，分别安装胫骨、股骨假体；C.置入半月板衬垫时以感有轻阻力和听到"嘭"声为宜；D.假体植入完成，胫股垫三者匹配良好

最后检测。骨水泥固化后（一般需要12~13分钟），检查MCL完整性和张力恢复情况，检测半月板衬垫滑动顺畅、无摆动和撞击，检测软组织平衡和下肢力线，最理想的结果是应力位MCL张力良好和下肢力线落在关节中点稍偏内（术后站立位X线片上

称为Fujisawa点）。有些时候还要检测髌骨轨迹，修整髌骨，做到Non-Thumb Test阴性。

加压冲洗伤口。注射混合镇痛液"鸡尾酒"，缝合切口，注射氨甲环酸1g，加压包扎。

4. 并发症与处理　OUKA的常见并发症有半月板衬垫脱位、外侧间室进展性OA、内侧胫骨平台骨折、早期假体松动、疼痛和感染等。

（1）半月板衬垫脱位　在UKA手术中OUKA的衬垫脱位率是最高的，第三代OUKA假体荟萃分析中显示脱位率为0.73%，在国内实际脱位率会更高。该并发症分为原发性、继发性和外伤性脱位。原发性脱位原因包括：①股骨髁背侧骨赘在屈膝时，尤其高度屈曲时发生撞击，MCL拉伸导致衬垫向前移位；②屈膝110°和20°时屈伸间隙不对等或者损伤了MCL；③胫骨托面有骨水泥突出；④股骨假体伴随衬垫位置离胫骨假体外侧缘过远，衬垫可以轻易旋转90°或者假体之间不匹配，见图13-4-16A、B；⑤衬垫过薄或过厚（过度填塞）均可造成脱位。原发性脱位常常发生于早期，可针对上述原因进行处理，见图13-4-16C，但最好在术中进行预防。如果反复脱位或MCL拉伸损伤，应该进行TKA翻修手术。继发性脱位主要是因假体松动、下沉造成衬垫包容性减少而脱位，应针对这些原因进行处理，可能要改行TKA手术。外伤性脱位主要是因为MCL损伤或假体周围骨折导致，MCL损伤或骨折能够修复或牢固固定，即可保留原衬垫，否则就要更换新的合适衬垫，如果损伤不能修复，就要行TKA手术。

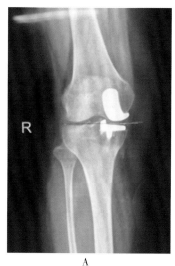
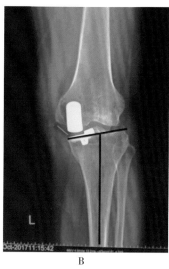
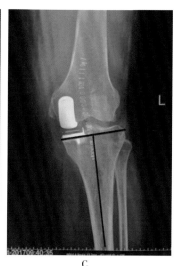

图 13-4-16

A.股骨假体内旋，胫托偏小；B.胫托内翻放置，衬垫脱位；C.B图矫正情况

（2）外侧间室进展性OA　主要原因是过度矫正内翻畸形，如为了矫正内翻故意截骨不足或外翻截骨，见图13-4-17，或使用厚衬垫造成过度填塞；也与外侧间室原有明显OA或其他炎性疾病有关。UKA手术不是追求完全矫正内翻畸形，术后力线应该落在Fujisawa点上（保留点内翻），而不是象TKA手术那样追求髋膝踝角为180°。为了避免外侧间室进展性OA，不要过度矫正，严格判断外侧间室软骨是否无明显退变或者不是其他进展性炎症疾病，即严格把握适应证。如果外侧间室OA发展严重只能行TKA手术。

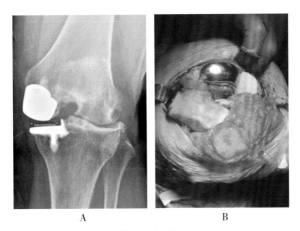

图 13-4-17

A.外侧间室进展性OA；B.翻修术中可见股骨外髁软骨严重退变

（3）胫骨内侧平台骨折　在OUKA中发生率并不高，主要原因是过多截骨造成骨质强度减弱、胫骨垂直截骨过深或暴力击打，患者原因是其膝关节过度负载或外伤。而这些因素都是可以避免的，如果早期发现，无移位骨折，可以外固定保守治疗，如图 13-4-18 A、B。如果是骨折塌陷，甚至假体松动，最好是翻修为TKA，如图13-4-18C、D。

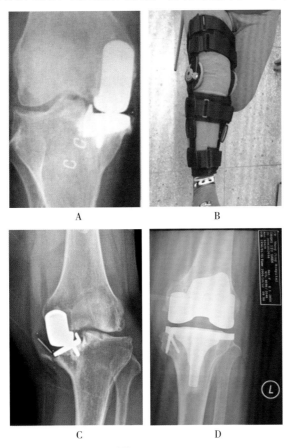

图 13-4-18

A、B.胫骨早期骨折无明显移位，肢具固定；C、D.胫骨后期骨折，假体松动，衬垫脱位，翻修为TKA

（4）早期假体松动　早期松动的原因包括假体大小选择不当、假体安放位置不当、胫骨截骨过多、间隙不平衡、截骨面处理不当、骨水泥技术缺陷及感染等，见图13-4-19A、C、D，骨水泥和非骨水泥假体均可发生。根据骨质和其他间室情况可以翻修为TKA或UKA，见图13-4-19B、E。而长期随访假体失效不在此处讨论。

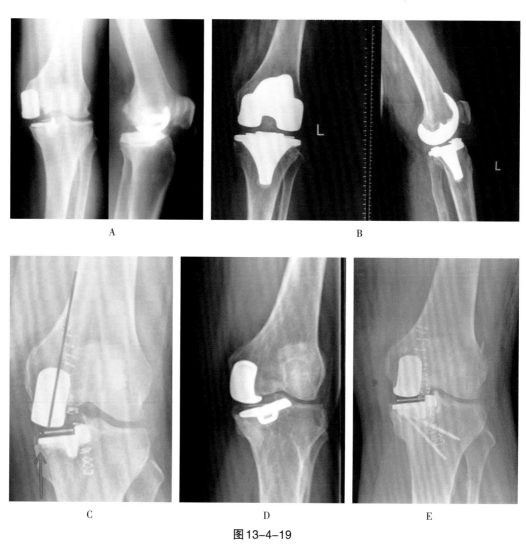

图13-4-19

A、B.股骨假体放置偏内，翻修为TKA；C、D、E.股骨假体外旋，胫托偏小，假体早期松动，翻修为UKA并予胫骨平台螺钉加强支撑

（5）疼痛 部分疼痛可无明显诱因，其是翻修的常见原因，最常位于胫骨近端和前内侧。导致疼痛最主要的原因是适应证问题和骨的超负荷尤其胫骨托下方，还有骨水泥刺激、假体过多悬出（见图 13-4-20），以及各种撞击等，刺激 MCL、滑膜和关节囊等导致疼痛。疼痛治疗要针对原因，前内侧的疼痛可以随时间推移而缓解，大约需要半年以上，不要轻易做翻修手术。

（6）感染 和 TKA 手术一样，感染是比较麻烦而令人沮丧的问题，但 UKA 手术感染发生率仅是 TKA 手术的一半。急性感染要及时清创、更换衬垫、置管冲洗、应用有效抗生素和提高患者体质等。迟发性感染可能需要旷置和翻修。

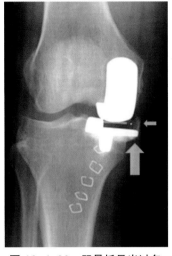

图 13-4-20 胫骨托悬出过多，骨水泥未清理干净，MCL 和关节囊张力增高而疼痛

其他并发症如运动障碍、关节积液、血肿也有报道，原因明确即可对症治疗。如抽取积液、积血，加压包扎、冰敷、合理锻炼等。

5. 围手术期处理 OUKA 围手术期处理许多是与 TKA 手术相同的，但也有所不同：①术前评估，是否是 AMOA，ACL 是否完整或需要重建？是否是弹性内翻和 MCL 是否可恢复张力？内翻畸形和屈曲挛缩是否可以矫正？屈膝 45°负重位 Rosenberg 像可以帮助判断；以及其他不利因素是否可控等；②OUKA 手术创伤小，可以遵循加速外科康复理念，术中仅在假体安装时使用或全程不用止血带，不放置引流等无管操作，及早功能锻炼和下地行走，缩短住院时间等；③上述并发症应该尽量避免，如果发生感染、骨折、脱位等则及时处理。

二、固定平台内侧间室 UKA

固定平台 UKA 最早见于 1952 年，Mckeever 采用金属单侧胫骨平台假体植入一侧胫股关节间室，治疗单间室 KOA。L.Marmor 于 1972 设计了一种现代意义上的固定平台单髁假体，它尽可能模拟股骨髁多中心的自然生理特点，避免与胫骨平台关节面不匹配带来的限制，此后许多固定平台 UKA 假体设计均基于此理念。胫骨托分为全聚乙烯托、胫骨金属托和聚乙烯衬垫一体式、胫骨托和衬垫分体式三种，后者应用较为普遍。

1. 适应证与禁忌证 固定平台 UKA 的适应证和禁忌证许多与 OUKA 是相同的，尤其是病种上，在适应证方面要求 ACL 完整、内外翻畸形≤15°、屈曲挛缩≤10°、膝关节运动范围≥90°、MCL 和 LCL 可恢复张力（弹性畸形）、对侧间室无明显退变、单间室疼痛等。但是，它对髌股关节的要求更为严格，如果髌骨研磨试验阳性、过多的髌骨后方骨摩擦音和影像学上髌股滑车异常是禁忌证。进展性骨关节炎、广泛的膝关节疼痛和静息痛、ACL 缺失、固定性畸形和对位不良等是禁忌证。年龄轻、活动量大、肥胖等则是相对禁忌证。

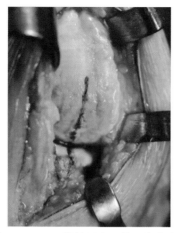

图 13-4-21　股骨髁和胫骨平台中央线

2. 常用入路　入路与OUKA手术相同。

3. 手术技术　首先探查ACL、MCL、髌股关节和外侧间室，是否做ACL重建、外侧半月板修整和骨软骨移植等相应处理，并决定是否行UKA或改行TKA。

UKA手术步骤如下。

（1）清除股骨髁骨赘，用电刀或画笔划出股骨髁和胫骨平台中央线，见图 13-4-21。

（2）胫骨平台截骨，安放胫骨平台截骨导向器，保持后倾7°并固定，见图 13-4-22A。用往复锯于髁间嵴内侧垂直截骨，锯尖指向髂前上棘，向下深度达到胫骨水平截骨面为止，见图 13-4-22B；再使用摆锯于胫骨平台截骨导向器截骨槽内行水平截骨，

此时一定用S拉钩保护MCL不受损伤，图 13-4-22C，胫骨平台截骨水平面以不超过关节囊止点为宜，取出截骨块并测量其大小，见图 13-4-22D。

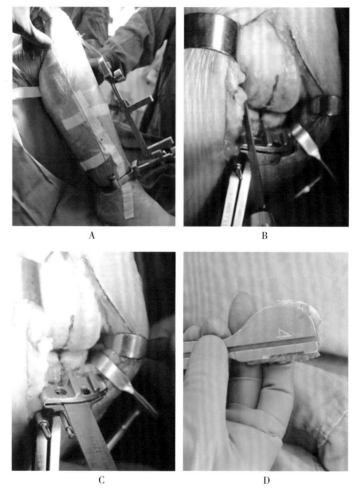

图 13-4-22

A. 胫骨平台截骨导向器后倾7°；B. 胫骨平台垂直截骨；C. 胫骨平台水平截骨时用S拉钩保护MCL；
D. 测量截骨块，预估胫托大小

（3）间隙平衡初试，屈膝110°，插入合适间隙测试块，见图13-4-23 A、B，以稍带阻力为宜，伸直0°位测量下肢力线和MCL松紧度，不要有外翻，见图13-4-23C。

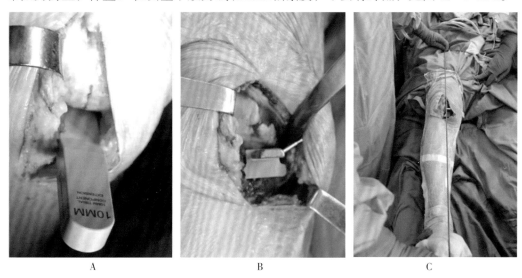

图 13-4-23

A.初始屈曲间隙测试；B.初始伸直0°间隙测试；C.下肢力线测试

（4）股骨远端截骨，插入测试好的金属间隙测试块，套置截骨导向器并固定，用摆锯于槽内截骨，此时注意保护MCL，见图13-4-24A。股骨远端和胫骨平台截骨后伸直位间隙应为矩形，见图13-4-24B，MCL松紧和下肢力线良好。

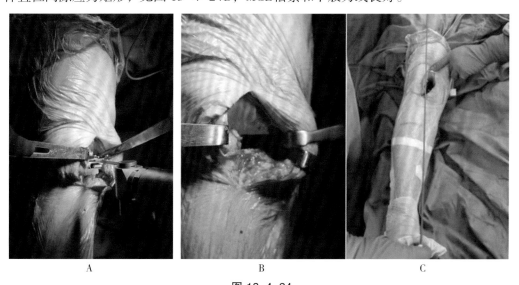

图 13-4-24

A.股骨远端截骨；B.胫股截骨后间隙为矩形；C.检测力线

（5）测量股骨假体大小并行后髁和斜面截骨，股骨截骨导向器以覆盖股骨远端截骨面而前端不超过PCL止点前1cm且两侧留置2~3mm边缘为宜，见图13-4-25 A。用螺纹钉固定此截骨导向器，行后髁和斜面截骨，见图13-4-25B，并完成前后2个栓孔钻孔，见图13-4-25C、D。

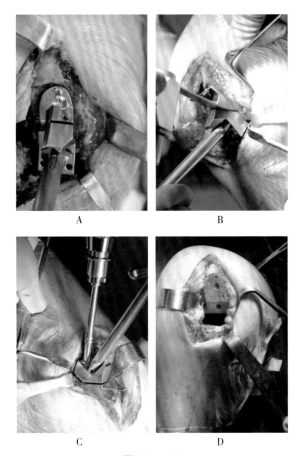

图 13-4-25

A.选择合适型号股骨截骨导向器；B.股骨后髁和斜面截骨；C.栓孔钻孔；D.股骨截骨栓孔完成

（6）胫骨平台大小最后测量、开槽与栓孔钻孔，胫骨平台假体选择原则是"宁大勿小"，测量大小时以悬出不超过平台骨皮质2mm为宜或与骨皮质平齐，见图13-4-26A。用往复锯贴近垂直截骨面开槽，并用栓孔钻钻孔，见图13-4-26B。

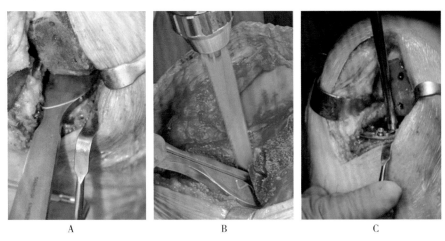

图 13-4-26

A.胫托测量；B.垂直胫骨平台截骨面开槽；C.胫托栓孔

（7）放置假体试模，测试MCL松紧和下肢力线时不能有外翻，MCL松紧程度以插入2mm插片为宜，并且股骨假体前部不能高出股骨滑车，见图13-4-27。

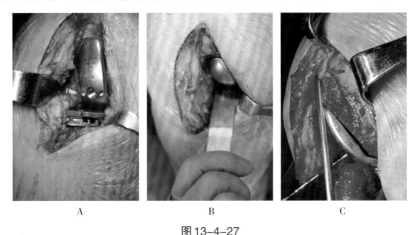

图13-4-27
A.安放试模；B.插片检测松紧；C.股骨前端不高于滑车

（8）用加压冲洗枪冲洗截骨面，依次安装胫骨托、股骨假体和垫片，见图 13-4-28A~C，及时清理溢出的骨水泥，屈膝20°位以足跟部纵向加压等待骨水泥固化。最终检测MCL松紧度和下肢力线以及髌骨与股骨假体有无撞击。再次加压冲洗切口，注射"鸡尾酒"，缝合切口，向关节腔内注射氨甲环酸1g，加压包扎切口。术毕。

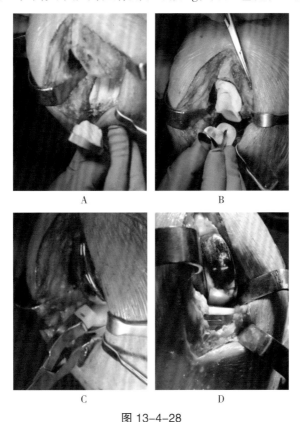

图13-4-28
A.胫托假体放置；B.股骨假体放置；C.聚乙烯垫片放置；D.假体放置完成

4. 并发症与处理　固定平台UKA的并发症与活动平台类似，但发生率不同。外侧间室进展性OA、内侧胫骨平台骨折、早期假体松动、疼痛和感染等为常见的并发症，但半月板衬垫脱位发生率较低，另外，髌骨弹响或膝前痛较OUKA略高。处理方法可以参考OUKA的并发症处理，髌骨弹响或膝前痛往往由于股骨假体安置靠前或过大或高于滑车面，骨赘未咬除，引起髌骨撞击而造成，也可因为髌股关节的异常未做处理，而这些问题均可在术中避免。

5. 围手术期处理　固定平台UKA的围手术期处理基本与活动平台UKA相同，需要强调的是它对髌股关节的要求严于OUKA。

三、外侧间室UKA

膝外侧间室OA发生率低于内侧，这与其解剖和运动机制有关，股骨外髁较内髁小，胫骨外侧平台较内侧小而且凸起，外侧软组织结构维持胫骨前后方向和内外旋的稳定，从而抵抗膝内翻而保持稳定，是膝关节重要的静态和动态稳定结构复合体。屈膝90° LCL松弛使外侧间室间隙可达5~10mm，屈膝超过120°时股骨外侧髁滑移至胫骨平台后唇，而且还存在着外侧髁抛物线运动和胫骨外旋运动。总之，膝外侧间室相对于内侧间室运动范围大而不稳定，导致外侧半月板运动损伤和后部OA，这些均影响外侧UKA假体设计和手术技术而不同于内侧。虽然OUKA外侧间室第三代假体有着对半月板衬垫前后唇增高5~7mm、双凹面设计且胫骨托为凸起球形，但衬垫脱位率仍然较高。因此，外侧间室UKA假体选为固定平台型可以避免脱位和不稳定问题。

1. 适应证与禁忌证　外侧间室UKA适应证主要是外侧半月板早期切除和膝外翻导致外侧间室OA，也可见于胫骨外侧平台骨折继发创伤性OA。其适应证的手术要求与内侧UKA基本相同，即内侧间室和髌股关节软骨无明显退变，ACL完整，关节内畸形可以矫正。禁忌证与内侧间室UKA相同。

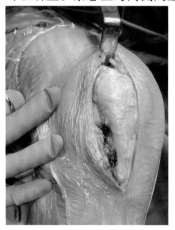

图 13-4-29　髌骨外侧入路

2. 常用入路　一般采用髌骨外侧入路，自髌骨上缘至胫骨结节外侧缘，见图13-4-29。也可行前正中切口和髌外侧入路，利于改行术式。

3. 手术技术　首先充分暴露术野，探查ACL、髌股关节和内侧间室以决定术式，清除影响术野的髌下脂肪、滑膜、股骨髁窝骨赘和外侧边缘骨赘，而胫骨平台骨赘不需清除截骨后即可去除。手术步骤基本同内侧固定垫片UKA，但有两点不同，一是胫骨垂直截骨时内旋10°，见图13-4-30A、B；二是股骨假体与水平面成90°位安置，仅可内旋1°~2°，见图13-4-30C。术后X线，见图13-4-30D~F。

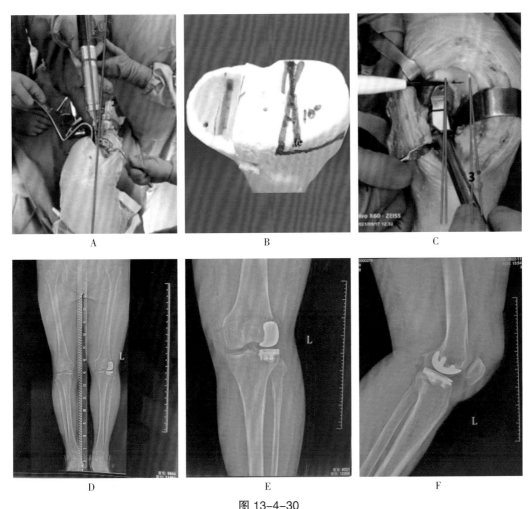

图 13-4-30

A、B.胫骨垂直截骨内旋10°；C.股骨假体近90°安置；D~F.外侧UKA术后X线片

4．并发症与处理　外侧间室UKA并发症与内侧间室UKA的基本相同。

5．围手术期处理　无特殊，详见内侧间室UKA内容。

第五节　髌股关节置换术

髌股关节置换术（Patellofemoral Arthroplasty，PFA）的主要适应证是髌股关节骨关节炎（Patellofemoral Osteoarthritis，PFOA）。PFOA是指单发于髌股关节的退行性病变，临床表现为上下楼梯及下蹲困难，伴有屈膝位膝前疼痛，中老年人膝前痛常是因为髌股关节出现问题所致。PFOA女性患者发病率远高于男性，这可能与女性的关节生长发育不良及力线异常较多有关，诱发因素为滑车发育不良（Femoral Trochlear Dysplasia，FTD）、髌骨复发性脱位以及髌骨关节创伤等，我国50岁以上人群患病率高达23.9%。内侧PFOA女性和男性发病率是0.3%和0.7%，外侧是1.6%和3.7%。对于青少年患者多采用伸膝装置功能锻炼，对于部分青年和中年患者多采取关节镜下髌骨外侧支持带松解和（或）髌骨与滑车成形、胫骨结节移位、下肢力线矫正术等，但治疗效果存在差异。对于中老年和少数年轻患者，膝关节功能要求高且无力线异常的，多选用PFA手术，多项研究报道，此手术对于治疗单纯PFOA有良好效果。通过手术方式可改善髌股关节力学关系，缓解髌股关节异常接触应力，减轻髌骨负荷，恢复关节稳定性，达到缓解疼痛、改善关节功能的目的。与全膝关节置换术相比，PFA在手术理念、手术方式、选择标准、禁忌证方面均不相同，因此，二者围手术期管理也不尽相同。

PFA手术置换区域局限于髌股关节，损伤程度轻、最大程度保留了膝关节生理结构及自身动力学机制、创伤小、术后恢复时间短、符合加速康复外科医学理念。目前使用的假体多是二代假体，采用Onlay理念，表面置换假体替代原有髌股关节区域，充分考虑置入滑车假体与股骨远端解剖对应关系，改善髌骨轨迹，更加适应髌股关节运行的生理需求，并发症发生率相比第一代Inlay理念假体显著降低。

1. 适应证与禁忌证

（1）适应证　对于KOA患者，PFA术前需严格把控手术适应证，以确保术后效果。主要适应证如下。

①FTD的PFOA：FTD是1964年由Brattstrom教授率先提出，指滑车沟前部的几何外形和深度存在解剖学异常，髌骨在膝关节屈曲过程中发生半脱位或脱位，主要表现为髌骨疼痛、髌骨不稳等，FTD作为一种独立的病因，在膝痛患者中占16.5%，髌骨脱位患者中占85%。现代研究证实，FTD是髌股关节不稳最危险的因素，且多项研究证实FTD是先天因素所致，后天对滑车发育影响甚小。

FTD根据Dejour形态学分类分为四型，见图13-5-1。

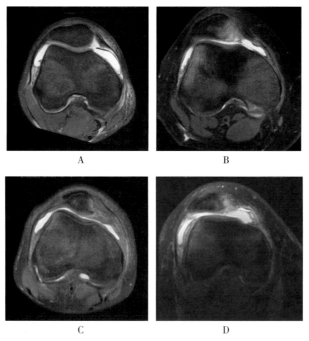

A   B

C   D

图13-5-1　FTD核磁横断面Dejour分型

A.相对较浅的滑车沟，切线夹角＞145°；B.扁平或凸出的滑车；C.滑车外侧面凸出、内侧面发育不良；D.滑车垂直或悬崖式的关节面

②髌股关节对线不良和畸形诱发的PFOA：由于髌骨的半脱位、脱位和（或）倾斜，造成髌骨外侧关节面和股骨外侧滑车面应力加大，髌骨外侧支持带紧张，关节软骨磨损退变，导致PFOA的发生，见图13-5-2。

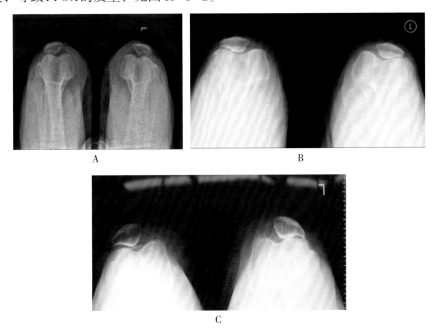

图 13-5-2　髌股关节对线不良

A.半脱位；B.倾斜；C.半脱位+倾斜

③局限性髌股关节的PFOA：由于不良生活习惯和运动方式，如下蹲、下跪、爬坡、爬楼、爬山等，造成髌股关节软骨损伤退变，导致PFOA，见图13-5-3。

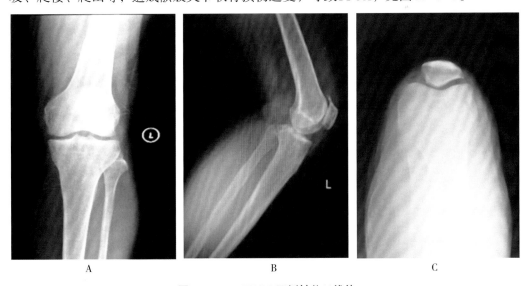

图13-5-3　PFOA正侧轴位X线片

其他适应证包括创伤后PFOA和髌股关节减压手术失败。其中FTD及髌骨排列不齐发生PFOA是PFA手术的最佳适应证。

（2）禁忌证　①进展性胫股内外间室骨关节炎为首要禁忌证；②膝关节失稳，包括韧带和（或）半月板损伤造成的失稳；③活动性感染；④系统性炎症性关节病，如类风湿关节炎、强直性脊柱炎等；⑤退行性变或创伤所致解剖异常，如股骨髁或胫骨平台畸形等；⑥未纠正的下肢力线对位不良，如膝关节脱位、胫股旋转对位等。

2. **不利因素评估**　考虑到PFA手术的特殊性以及疗效，首先应对膝关节进行术前评估，包括X线、CT、MRI辅助诊断，必要时行关节镜检查以严格筛选；其次按照PFA手术的适应证及禁忌证去选择患者。目前，国内外尚无PFA手术的统一标准，我们的手术经验如下，首先对于符合PFA手术标准的患者进行膝关节解剖生理整体评估，不利因素包括：① Q角：女性＞20°、男性＞15°。②内外翻：外翻＞8°、内翻＞5°。③活动度：屈曲挛缩＞10°。④体重指数：BMI≥30，有文献报道认为，当患者存在股四头肌萎缩、低位髌骨以及BMI≥30等任一情况时，须列入PFA手术的相对禁忌证中。⑤胫股骨扭转：髌股排列不整齐程度，是否可以矫正。

3. **常用入路**　一般采取屈膝90°位行前正中切口，自髌骨下极向髌上两个髌骨纵径长度，见图13-5-4，约8～10cm。于髌骨内侧进入，上方在股直肌与股四头肌内侧头交际处切开，下方筋膜层可超过髌骨下极向下多切开1～2cm，以充分松解向外牵拉或翻转髌骨，但深层不要破坏髌下脂肪垫，尤其不能损伤内侧半月板前角。如果髌骨翻转困难，可以向上延长切口，松解股直肌，不可向下延长切口。

4. **手术技术**　进入膝关节首先探查髌股关节退变情况、交叉韧带和半月板是否完整，以及内外间室软骨是否有局灶性缺损等，见图13-5-5。ACL损伤给予重建，半月板损伤给予修整，股骨内外髁局灶性软骨缺损可以行骨软骨移植，方法参考前述UKA手术内容。

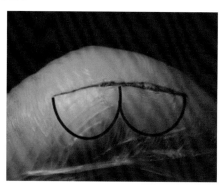

图13-5-4　前正中切口

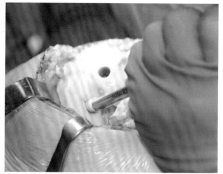

图13-5-5　局灶性缺损

确定行PFA手术后，按照如下步骤进行手术。

（1）股骨前髁截骨，于PCL止点前1cm开髓，插入髓内导向杆，连接前髁截骨导向器，调节上方圆形旋钮，使股骨前髁截骨与股骨前皮质平行，见图 13-5-6A。截骨平面与通髁线平行，即外旋3°～5°进行截骨，见图13-5-6B。

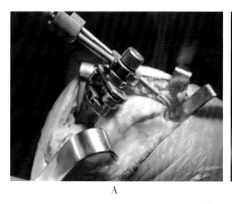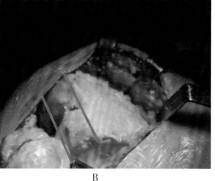

图 13-5-6

A.股骨前髁截骨与前皮质平行；B.截骨平面与通髁线平行

（2）股骨前髁削磨，选择合适型号前髁削磨导向器并安放，大小以能覆盖前髁截骨面前部为宜，紧贴外侧皮质，即"宁外勿内"放置，见图 13-5-7A。固定导向器后，用细钻削磨头逐槽削磨，如果削磨不够整齐，可以骨刀或咬骨钳进行修整，见图 13-5-7B、C。

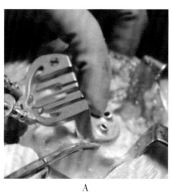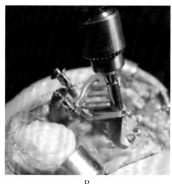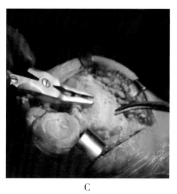

图 13-5-7

A.前髁削磨导向器紧贴外侧皮质；B.前髁削磨；C.前髁削磨修整

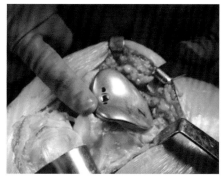

图 13-5-8　前髁试模紧贴外侧且平滑

（3）安放股骨前髁试模，仍然遵循"宁外勿内"原则，并保证外旋避免内旋，且保持与股骨滑车尤其是外侧滑车的平滑过渡，见图 13-5-8。

（4）髌骨处理，髌骨严重畸形以及髌股轨迹不良时，应予行髌骨置换；对于 Wiberg Ⅰ、Ⅱ型或可以修整成Ⅰ、Ⅱ型髌骨者可不行髌骨置换；对于髌骨骨量减少、年轻、活动量大的患者应避免进行髌骨置换；髌骨置换与否都需要处理髌骨畸形与轨迹；髌骨置换时髌骨预留厚度至少保留 13~14mm，预留骨床加上假体的厚度应恢复到退变前的厚度，或小于原有厚度 1~2mm，一般为 22~24mm；一般髌骨假体最小直径为 26mm，周边应预留 2mm 骨质；髌骨放置应遵循"宁内勿外，宁上勿下"的原则，见图 13-5-9。

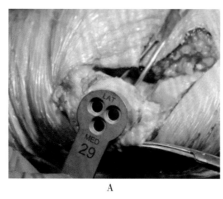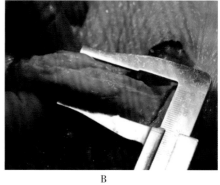

图 13-5-9　髌骨放置

（5）试模测试，髌骨修整或截骨安放试模后，进行髌骨轨迹测试，要求髌骨 "Non-Thumb Test" 试验阴性，并由股骨试模平滑过渡至股骨滑车面，不应有髌骨倾斜、半脱位卡阻或弹跳现象。

（6）假体装置，用冲洗枪彻底清洗截骨面，用骨水泥安置股骨和髌骨假体，见图 13-5-10，假体安置成功后应再次测试髌骨轨迹，重复试模测试步骤。

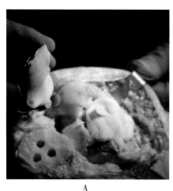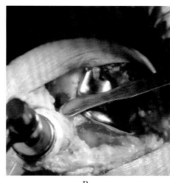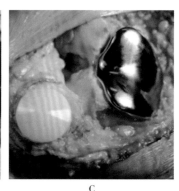

图 13-5-10　股骨和髌骨假体用骨水泥安置

（7）用冲洗枪彻底清洗切口，止血，注射"鸡尾酒"，缝合切口，关节腔注射氨甲环酸1g，加压包扎切口。

5. 并发症与处理　PFA常见并发症包括膝前痛、髌骨弹响、髌骨半脱位或髌骨外侧高压症以及伸膝乏力等，而感染、血栓等并发症，较TKA手术发生率低，一旦发生其处理原则相同。

（1）膝前痛　主要原因包括股骨假体高于股骨滑车面（图13-5-11A）或外旋不足、髌骨置换后加厚、软组织条索嵌顿和髌骨轨迹不良（图13-5-11B）等。处理方法包括股骨假体过高可以翻修下沉（图13-5-11C）或增加外旋，术中尽量切除软组织条索尤其髌上囊部分，不论髌骨置换与否都应彻底松解髌骨外侧支持带或行髌骨外侧成形，达到"Non-Thumb Test"阴性等。

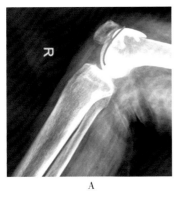
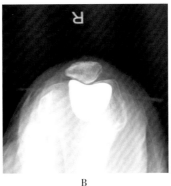
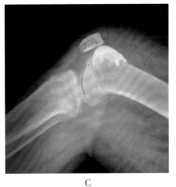

A

图 13-5-11

A.股骨假体高于滑车面；B.髌骨半脱位；C.翻修后滑车平滑

（2）髌骨弹响　其原因类似于膝前痛，二者可以同时存在。弹响主要原因是髌骨未做置换时，关节面不光滑和软组织条索嵌顿，处理方法是翻修行髌骨置换，切除软组织条索，软组织条索切除可以在关节镜下完成。其他处理方法见膝前痛。

（3）髌骨半脱位或髌骨外侧高压症　部分患者的并发症与膝前痛和弹响并存，原因也与二者类似或相同。故术中应做到"Non-Thumb Test"阴性，术后发现可以行关节镜下髌骨外侧支持带松解或髌骨外侧成形。

（4）伸膝乏力　主要原因是伸膝装置的损伤或术前股四头肌萎缩乏力，髌骨低位或髌骨置换后变薄等也可造成伸膝乏力。术中尽量减少损伤股四头肌，髌骨置换时保留骨床厚度13～14mm，置换后总厚度达到22～24mm，髌骨假体放置遵循"宁内勿外，宁上勿下"的原则。股四头肌萎缩乏力可以加强伸膝和终末膝关节锻炼，以尽快恢复肌力。

6.围手术期处理　PFA围手术期处理与TKA和UKA类似，但术前评估除了适应证和禁忌证外，应针对不利因素进行评估，以利手术顺利完成。术后不需要放置引流管，可以早期进行伸膝锻炼和下床行走，但应尽量避免下蹲运动。

第六节　人工智能在膝关节置换手术中的应用

目前，在我国AI逐渐地应用到人工膝关节置换手术，临床可实现AI的技术主要有3种，分别是CAS、PSI和RS，如第一节所述，CAS、PSI和RS均可以针对膝关节畸形，避免开髓，更精准地截骨和软组织平衡，准确地安置假体，提高临床效果。

一、简述CAS、PSI和RS辅助膝关节置换手术

CAS和RS是通过解剖标志定位，将患者的膝关节信息与计算机系统进行几何学输入与成型，通过数字化测量系统进行设计，并与数字化关节假体模板数据库进行匹配，指导术中截骨。相对而言，RS术前计划更全面，术中操作更准确，术中软组织平衡也更精确。Gordon等发现采用RS辅助TKA手术，达平衡标准率为65%（常规器械组为

50%）；结合压力垫片辅助再平衡后，达标率可增至87%。与传统TKA比较，RS可使下肢力线与关节对位更契合正常生物力学表现。Marchand等测量了330例接受RS-TKA手术前后冠状位下肢力线，所有患者术后下肢力线均纠正至中立位±2°范围内。Yang等发现RS术后下肢力线偏离中立位的患者例数少于传统TKA，股骨及胫骨假体安放错误概率更低（6% vs 16%）。CAS也可以降低下肢力线不良率，Venkatesan等通过前瞻性研究发现CAS-TKA可更精确地恢复下肢力线。Kawaguchi等研究发现，基于加速度器的导航（Accelerator-Based Navigation，ABN）显著降低了TKA术后下肢冠状位力线、股骨冠状位及矢状位力线的偏移率。PSI技术通过构建膝关节3D模型，实现解剖结构可视化，并对术中截骨参数进行精确测量、采集和处理，可在术前模拟个性化截骨和假体安装，并通过3D打印技术制作截骨导板，迎合了"个性化"需求，理论上可实现假体最佳位置安放。林竹等利用数字化技术制订了数字模板完成TKA手术，发现股骨假体匹配率为90%，胫骨假体匹配率为86.7%。

二、自主研发微机电系统遥感股骨髓外定位截骨装置

CAS技术可分为基于视觉的光学定位导航技术和基于陀螺仪的空间定位导航技术。前者需要进行术中固定、注册等操作，术中信号捕捉较为耗费时间，手术时间较长。基于小型化陀螺仪及加速器的便携式导航是CAS的一种新形式，其无需术前采集三维影像，只需借助位置感受器的程序计算，就可获得股骨头中心的实时空间位置，提高了定位和截骨准确性，临床报道较多的是iASSIST系统。

我们基于空间定位导航技术自主研发了微机电（Micro Electrol Mechanical System，MEMS）遥感股骨髓外定位截骨（Femoral Extramedually Osteotomy，FEAO）装置，获得了国家发明专利（202111069901.2）和实用新型专利（202122224300.6），该装置属于简易便携式CAS，具有体积小、操作简便、无需额外技术人员进行影像处理等优点，见图13-6-1。该装置通过简单的膝关节回旋运动和陀螺仪特定算法寻获股骨头中心，完成股骨机械轴的精准和实时定位，通过截骨基座上的微调节旋钮，较准确地调节股骨远端截骨面冠状位内外翻及矢状位前后倾角度，从而获得最佳的股骨远端截骨，为股骨假体准确安置和下肢良好力线的获得打下基础。

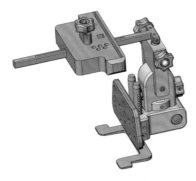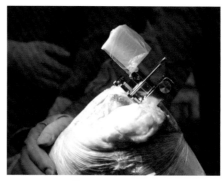

图13-6-1　MEMS-FEAO装置

手术操作：膝关节屈曲位，将定位模块贴附于股骨远端并固定，连接导航模块，见图13-6-2A。通过做简单的膝关节回旋运动3~5次，用时3秒左右，导航模块即可获得股骨头球心的坐标值，在导航显示器上得到初次的内外翻和前后倾的角度数据。根据初次显示的角度数据，调节相应内外翻和前后倾微调旋钮，再次进行膝关节同向回旋运动3~5次，导航显示器便会显示调节后角度数据，数次重复调节后即可得到满意的角度，见图13-6-2B。再将截骨模块组件通过L型连接杆与定位模块组合，通过截骨模块上刻度显示截骨量，见图13-6-2C。固定截骨模块并完成股骨远端截骨，见图13-6-2D。

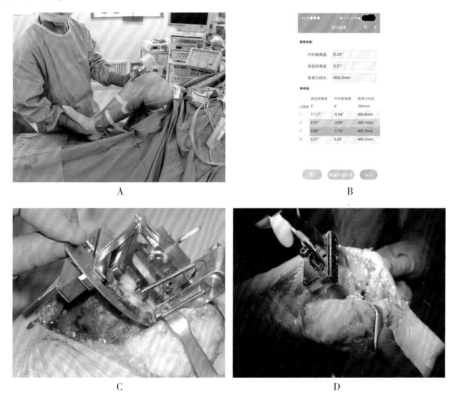

图13-6-2　MEMS-FEAO装置术中应用
A.遥感定位；B.内外翻和前后倾角度显示屏；C.连接股骨远端截骨模块；D.股骨远端截骨

MEMS-FEAO装置的优点：①降低下肢力线不良率：术中通过陀螺仪、加速度仪和特定算法寻获股骨头中心，完成股骨机械轴的精准和实时定位，具备良好的准确性和可重复性，以获得良好的下肢力线；②提高股骨假体准确安置率：术中将股骨远端截骨冠状位内外翻角度及矢状位前后倾角度数值实时反馈给术者，术者通过微细调节旋钮进行角度数值的精细调节并再定位，从而获得股骨假体最佳安放位置；③简化操作程序：数字化技术可实现术前设计、术中和术后结果的数据比对，从而对手术效果进行评价。类似于MEMS-FEAO装置的是iASSIST系统，术中需通过旋转肢体获得并计算股骨头中心点的13个股骨定位，在熟练操作情况下从启动到术中注册、定位全过程的时间可控制在5分钟以内，若不熟练则这一时间将明显延长；同时因在骨骼上打入定位针，将增加创伤。MEMS-FEAO装置则只需环绕旋转大腿3~5次，用时3秒钟即可捕获股骨头中心，快速完成股骨远端截骨面定位，避免iASSIST系统相对繁琐的注册、定位等操作，操作相对简单而节省时间，且无需额外定位针辅助，避免增加创伤。

参考文献

TKA

［1］Chang CB, Kim TK, Kang YG, et al. Prevalence of osteoporosis in female patients with advanced knee osteoarthritis undergoing total knee arthroplasty［J］. J Korean Med Sci, 2014, 29（10）: 1425-31.

［2］Kazarian GS, Siow MY, Chen AF, et al. Comparison of quadriceps-sparing and medial parapatellar approaches in total knee arthroplasty: A meta-analysis of randomized controlled trials. J Arthroplasty, 2018, 33（1）: 277-283.

［3］张洪美. 膝骨关节炎的规范诊治与阶梯治疗［J］. 中国骨伤, 2019, 32（5）: 391-395.

［4］张洪美, 孙钢, 赵铁军, 等. 失稳膝关节初次人工关节置换假体选择与手术技巧［J］. 中国骨与关节损伤杂志, 2012, 27（6）: 542-543.

［5］张洪美, 赵铁军, 孙钢, 等. 全膝关节置换术中胫骨近端骨缺损的处理［J］. 中华骨科杂志, 2007（5）: 347-350.

［6］Peng G, Liu M, Guan Z, et al. Patellofemoral arthroplasty versus total knee arthroplasty for isolated patellofemoral osteoarthritis: a systematic review and meta-analysis［J］. J Orthop Surg Res, 2021, 16（1）: 264.

［7］Li C, Li Z, Shi L, et al. The short-term effectiveness and safety of second-generation patellofemoral arthroplasty and total knee arthroplasty on isolated patellofemoral osteoarthritis: a systematic review and meta-analysis［J］. J Orthop Surg Res, 2021, 16（1）: 358.

［8］Liu L, Xu SZ, Yang GJ, et al. Relationship between lower limb alignment distribution and short-term clinical results after primary total knee arthroplasty in patients with varying degrees of knee varus［J］. Zhongguo Gu Shang, 2020, 33（6）: 530-535.

［9］安明, 董川, 陈佳, 等. 骨水泥与非骨水泥固定在初次全膝关节置换术中的应用: 系统评价和meta分析［J］. 中华骨与关节外科杂志, 2020, 13（1）: 28-34.

［10］Rossi R, Cottino U, Bruzzone M, et al. Total knee arthroplasty in the varus knee: tips and tricks［J］. Int Orthop, 2019, 43（1）: 151-158.

［11］Lee SS, Seo MK, Kim IS, et al. Comparison of survival rate and outcomes between conventional and navigation-assisted primary total knee arthroplasty in severe varus knees: A minimum 10-year follow-up［J］. J Arthroplasty, 2022, 37（11）: 2164-2170.

［12］Mullaji A. Can isolated removal of osteophytes achieve correction of varus deformity and gap-balance in computer-assisted total knee arthroplasty?［J］. Bone Joint J, 2020, 102-B（6_Supple_A）: 49-58.

［13］李超，季明亮，王善正，等.全膝关节置换术治疗膝外翻的矫正程度对临床疗效的影响［J］.中华外科杂志，2021，59（12）：1005-1011.

［14］Wang B，Xing D，Li JJ，et al. Lateral or medial approach for valgus knee in total knee arthroplasty-which one is better? A systematic review［J］. J Int Med Res，2019，47（11）：5400-5413.

［15］Greenberg A，Kandel L，Liebergall M，et al. Total knee arthroplasty for valgus deformity via a lateral approach：clinical results，comparison to medial approach，and review of recent literature［J］. J Arthroplasty，2020，35（8）：2076-2083.

［16］Raut V，Matar HE，Singh A. Satisfactory medium-term outcomes with lateral condylar sliver osteotomy to correct valgus deformity in total knee replacements［J］. Knee Surg Sports Traumatol Arthrosc，2020，28（5）：1394-1399.

［17］Boyer B，Pailhé，Régis，et al. Under-corrected knees do not fail more than aligned knees at 8 years in fixed severe valgus total knee replacement［J］. Knee Surgery，Sports Traumatology，Arthroscopy，2018，26：3386-3394.

［18］Chalmers BP，Elmasry SS，Kahlenberg CA，et al. Additional distal femoral resection increases mid-flexion coronal laxity in posterior-stabilized total knee arthroplasty with flexion contracture：a computational study［J］. Bone Joint J，2021，103-B（6 Suple A）：87-93.

［19］Boettner F，Sculco P，Faschingbauer M，et al. Clinical outcome of posterior-stabilized total knee arthroplasty using an increased flexion gap in patients with preoperative stiffness［J］. Bone Joint J，2020，102-B（4）：426-433.

［20］Kim HJ，Mun JU，Kim KH，et al. Total knee arthroplasty conversion for patients with ankylosed knees［J］. J Orthop Surg（Hong Kong），2017，25（1）：2309499016684095.

［21］张洪美，孙钢，赵铁军，等.人工全膝关节置换术治疗伸直型僵直膝［J］.中国骨与关节损伤杂志，2010，25（12）：1111-1112.

UKA

［1］John G，John O，Hemant P，et al.Unicompartmental Arthroplasty with the Oxford Knee［M］. New York：Oxford University Press，2006.

［2］Innocenti B，Pianigiani S，Ramundo G，et al. Biomechanical effects of different varus and valgus alignments in medial unicompartmental knee arthroplasty［J］. J Arthroplasty，2016，31（12）：2685-2691.

［3］Chatellard R，Sauleau V，Colmar M，et al. Medial unicompartmental knee arthroplasty：does tibial component position influence clinical outcomes and arthroplasty survival?［J］. Orthop Traumatol Surg Res，2013，99（4）：219-225.

［4］单鹏程，赵铁军，何名江，等.单髁置换术治疗膝内侧间室骨关节炎的中短期疗效及并发症分析［J］.中华骨与关节外科杂志，2017，10（5）：377-381.

［5］Lisowski LA，Meijer LI，Van Den Bekerom MP，et al. Ten- to 15-year results of the Oxford Phase III mobile unicompartmental knee arthroplasty：a prospective study from a non-designer group［J］. Bone Joint J，2016，98（10）：41-47.

［6］Burger JA，Zuiderbaan HA，Sierevelt IN，et al. Risk of revision for medial unicompartmental knee arthroplasty according to fixation and bearing type：short- to mid-term results from the Dutch Arthroplasty Register［J］. Bone Joint J，2021 Jul；103-B（7）：1261-1269.

［7］Tan MWP，Ng SWL，Chen JY，et al. Long-term functional outcomes and quality of life at minimum 10-year follow-up after fixed-bearing unicompartmental knee arthroplasty and total knee arthroplasty for isolated medial compartment osteoarthritis［J］. J Arthroplasty，2021，36（4）：1269-1276.

［8］Lee SH，Seo HY，Lim JH，et al. Higher survival rate in total knee arthroplasty after high tibial osteotomy than that after unicompartmental knee arthroplasty［J］. Knee Surg Sports Traumatol Arthrosc，2021，24.

［9］鲍哲明，付志厚，孙海宁，等. 单髁膝关节置换术后中长期并发症分析［J］. 中国矫形外科杂志，2018，26（21）：2007-2010.

［10］Hiranaka T，Suda Y，Kamenaga T，et al. Bearing separation from the lateral wall of the tibial component is a risk of anterior dislocation of the mobile bearing in oxford unicompartmental knee arthroplasty［J］. J Arthroplasty，2022，37（5）：942-947.

PFA

［1］Hart HF，Stefanik JJ，Wyndow N，et al. The prevalence of radiographic and MRI-defined patellofemoral osteoarthritis and structural pathology：a systematic review and meta-analysis［J］. Br J Sports Med，2017，51（16）：1195-1208.

［2］Csintalan RP，Schulz MM，Woo J，et al. Gender differences in patellofemoral joint biomechanics［J］. Clin Orthop Relat Res，2002，（402）：260-269.

［3］Leadbetter WB. Patellofemoral arthroplasty in the treatment of patellofemoral arthritis：rationale and outcomes in younger patients［J］. Orthop Clin North Am，2008，39（3）：363-380.

［4］Li Z，Liu Q，Zhao C，et al. High prevalence of patellofemoral osteoarthritis in China：a multi-center population-based osteoarthritis study［J］. Clin Rheumatol，2020，39（12）：3615-3623.

［5］Cho HJ，Gn KK，Kang JY，et al. Epidemiological characteristics of patellofemoral osteoarthritis in elderly Koreans and its symptomatic contribution in knee osteoarthritis［J］. Knee，2016，23（1）：29-34.

［6］Bunyoz KI，Lustig S，Troelsen A. Similar postoperative patient-reported outcome in both second generation patellofemoral arthroplasty and total knee arthroplasty for treatment of isolated patellofemoral osteoarthritis：a systematic review［J］. Knee Surg Sports Traumatol Arthrosc，2019，27（7）：2226-2237.

［7］Huntington LS，Webster KE，Devitt BM，et al. Factors associated with an increased risk of recurrence after a first-time patellar dislocation：a systematic review and meta-analysis［J］. Am J Sports Med，2020，48（10）：2552-2562.

［8］Sanders TL, Pareek A, Hewett TE, et al. High rate of recurrent patellar dislocation in skeletally immature patients：a long-term population-based study［J］. Knee Surg Sports Traumatol Arthrosc, 2018, 26（4）：1037-1043.

［9］Oni JK, Hochfelder J, Dayan A. Isolated patellofemoral arthroplasty［J］. Bull Hosp Jt Dis, 2014；72（1）：97-103.

［10］Sabatini L, Schirò M, Atzori F, et al. Patellofemoral joint arthroplasty：our experience in isolated patellofemoral and bicompartmental arthritic knees［J］. Clin Med Insights Arthritis Musculoskelet Disord, 2016, 9：189-193.

［11］单鹏程, 胡佩岩, 何名江, 等. 人工髌股关节置换术的早中期随访研究［J］. 中华骨科杂志, 2022, 42（13）：831-838.

AI

［1］Lin Z, Qin J, Wang XL, et al. The high precise digital template measurement before knee resurfacing arthroplasty for the clinical application［J］. Guang Zhou Medical Journal, 2012, 43：3-5.

［2］Jones CW, Jerabek SA. Current role of computer navigation in total knee arthroplasty［J］. J Arthroplasty, 2018, 33：1989–1993.

［3］Marchand RC, Sodhi N, Khlopas A, et al. Coronal correction for severe deformity using robotic-assisted total knee arthroplasty［J］. J Knee Surg, 2018, 31：2-5.

［4］Yang HY, Seon JK, Shin YJ, et al. Robotic total knee arthroplasty with a cruciate-retaining implant：a 10-year follow-up study［J］. Clin Orthop Surg, 2017, 9：169-176.

［5］Victor J, Dujardin J, Vandenneucker H, et al. Patient-specific guides do not improve accuracy in total knee anhroplasty：a prospective randomized controlled trial［J］. Clin Orthop Relat Res, 2014, 472：263-271.

［6］Kawaguchi K, Michishita K, Manabe T, et al. Comparison of an accelerometer-based portable navigation system, patient-specific instrumentation, and conventional instrumentation for femoral alignment in total knee arthroplasty. Knee Surg Relat Res, 2017, 29：269-275.

［7］Agarwal N, To K, McDonnell S, et al. Clinical and radiological outcomes in robotic-assisted total knee arthroplasty：a systematic review and meta-analysis［J］. J Arthroplasty, 2020, 35：3393-3409.

［8］Gordon AC, Conditt MA, Verstraete MA. Achieving a balanced knee in robotic TKA［J］. Sensors , 2021, 21：535.

［9］张洪美, 何名江, 单鹏程, 等. 全膝关节置换术股骨髓外定位截骨器的研制与临床应用［J］. 中华骨科杂志, 2017, 37（11）：651-659.

［10］单鹏程, 何名江, 胡佩岩, 等. 股骨远端髓外与髓内定位截骨对全膝关节置换术后失血影响的回顾性研究［J］. 中华骨与关节外科杂志, 2021, 14（1）：21-24.

［11］Ranawat CS, Boachie-Adjei O. Survivorship analysis and results of total condylar knee arthroplasty［J］. Eight- to 11-year follow-up period. Clin Orthop Relat Res, 1988, 226：6-13.

［12］Wang JW，Wang CJ. Total knee arthroplasty for arthritis of the knee with extra-articular deformity［J］. J Bone Joint Surg Am，2002，84：1769-74.

［13］Kamara E，Berliner ZP，Hepinstall MS，et al. Pin site complications associated with computer-assisted navigation in hip and knee arthroplasty［J］. J Arthroplasty，2017，32：2842-2846.

第十四章　膝骨关节炎患者的围手术期加速康复

第一节　加速康复概述

加速外科康复（ERAS）1997年由丹麦的Henrik Kehlet最先应用于直肠癌手术，是以循证医学证据为基础，采用一系列围手术期优化措施，减少患者因手术造成的生理与心理应激和创伤，促进患者快速康复。ERAS内容包括患者教育、营养支持、手术日饮食及输液管理、微创技术、围手术期血液管理、预防感染、预防血栓、优化镇痛方案、睡眠管理、心理管理、优化止血带应用、优化引流管应用、伤口管理、优化尿管应用、预防恶心呕吐、功能锻炼、出院后管理、随访管理等。ERAS是一个系统工程，环环相扣。

KOA常见的手术包括关节镜手术、截骨矫形和关节置换手术等几类，ERAS应该贯穿于每类手术之中。由于每类手术的难度、耗时不同，对患者造成的生理与心理应激和创伤不同，实施的环节、方法、时间和难易程度都有所不同。其中患者教育、优化麻醉、微创手术、预防感染、血液管理、疼痛管理和康复锻炼等尤为体现ERAS在KOA围手术期的作用。

但是，鉴于临床实践的复杂性和患者的个体差异性，实施ERAS过程中应结合患者的诊疗过程和医疗实际情况。ERAS的最终目的是让患者安全、健康地达到包括关节功能在内的全身心的快速康复。

第二节　加速康复的临床应用

ERAS在临床应用时，应强调高度系统化和个体化，突出重点，合理搭配，环环相扣。

一、患者宣教与心理指导

1. KOA术前患者的宣教与心理指导

（1）心理护理　结合患者既往病史和目前身体情况，做综合评估表，以便于更直观地了解病情，并制订心理护理计划。膝关节的康复是一个漫长且痛苦的过程，长期的膝关节疼痛或者行走不方便，都会导致患者产生恐惧、焦虑等负性心理，从而对治疗失去信心。这时护理人员要做到积极、热情、耐心，认真地倾听患者的想法，及时精准地确定患者的心理状态，准确把握患者的生活习惯及居住条件等，对患者的个人信息及病情进行全方面的了解。要引导患者正视自己的病情，告知其经过治疗和护理，大多数症状可有一定程度的改善，从而提高患者的治疗依从性。患者心理状态评估方法：①评估患者面部表情、体态姿势、言语表情等变化，判断情绪特点；②通过语言表达方式评估患者的情绪状态及担心的问题；③通过测量和观察心率、血压、神经系统、内分泌系统的变化及食欲、睡眠状况等，观察患者的情绪状态。心理疏导措施：根据患者不良情绪产生的原因，采用语言、影视、书籍和动员家属等方法，结合患者实际情况，予以积极地心理关怀，并给予患者介绍KOA手术过程、术前和术后如何控制疼痛、缓解焦虑、改善睡眠、训练咳嗽、关节功能锻炼、肌肉锻炼及健康指导，从而最大程度地缓解患者的不良情绪。

（2）饮食护理　向患者进行合理的饮食习惯宣教，如多吃高钙、高蛋白及含有胶原蛋白的食物，也可以多食用一些如坚果和蔬菜这样含有维生素的食物，并要保持饮食均衡合理，从而促进营养物质的吸收。

（3）生活习惯指导　由于KOA的发生与个人的生活习惯密切相关，同时由于病程较长，康复护理是一个长期性的过程，因此，康复患者应注重改变个人生活习惯，纠正错误的思想和行为。对于膝关节负荷量大的患者，要适当的运动，不能超负荷运动，影响后续的康复治疗；中老年患者随年龄增长，出现骨质疏松，而更年期女性雌激素随着年龄增加而变少亦导致骨质疏松，这些人群在运动时要格外小心，防止意外跌倒造成膝关节的损伤，喜穿高跟鞋的女性在疼痛未缓解时尽量不要穿高跟鞋。对于肥胖者，应杜绝嗜吃、嗜睡，适当地参加体育活动。

2. KOA术前患者的常规管理

（1）告知患者入院后需要完成血（常规、凝血功能）、尿常规等化验，胸片、心电图等检查。

（2）告知患者禁止吸烟、饮酒。少食辛辣刺激性食物，保护皮肤勿碰破，如皮肤出现破损、毛囊炎、皮疹等情况，请及时通知医生给予处理，夏天注意防蚊虫，夜间宜穿长袖上衣、长裤入睡。

（3）术前1日备皮，做抗生素、麻醉药皮试，剪指（趾）甲，洗澡，并注意保暖，预防感冒。

（4）术前1日患者及家属签署手术同意书，由医生向家属说明手术目的、手术并发症等情况。

（5）术前1日晚8点以后禁食、12点以后禁水。

（6）术前1日晚上需灌肠清理肠道，晚餐要适量，注意饮食卫生。

（7）手术当日晨起测体温、脉搏、血压，换清洁病号服。

（8）手术当日患者勿戴首饰、手表、义齿，勿化妆、涂口红，并将指甲油擦掉，以免影响术中观察口唇及四肢末梢变化。

（9）手术当日患者穿病号服进入手术室；根据医嘱留置导尿管。

3. 手术麻醉前的宣教与指导

（1）训练床上大小便及深呼吸。

（2）术前充分休息，如果精神紧张可以在睡觉前给予镇静药。

（3）男性应刮胡子以免影响粘贴导管。

4. KOA患者的术后护理

（1）术后疼痛护理 首先，向患者解释疼痛是术后每个人多少都会经历的，使患者从心理上接受疼痛，可采用转移注意力的方式降低疼痛。其次，积极向主管医生汇报患者疼痛状况，必要时给予合理的镇痛方案。

（2）伤口护理 严密观察伤口敷料渗血、渗液情况，如有渗出，及时请示医生予以处理。

（3）静脉回流受阻的护理 严密观察患肢血运、感觉及运动情况，如发现患肢肿胀、剧痛、麻木、发凉等情况，及时告知主管医生予以处理。

（4）躯体移动障碍护理 术后患者多少会因为患肢疼痛造成躯体移动障碍，协助患者适当的躯体移动。

（5）自理能力变化 术后2天内，患者会出现自理能力下降，故应积极向患者说明这是一种术后都会经历的阶段，从而缓解患者的焦虑情绪，并协助患者完成基本的自理需求。

（6）潜在并发症的预防 对于压疮、术后坠积性肺炎等常见并发症，应给与积极地护理干预，从而预防并发症的发生。

（7）饮食及功能锻炼 指导患者均衡营养饮食，有利于患者康复。

二、优化麻醉

单一或联合麻醉均安全有效，但两种或两种以上麻醉方法联合应用可提高患者舒适度，减少术中和术后并发症。PCA可结合静脉和口服镇痛药物，从而提高术后疼痛管理水平。

三、手术技术

做好术前规划、手术方式的选择。手术的原则是"能小不大，能简不繁"，如膝关节置换手术，能做UKA或PFA者不做TKA。可以利用AI技术协助进行术前规划，见图14-2-1。术中应用微创技术可减少手术创伤。

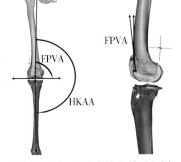

图14-2-1 TKA术前AI协助规划

四、疼痛管理

疼痛管理的目标是无痛，理念是多模式、超前和个体化。分为药物和非药物镇痛，非药物镇痛包括患者教育、物理治疗（如冷敷、热敷、针灸、按摩、经皮电刺激）以及分散注意力、放松疗法和自我行为疗法等，非药物治疗对不同类型疼痛有不同的治疗效果及注意事项，应根据疾病及其进展选择不同的非药物镇痛方法。药物镇痛包括镇痛药和辅助药，镇痛药包括中枢受体拮抗剂（阿片类药物）和周围神经阻滞剂（NSAIDs），注意NSAIDs不要叠加应用，可以联合弱阿片类或阿片类药物以增加镇痛效果。辅助药包括镇静药、抗抑郁药、抗焦虑药和肌松药等。

除了优化麻醉方案，病房可根据视觉模拟评分法（VAS），将疼痛程度分为三级：≦3分为轻度疼痛；4~6分为中度疼痛；≥7分为重度疼痛，反复评估患者疼痛等级，并据此调整用药方式、剂量等。根据临床经验我们形成了一套较实用的镇痛方法，可根据患者的疼痛程度灵活选择（表14-2-1）。

表14-2-1 镇痛方法

VAS分级	口服		静脉注射	必要时	立即执行（临时）	辅助
	方法1	方法2				
重度	盐酸曲马多50~100mg, q12 氨酚羟考酮 1片, bid 洛芬待因缓释片3~4片, bid	盐酸曲马多50~100mg, q12 塞来昔布200mg, bid	氟比洛芬酯注射液10mg+NS100, bid 帕瑞昔布（术后前三天）40mg+NS100, bid	盐酸布桂嗪100mg, im 盐酸哌替啶50mg, im	鸡尾酒疗法、PCA、股神经阻滞、硬膜外镇痛	冰敷
中度	氨酚羟考酮 1片, bid 洛芬待因缓释片3~4片, bid 或盐酸曲马多50~100mg, q12	塞来昔布200mg, bid 或盐酸曲马多50~100mg, q12	氟比洛芬酯注射液10mg+NS100, bid 帕瑞昔布（术后前三天）40mg+NS100, bid	盐酸布桂嗪50~100mg, im		冰敷
轻度	洛芬待因缓释片3-4片, bid	塞来昔布200mg, bid				冰敷

五、血液管理

血液管理包括失血控制和静脉血栓预防，二者达到平衡状态是临床追求的目标。失血控制的方法有术中应用止血带、输注氨甲环酸、加压包扎、冷敷与抬高患肢等，止血带在控制好血压的情况下可以不用或在安装假体时使用。不用止血带时，可在术前10分钟静脉注射氨甲环酸1g；术毕关节腔注射氨甲环酸1g；术后引流管夹闭3小时输注氨甲环酸1g，10分钟后开放。氨甲环酸是一种人工合成的抗纤维蛋白溶解酶，循证医学研究证实，氨基环酸可有效减少围手术期的出血量，降低输血率。血栓预防包括皮下注射低分子肝素、口服Ⅹa因子抑制剂或阿司匹林，穿弹力袜或压力梯度带、使用下肢A-V泵和早期活动等。

六、预防感染

预防感染包括患者因素、手术条件、手术环境和抗生素应用等方面的管理。患者因素是指患者自身对感染的抵抗力，包括患膝术野皮肤有无破损、炎症和感染，身体其他部位是否存在感染灶，术前均需要排查和处理，原则是不能带着感染危险因素做手术。手术条件是指能否做到微创手术，能小不大、能简不繁、尽量缩短手术时间，也包括选择最佳手术时机。手术环境是指手术室的无菌环境，包括手术间无菌级别、控制交叉感染和参观人数，以及器械消毒管理等。抗生素应用应根据手术大小和时长来决定，关节镜手术是微创手术，可以不用抗生素，关节置换和截骨矫形手术需要较大切口，可以预防性应用抗生素，一般原则如下：①切皮前0.5小时输注抗生素，术后24小时内静脉滴注同类抗生素，根据情况，合理延长应用时间；②预防性抗生素最好选用广谱杀菌药；③手术时长超过3小时可以术中追加1次抗生素。

七、康复锻炼

康复锻炼包括患者身心康复和患膝功能锻炼。身心康复涵盖身体生理功能的恢复和心理健康的正确疏导，包括饮食营养、生理生化、内科疾病等的指导与治疗。膝关节功能锻炼应针对不同手术和个体情况进行合理操作。膝关节功能锻炼的内容如下。

1. 基础锻炼

（1）腘绳肌收缩　患者取仰卧位或坐位，膝屈曲，大腿后肌群绷紧5~7秒后放松，重复10~15次。

（2）股四头肌收缩　患者取俯卧位并将毛巾卷放在踝下。推踝向下压毛巾，使膝关节尽可能伸直保持5~7秒后放松，重复10~15次。

（3）股四头肌伸展　患者取站立位，患肢缓慢拉足跟至臀部，感觉腿前方牵拉紧张，持续5~7秒，重复10~15次。

（4）臀肌收缩　患者取平卧位，屈膝，收紧臀肌，持续5~7秒，重复10~15次。

（5）直腿抬高　患者取平卧或坐位，膝伸直，缓慢抬起30°，保持5~7秒，回复到原来位置，重复10~15次，后期踝部可加重物1~5kg。

（6）终末伸膝　患者取仰卧或坐位，足踝部放在凳子上，膝部悬空，膝关节伸直并向下压，持续5~7秒，缓慢回位，重复10~15次，后期踝部加负荷1~5kg。

（7）站位缓慢抬腿　患者保持膝伸直，抬腿后回复到原位，重复10~15次，后期可踝部加负荷1~5kg。

（8）屈膝锻炼　方法1：患者取坐位，双手交叉抱于胫前，缓慢用力后拉。方法2：患者取仰卧位，双手交叉抱于大腿后部，屈髋90°，小腿下落，缓慢屈膝，后期踝部可加负荷1~5kg。

2. 加强锻炼

（1）单腿屈曲　患者扶椅背，患肢站立，微下蹲，返回原位，直立，健肢足尖踏地保持平衡，重复10次。

（2）踏板锻炼　向前方法：患肢向前踏上台板，而后退下，重复10次。向后方法：患肢向后上踏板，回原位。后期可增加高度，同时增加负重力量，重复10次。

（3）膝终点伸展　患者取坐位，患肢放在凳子上，伸膝5~7秒，缓慢回到开始位置，重复10次。

（4）股四头肌肌力锻炼　患者取仰卧位，膝伸展，双手握住膝关节上方，缓慢伸直膝关节，直到膝关节后方绷紧，持续10次；足伸展，用力背伸后屈曲，重复10次。延长伸展：取仰卧位，患足跟抵在墙上，膝关节后绷紧持续5~7秒，重复10次。

（5）步行锻炼　步行与跑步应按个体康复计划进行，以循序渐进为原则。

3. 注意事项

（1）由于疼痛和关节活动受限可导致膝部屈肌和伸肌的废用性萎缩，使膝部肌力减退。故康复治疗应该强调膝部所有肌肉的锻炼，以全面增加膝周稳定性。锻炼方法可根据具体情况，采用等长、等张、等速运动锻炼。

（2）多点等长锻炼法是伸膝15°、60°、90°、130°多点不同肌群规律性的收缩与放松练习，可提高锻炼效率而避免关节面的磨损。

（3）康复锻炼应遵循循序渐进和适度的原则，过度的锻炼会造成骨关节的损伤，加重炎症和疼痛。老年患者机体耐受力降低，要控制康复锻炼的时间与强度。

（4）健侧肌力锻炼。KOA的患者健膝屈伸肌力也有不同程度的下降，故应根据交叉反射的原理，通过健膝锻炼促进对侧肢体血液循环和功能全面恢复。

（5）辅助器械。指导患者在必要时加用行走的辅助器械，使用支具、手杖、拐杖及日常生活活动的辅助装置。辅助器械应该按康复计划使用，配以个体运动锻炼，避免被动依赖，放弃主动锻炼。

（6）肥胖可累及负重关节，如膝关节、髋关节，应通过适当的运动方式减轻体重。

（7）增加关节活动度锻炼。每日应进行1~3次正常范围的关节活动，预防关节粘连和挛缩。同时应注意纠正患者的不良姿势，进行正确姿势的锻炼，防止引起关节结构的改变。

（8）在术后炎症急性期，若膝关节疼痛、肿胀明显，应该相对制动，除每日2~3次基础锻炼外，其他时间内，患肢用支具固定，相对卧床休息。

综上所述，ERAS是一个系统过程，环环相扣、相互促进。其他内容在本书其他章节均有详述，在此不再赘述。

参考文献

［1］Kehlet H. Multimodal approach to control postoperative pathophysiology and rehabilitation［J］. Br J Anaesth, 1997, 78（5）：606-617.

［2］周宗科, 翁习生, 曲铁兵, 等. 中国髋、膝关节置换术加速康复——围术期管理策略专家共识［J］. 中华骨与关节外科杂志, 2016, 9（1）：1-9.

［3］中华医学会外科学分会, 中华医学会麻醉学分会. 中国加速康复外科临床实践指南（2021）［J］. 中华麻醉学杂志, 2021, 41（9）：1028-1034.

［4］邱贵兴. 推出系列临床指南/专家共识推动中国骨科加速康复外科发展［J］. 中华骨与关节外科杂志, 2021, 14（4）：241-244.

［5］李尚志, 郑得志, 刘军. 加速康复外科模式下鸡尾酒疗法对全膝关节置换后的早期镇痛［J］. 中国组织工程研究, 2021, 25（18）：2794-2798.

［6］Moucha CS, Weiser MC, Levin EJ. Current strategies in anesthesia and analgesia for total knee arthroplasty［J］. J Am Acad Orthop Surg, 2016, 24（2）：60-73.

［7］Elmallah RK, Chughtai M, Khlopas A, et al. Pain control in total knee arthroplasty［J］.

J Knee Surg, 2018, 31（6）: 504-513.

［8］Fillingham YA, Ramkumar DB, Jevsevar DS, et al. Tranexamic acid use in total joint arthroplasty: the clinical practice guidelines endorsed by the American association of hip and knee surgeons, American society of regional anesthesia and pain medicine, American academy of orthopaedic surgeons, hip society, and knee society［J］. J Arthroplasty, 2018, 33（10）: 3065-3069.

［9］Fillingham YA, Ramkumar DB, Jevsevar DS, et al. The safety of tranexamic acid in total joint arthroplasty: a direct meta-analysis［J］. J Arthroplasty. 2018, 33（10）: 3070-3082.

［10］李美英.膝关节病手术后早期功能锻炼及护理［C］.全国第八届骨科护理学术交流暨专题讲座会议论文汇编, 2006.

［11］何海兰.探讨下肢骨关节手术患者围手术期的护理措施及效果［J］.世界最新医学信息文摘, 2019, 19（87）: 267-268.

［12］韩莲英, 郭源春, 吴斯文, 等.关节手术患者心理状态调查与护理干预［J］.齐鲁护理杂志, 2010, 16（6）: 51-52.

［13］谢九俊.骨关节炎患者膝关节置换术围手术期的护理体会［J］.实用医技杂志, 2011, 18（3）: 330-331.

第十五章　膝骨关节炎的中医诊治与研究

第一节　中医对膝骨关节炎的认识

　　KOA是一种骨关节退行性改变的常见病和多发病，属中医"痹证""鹤膝风""膝肿痛"等范畴，临床主要表现为膝关节疼痛、肿胀、酸楚、麻木、重着以及活动不利。中医对这种疾病虽没有专门的论述，但在各类古籍篇章中有不同的记载，如《素问·痹论篇》曰："风寒湿三气杂至，合而为痹也。"明确指出风、寒、湿三邪是痹证发生的主要原因；又因受邪部位不同，提出"骨痹""筋痹""脉痹""肉痹""皮痹"的观点，描述其临床特点为"痹在于骨则重，在于脉则血涩不流，在于筋则屈不伸，在于肉则不仁，在于皮则寒"。唐代孙思邈在《千金要方》中对骨痹有更深刻的理解，指出骨痹后期可累及至肾，变为"骨极"，表现为肢节酸痛、不能久立、屈伸不利、身痹骨髓酸。王肯堂在《证治准绳》中言："上下腿细，唯膝为大，形如鹤膝"的"鹤膝风"与KOA后期膝部肿大、股胫萎缩的临床表现比较相似。《张氏医通》指出膝关节肿痛日久，也可发展为鹤膝风。古代医家对痹证的治疗提出不同方案，如《金匮要略》所载的乌头汤、桂枝芍药知母汤、防己黄芪汤等，《千金要方》中独活寄生汤至今仍为临床常用方剂。《景岳全书·痹》曰："有寒者宜从温热，有火者宜从清凉。"但他认为痹证是"寒证多而热证少"。吴鞠通则认为痹证"大抵不外寒热两端，虚实异治"。

第二节　膝骨关节炎的病因病机与辨证分型

一、病因病机

　　KOA的病因较为复杂，如素体虚弱、年老体衰、慢性劳损均会导致肝肾不足、阳虚髓亏；若外感风寒湿邪、跌仆扭伤则会导致痰瘀痹阻、筋络阻滞；此外，过度肥胖、饮食不节、劳累过度也会加剧KOA发生、发展的风险。中医学认为本病的发生多为本虚标实，肝肾不足、阳虚髓亏为本，是发病的基础；风寒湿邪、痰浊瘀血为标，是发病的关键。本病的发病机制主要有两个方面。

　　1.肝肾不足、阳虚髓亏是发病的基础　肝藏血，血养筋，故肝之合筋也。如《素问·六节藏象论篇》曰："其爪在华，其充在筋"，说明肝主筋，主关节运动。若肝血充盈，筋得所养，则运动灵活有力；若肝血不足，血不养筋，则手足拘挛，肢体麻木，屈伸不利。肾主封藏，主骨生髓，骨髓生于精气，故肾者合骨也。诸筋者，皆属于节，筋能约束骨节。由于素体虚弱或年老体衰或慢性劳损导致肝肾精血不断亏损，肝虚则血不养筋，筋不能维持骨节之张弛，关节失滑利，肾虚则髓减精衰，致使筋骨失养而发为骨病。

2.痰瘀痹阻是发病的关键　膝关节屈伸运动主要依赖于筋的收缩和弛张。外感六淫邪气，内生痰浊、瘀血，皆可伤及筋骨。若筋骨受损，则关节肿痛、屈伸不利，失去正常功能，发为骨痹。若骨关节初感风寒湿热之邪，侵袭肢节、肌肉、筋络之间，以致气血运行失畅，病程短，发病快，正气未伤，以邪实为主。病久不愈，风寒湿热之邪势必损伤肝肾阴阳气血，使气血津液运行无力，可致痰、瘀形成。痰瘀互结者，可表现为关节肿大、强直变形、屈伸不利等。痰浊瘀血不断内生，又进一步损伤阴阳气血，形成恶性循环，使病情加重。在KOA中，痰主要以痰结积聚、痰瘀互结为主要表现形式，是形成骨赘、骨性膨大的主要机制。

我们认为早期KOA以肾虚髓亏湿阻为主要病机，肾虚不主骨则致骨痿，骨痿则筋无以立，肉随之削，随之湿邪外侵、中留、内生均可阻滞机体，气血运行不畅，痹阻经脉，久则内伤于骨形成骨痹，长期可影响心神，故以补益肝肾、温阳益髓、除湿化瘀为治法，我们临证经验和课题研究采用补肾除湿方加减、温阳益髓方加减治疗早期KOA，疗效可靠。

二、辩证分型

若因病邪偏盛不同，凡痹痛游走不定者为行痹，属风邪盛；痛势较甚，痛有定处，遇寒加重者为痛痹，属寒邪盛；关节酸痛、重着、漫肿者为着痹，属湿邪盛；关节肿胀，肌肤焮红，灼热疼痛为热痹，属热邪盛。关节疼痛日久，肿胀局限，或见皮下结节者为痰；关节肿胀，僵硬，疼痛不移，肌肤紫暗或瘀斑者为瘀。若因病性虚实不同，痹证初起，多以邪实为主，可分为风寒湿和风湿热；病久多属正虚邪实，或虚中夹实。正虚者，气血、肝肾不足；邪实者，痰瘀互结，或兼风寒湿热之邪。

根据《中医病证诊断疗效标准》中将其分为肾虚髓亏、阳虚寒凝、瘀血阻滞等三种证候。中医学对KOA提倡标本兼治，故KOA的治疗原则以补益肝肾，强筋健骨为基础，兼以祛风、散寒、除湿、化瘀、化痰、通络。

第三节　膝骨关节炎的中医药治疗

一、中医非药物疗法

非药物疗法最具代表性的为针灸疗法、推拿疗法或两者结合治疗。

针灸疗法是通过针刺和艾灸的综合治疗，以缓解肌肉痉挛，消除局部组织的炎症水肿、粘连，进一步降低神经末梢的兴奋性，从而防治KOA。有研究证实，针灸能有效纠正KOA模型大鼠滑膜组织中MMP3的异常表达，这可能是针刺治疗KOA的作用原理之一。目前临床上治疗KOA的选穴不尽相同，针法各有优缺，可分为毫针刺法、刺络拔罐法、电针、火针、温针灸法、水针穴位注射法等。车涛等采用电针治疗KOA总有效率为96.9%。史中亚等采用远道具刺法与局部短刺法相结合并加强功能锻炼能显著改善KOA患者局部症状。

推拿疗法是通过传统的推拿手法，以疏通经络、温经散寒从而达到治疗目的。杨济等采用推拿手法治疗退行性KOA能使膝关节功能得到显著改善。赵明宇等采用动态拔伸手法能显著改善KOA的KSS临床评分及骨关节炎指数（Western Ontario and McMaster Universities Arthritis Index）评分，且远期效果优于对照组。

针灸结合推拿的临床疗效更佳显著。郑衍庆等将推拿传统功法易筋经与艾灸结合，分别与单纯艾灸组及西药软膏组对比，6个月后发现灸推组患者WOMAC、VAS评分低于其余两组。王积福等发现针刺+推拿组治疗KOA患者Lysholm评分高于单纯针刺组，WOMAC、症状评分低于针刺组，说明针推结合疗法优于单纯针刺治疗。许鸿雁等发现推拿结合温针灸治疗后，患者临床症状、VAS评分均降低，说明推拿结合温针灸对KOA镇痛有明显作用。

二、中草药治疗

中草药治疗KOA以疗效显著、安全性高、不良反应少、适应人群广等为优势，逐渐在临床中推广。首先，中草药能抑制炎性因子的表达。现阶段中药对炎性因子作用的研究大多关注IL家族（如IL-1、IL-1β、IL-6等）、TNF-α等，并充分认识到以上炎性因子在炎症介导过程中所起的作用。我们团队研究发现，温阳益髓方可以有效调控TGF-β、IL-1β、ADAMTS5、BMPs、MMPs等相关因子，从而有效减少患者关节液中炎性因子的含量，说明此方对于缓解KOA症状以及抑制炎性反应的效果较好。其次中药可以促进软骨细胞增殖，抑制软骨细胞凋亡。荆琳等研究发现温阳益髓中药方能够增加软骨中II型胶原和蛋白多糖表达，延缓软骨组织退变，抑制软骨细胞凋亡。邸冬雪研究发现补肾除湿能够有效抑制PI3K/Akt信号通路的表达，促进软骨细胞增殖，降低IL-1β诱导的软骨细胞凋亡比例，降低Bax、Caspase9的表达，阻止软骨细胞凋亡，从而达到治疗早中期KOA的目的。

1.中草药外用　中药熏敷和中药溻渍是中医外治法治疗KOA的特色疗法。该方法能加速病患局部的血液循环，扩张局部毛孔和血管，使药物容易透皮吸收，从而达到活血化瘀、解痉止痛、清热解毒、软坚散结、活血通脉等功效，安全性高、操作简便。

2.中草药内服　目前KOA的辩证论治研究中，根据病因病机和证候不同，可大致分为风寒湿痹、痰瘀痹阻、肝肾不足、阳虚髓亏型。

（1）风寒湿痹证

①主要症状：肢体关节肌肉疼痛、酸楚游走不定，或关节重着，肿胀散漫，肌肤麻木不仁，关节屈伸不利。

②病因病机：风寒湿邪留滞经络，气血闭阻不通。

③治法：祛风散寒除湿，活血行气通络。

④代表方：薏苡仁汤加减治疗。

（2）痰瘀痹阻证

①主要症状：病程日久，肢体关节肿胀刺痛，痛有定处，夜间痛甚；或关节肌肤紫暗、肿胀，按之较硬，肢体顽麻或重着；或关节僵硬变形、屈伸不利、甚则肌肉萎缩。

②病因病机：痰瘀互结，留滞肌肤，闭阻经脉。

③治法：化痰祛瘀，蠲痹通络。

④代表方：双合汤加减。

（3）肝肾不足证

①主要症状：痹症日久不愈，关节肿大、僵硬变形、屈伸不利，肌肉瘦削，腰膝酸软。

②病因病机：肝肾不足，经脉失养。

③治法：补益肝肾，舒筋活络。

④代表方：补肾除湿方或独活寄生汤加减。

（4）阳虚髓亏型

①主要症状：膝关节隐隐作痛，腰膝酸软无力、局部发凉、喜温喜按，遇劳更甚，常反复发作，面色㿠白，肢冷畏寒。

②病因病机：肾虚髓亏，筋骨失养。

③治法：温阳益髓，补肾强骨。

④代表方：温阳益髓方加减。

三、中医辨证调护

首先，针对KOA的危险因素应积极采取预防措施，如避免感受风寒湿热之邪、改变不良饮食习惯、坚持适当运动等，以减少KOA的发生风险。对于已患有KOA的人群，则应当采取治疗性干预措施，以预防OA的进一步加重和肢体肌肉萎缩等继发病变的发生。其次，护理中应做好防寒、保暖等预防工作并提防跌仆等不良事件，视病情适当对患处进行药物热、冷敷等，同时可配合针灸、推拿等进行治疗。鼓励并帮助患者对病变肢体进行功能锻炼，从而促进KOA的康复。

第四节　温阳益髓和补肾除湿的前期研究成果

一、温阳益髓前期研究成果

1.温阳益髓方组方及方解　命门为人体生命之本源，命门之水火为人体真阴和真阳，"五脏之阳气非此不能发，五脏之阴气非此不能滋"，命门火衰则五脏阳气皆衰，阳损及阴则五脏阴气皆不足，随之五脏功能减退，"肾主骨生髓""肝主筋藏血"功能减退；又因"膝为筋之府"，则膝关节容易受到风寒湿邪侵袭，痹阻经脉为膝痹的病机；治以温阳益髓、通络除痹。组方在右归丸的基础上加祛风通络类药物拟定温阳益髓方，组成如下：熟地黄、肉桂、龟甲胶、鹿角胶、杜仲、菟丝子、千年健、独活、威灵仙、当归、川牛膝、甘草。本方所治为肾阳虚兼寒湿痹阻之证。方解：方中熟地黄、肉桂为君药，温阳益髓，补益肝肾，体现"阴中求阳，阳中求阴"的思想；菟丝子、龟甲胶、鹿角胶、杜仲为臣药，助君药温阳及滋补之力；千年健、独活、威灵仙为佐药，祛风除湿，另外，考虑到寒湿日久易致瘀，佐以当归活血化瘀，则瘀血去，络脉通，当归亦能养血，助熟地黄以补养精血，以使精血互化，均体现佐助之效；川牛膝引药下行到达病所，甘草调和诸药，两药共为使药。本方温而不过，补而不腻，标本兼治，适于肾阳虚兼寒湿痹阻型膝痹病。

2.温阳益髓方对胶原蛋白和蛋白多糖的影响 温阳益髓方一方面增加关节软骨细胞的含量，达到增加软骨蛋白多糖含量并防止软骨蛋白多糖丢失，从而具有保持关节软骨的弹性和抗压性的作用，对OA具有一定的疗效；另一方面，温阳益髓方能增加OA软骨中Ⅱ型胶原和蛋白多糖表达，对维持正常胶原表型，保护关节软骨具有一定的作用。这可能为今后温阳益髓方治疗OA提供理论依据，但温阳益髓方通过何种途径来维持正常胶原表型有待进一步研究。OA时，软骨细胞去分化后合成Ⅰ型胶原，这是OA疾病进程的一个重要因素。软骨中产生的Ⅰ型胶原不能完成正常Ⅱ型胶原的生理功能，最终导致了软骨的破坏。因此温阳益髓方能否抑制Ⅰ型胶原的表达，需要进一步研究来明确。此外，相关研究表明，温阳益髓方对基质MMP1、3、13的表达均有明显的抑制作用，其中对MMP13的抑制作用最强，由此可见，温阳益髓方可以有效抑制软骨基质中MMPs的表达，通过抑制MMPs的表达减少软骨基质的降解，从而对关节软骨起到保护作用。

3.温阳益髓联合软骨移植可以提高KOA的临床疗效 KOA是常伴发局灶性软骨损伤或者缺损，自体骨软骨移植可为软骨缺损处提供完整的关节软骨基质和有活力的软骨细胞，在关节镜下行自体骨软骨移植手术，可既微创又直接地解决这一问题。但是，自体骨软骨移植很难阻止移植软骨继续退变或者其他部位软骨的退变，且术后存在不同程度关节肿痛、畏冷、僵硬等症状。而温阳益髓方可以温补肾阳、益精填髓、抑制炎症相关因子、增加OA软骨中Ⅱ型胶原和蛋白多糖表达、抑制软骨细胞凋亡、促进细胞增殖、改善细胞外基质代谢，从而治疗或者阻止KOA软骨的退变。同时，温阳益髓方标本兼顾，益髓以充骨，温阳而散寒，扶正祛邪，兼有利湿泄浊，活血化瘀之功，使瘀血去而新血生，精充则筋养，血生则骨壮。温阳益髓法联合关节镜下自体骨软骨移植既解决了局灶性软骨损伤或缺损，又可以抑制或减少日后移植处和其他部位的软骨退变，可使原有软骨得以充养，濡润移植之软骨，增加移植部位软骨的稳定性、提高移植软骨与周围软骨生长契合度。相关研究结果显示，应用温阳益髓联合软骨移植的观察组，在目测类比评分和Lysholm评分、疼痛评分及肿胀评分均优于单纯软骨移植技术的对照组，表明温阳益髓联合软骨移植可以提高KOA伴发局灶性软骨缺损的临床疗效，值得临床推广应用。

4.温阳益髓方对兔KOA模型骨髓干细胞动员和分化的影响 我们研究发现温阳益髓法可以促进骨髓干细胞（Mesenchymal Stromal Cells，MSCs）定向诱导分化为软骨和成骨细胞，通过检测生长因子三磷酸腺苷结合转运蛋白G2（ATP Binding Cassette Transporter G_2，ABCG2）、转化生长因子-β（Transforming Growth Factor-β，TGF-β）、BMP-4和八聚体结合转录因子4（Octamer-binding Protein-4，OCT-4）的表达证实了这一理论。其中，MSCs标志物ABCG2显示温阳益髓方有增强MSCs转归的作用，而表征细胞分化标志物OCT-4也反证了温阳益髓方有MSCs转归现象；BMP-4和TGF-β表达水平上调也对软骨细胞转化有重要标示意义。细胞信号转导通路中关键因子的调控揭示了上调的ABCG2、TGF-β、BMP-4和OCT-4可能是温阳益髓药物改善兔KOA的内在原因，这些因子可能通过信号通路促进和调节软骨细胞的生长、改善血管微循环，从而达到关节软骨的保护和修复。

5.温阳益髓方中药物活性成分及动物实验研究进展　温阳益髓方中药物的活性成分主要有槲皮素、山奈酚、β-谷甾醇、2-庚酮、桃醛、香豆酸甲基醚、乙酸肉桂酯、芫花素、芹菜素等；作用的关键靶点是AKT1、ALB、IL6、TNF、IL1B、VEGFA、TP53、MAPK3、PTGS2、MMP9、JUN、CASP3、CXCL8、TLR4等；主要作用通路有癌症（Pathways in cancer）通路、脂质与动脉粥样硬化（Lipid and atherosclerosis）通路、卡波氏肉瘤相关疱疹病毒感染（Kaposi sarcoma-associated herpesvirus infection）通路、磷脂酰肌醇-3-激酶-蛋白激酶B信号（PI3K-Akt signaling pathway）通路、人巨细胞病毒感染（Human cytomegalovirus infection）通路、乙型肝炎（Hepatitis B）通路等。通过动物实验验证了温阳益髓能显著抑制PI3K/Akt/mTOR信号通路来促进自噬，并促进LC3B-Ⅰ向LC3B-Ⅱ转化，抑制炎症因子IL-1β、提升TGF-β表达，抑制Caspase-1转录，从而抑制软骨的退变，促进软骨修复。

二、补肾除湿方前期的研究成果

1.补肾除湿方组方及方解　早期KOA主要病机为肾虚湿滞，若肾虚为主则为"筋痿"，湿滞为主则为"膝痹"。先天不足、后天失养、年老体衰及劳淫过度均可导致肾精不足，精血不能互化，易精血亏虚，不能濡养筋脉肉皮骨，则筋痿、脉虚、肉脱、皮削、骨枯。风寒湿邪趁虚侵袭，痹阻经脉，经脉不通，日久内传，又嗜食肥甘厚味，酒饮不节，则致脾失运化，湿邪内生。故治疗应以补益肝肾、散寒除湿为治法来处方用药。补肾除湿方的主要组成药物：熟地黄、山萸肉、延胡索、茯苓、麸炒白术、泽泻、千年健、威灵仙、川牛膝、炙甘草。方中重用熟地黄、山萸肉，两者共为君药，滋肝肾益精，以填真阴之不足，精足则气足，形气复。延胡索活血行气止痛以治标，体现了急则治标，缓则治本的治疗原则；茯苓健脾祛湿，杜绝湿邪化生之源，此两药共为臣药。白术燥湿健脾，泽泻利水渗湿，泄虚热，均能助茯苓祛湿；千年健祛风湿，强壮筋骨，亦可消肿止痛；威灵仙祛风除湿，通络止痛共为佐药。川牛膝引药下行直达病所，炙甘草调和诸药，两药共为使药。全方体现补益肝肾、散寒除湿之功效。

2.补肾除湿方治疗早期肝肾亏虚型KOA的临床研究　补肾除湿方可能主要通过调节细胞因子水平、抑制基质降解酶、清除氧自由基等多种途径来保护关节软骨，减少软骨及基质的破坏，发挥抗炎、镇痛作用，进而更加有效的减轻疼痛，使膝关节功能得到改善。

3. 补肾除湿法调节KOA关节液MMP-1和PGE2的研究 玻璃酸钠关节腔注射联合补肾除湿方口服在治疗KOA中较单纯使用玻璃酸钠关节腔注射疗效显著，但是在在降低关节液中PGE-2含量的效果和改善WOMAC评分方面，两者无明显差别；但在降低关节液中MMP-1含量的效果和改善中医证候评分方面，联合组优于对照组，由此可见补肾除湿法治疗KOA的效果显著。

4. 补肾除湿方联合自体富血小板血浆治疗KOA疗效及作用机制 补肾除湿方联合自体PRP治疗中老年早中期KOA疗效确切，能减轻疼痛，改善关节僵硬，提高关节活动度，降低血清葡萄糖-6-磷酸异构酶水平及升高血清沉默信息调节因子1水平，且安全性较好。单一使用PRP和补肾除湿方联合PRP治疗早期KOA均有临床疗效，但补肾除湿方联合PRP在缓解中医临床症状、改善膝关节功能、缓解局部僵硬不适及降低血清TGF-β_1、提高Smad1水平方面较单独使用PRP的效果更优。其机制是补肾除湿方联合PRP可以降低早期KOA患者血清TGF-β_1的表达水平，提高Smad1的表达，从而达到治疗KOA的目的，具体机制可能与调控TGF-β_1/Smad1信号通路有关。

5. 基于信号通路探讨补肾除湿方对软骨细胞凋亡的作用机制 细胞研究发现，补肾除湿方含药血清可以通过PI3K/Akt信号通路阻滞IL-1诱导的C28/I2人软骨细胞凋亡。前期研究发现，在一定范围内补肾除湿方的含药血清浓度越高，改善软骨细胞活性的作用越强，其机制可能是抑制了PI3K/Akt信号通路活性，降低了Bax和Caspase介导的细胞凋亡。

参考文献

［1］郭波波，常进奇，马亮亮，等.膝骨关节炎的中医治疗进展［J］.中医临床研究，2018，10（30）：92-94.

［2］刘映岐，肖依诚，陶程露，等.中医对膝骨性关节炎的认识综述［J］.世界最新医学信息文摘，2016，16（61）：251-253.

［3］李彦，荆琳，何名江，等.张洪美应用补肾除湿方治疗早期膝骨关节炎经验［J］.中医药导报，2022，28（02）：188-192.

［4］李石胜，吴耀持，张峻峰，等.长针透刺膝骨关节炎模型大鼠滑膜组织中基质金属蛋白酶3的变化［J］.中国组织工程研究与临床康复，2011，15（50）：9415-9418.

［5］车涛，裴敏蕾，孙剑，等.电针治疗膝骨关节炎疗效观察［J］.上海针灸杂志，2012，31（08）：595-596.

［6］史中亚，胡奋强，陈勇.短刺配合功能训练治疗膝骨关节炎疗效观察［J］.上海针灸杂志，2012，31（11）：826-828.

［7］杨济，何名江.手法治疗退行性膝骨关节炎［J］.中国骨伤，2012，25（05）：411-412.

［8］赵明宇，刘益兵，王凯，等.动态拔伸手法松解股四头肌治疗膝骨关节炎的临床研究［J］.中医学报，2012，27（11）：1417-1418.

［9］郑衍庆，张风华，郑黎勤.推拿功法易筋经结合艾灸治疗老年膝关节骨性关节炎的应用效果分析［J］.齐齐哈尔医学院学报，2017，38（05）：522-524.

［10］王积福，王运旺.苍龟探穴针刺疗法联合推拿治疗膝骨性关节炎［J］.光明中医，2018，33（11）：1616-1618.

［11］许鸿雁，吕志艳，孙学娟，等.温针灸配合推拿治疗膝关节骨性关节炎的疗效及对血清和关节液IL-17的影响［J］.针灸临床杂志，2018，34（07）：46-49.

［12］李哲，田好超，杨锋.中药外治膝骨关节炎作用机制的研究进展［J］.中国中医急症，2019，28（11）：2061-2064.

［13］张洪美，李劲，何名江，等.温阳益髓方对兔膝骨关节炎模型骨髓干细胞动员和分化的影响［J］.中国骨与关节损伤杂志，2014，29（05）：468-471.

［14］单鹏程，何名江，张洪美，等.温阳益髓中药干预兔膝骨关节炎软骨基质金属蛋白酶的表达［J］.中国组织工程研究，2014，18（07）：997-1002.

［15］荆琳，郭志坤，张洪美，等.软骨Ⅱ型胶原和蛋白多糖变化与温阳益髓方干预的影响［J］.中国组织工程研究，2015，19（24）：3798-3802.

［16］邱冬雪.基于PI3K/Akt信号通路探讨补肾除湿方对软骨细胞凋亡的作用机制及临床研究［D］.中国中医科学院，2019.

［17］艾奇，荆琳，张洪美，等.补肾除湿方联合自体富血小板血浆技术治疗中老年早中期膝骨关节炎的效果［J］.中国医药，2022，17（09）：1395-1399.

［18］荆琳，潘丽，张洪美，等.膝痹通方联合富血小板血浆治疗中度膝骨关节炎的临床疗效研究［J］.海南医学院学报，2020，26（24）：1859-1864.

［19］任俊龙.补肾除湿法调节膝骨关节炎关节液MMP-1和PGE-2的研究［D］.北京中医药大学，2016.

［20］张仁卓.补肾除湿法治疗早期膝骨关节炎的疗效观察［D］.北京中医药大学，2013.

［21］刘兴兴.补肾除湿方联合PRP对早期膝骨关节炎患者血清中TGF-β_1/Smad1表达的影响［D］.中国中医科学院，2022

第十六章　膝骨关节炎软骨修复的前沿技术

第一节　关节软骨组织工程技术

关节软骨本身缺乏神经和血管组织，并且内部软骨细胞数量有限，因此关节软骨一旦损伤或退变，自身几乎不具有自我损伤修复的能力。目前临床治疗软骨损伤的方法甚多，包括关节内注射干细胞治疗、自体骨软骨移植、微骨折术以及自体软骨细胞移植等，然而这些方法均具有一定的局限性，不能完全治愈软骨损伤。近年来，随着生物支架材料研究的不断发展，软骨组织工程技术成为了一种理想的治疗软骨缺损的手段，针对此技术的研究也越来越多。软骨组织工程指采用体外扩增种子细胞，将其植入具有良好生物相容性且能够在体内逐渐降解吸收的细胞支架材料，同时加入能够诱导种子细胞增殖和定向分化的生长因子，然后将此复合材料植入到软骨损伤部位，最终达到修复软骨缺损的目的。种子细胞、生长因子以及细胞支架是软骨组织工程中最重要的组成部分，决定了移植物能否在机体内良好愈合及修复损伤。

一、种子细胞

种子细胞是软骨组织工程中最重要的核心要素，理想的种子细胞需要具备以下特点：来源广泛、取材方便、细胞活性和增殖能力强、能够与支架材料良好融合以及免疫原性低等。目前软骨组织工程中较多采用的种子细胞有软骨细胞、骨髓间充质干细胞（Bone Marrow Mesenchymal Stem Cells，BMSCs）、脂肪间充质干细胞（Adipose-Mesenchymal Stem Cells，AD-MSCs）和胚胎干细胞等。

软骨细胞是治疗软骨损伤理想的种子细胞，不仅具有持续增殖能力并易于培养分离，而且还可以直接分泌软骨细胞外基质。但是自体软骨细胞体内含量稀少且临床获取困难，很大程度上限制了其研究和应用。

干细胞具有多向分化和自我更新的能力，在软骨组织工程领域应用广泛。BMSCs是一种多功能干细胞，可以诱导分化为神经细胞、肝脏细胞、成骨细胞、软骨细胞、脂肪细胞等组织细胞。相较于软骨细胞难于获取，BMSCs具有取材方便、易于扩增等优点。由于BMSCs取自机体本身，再次回植到机体不会产生免疫源性反应，而且具有向软骨细胞定向分化的能力，目前已经成为软骨组织工程中应用最为广泛的种子细胞。BMSCs作为软骨组织工程的种子细胞同样也存在一些问题，如细胞的提取、分离及纯化过程相对复杂，在此过程中存在细胞污染、传代老化以及培养数量不足等问题。因此，在软骨组织功能的研究过程中，很多学者也在不段寻求其他组织来源的干细胞。

AD-MSCs广泛存在于机体脂肪组织中，而且同样具有向软骨细胞定向分化的潜能。AD-MSCs易于取材，来源广泛，供应量相对充足，而且对供区组织创伤小，AD-

MSCs自身免疫调节能力强，因此AD-MSCs一度被认为是软骨组织工程中理想的种子细胞来源，但不足之处在于AD-MSCs成软骨能力远不如BMSCs。

综上，BMSCs被认为是软骨组织工程中修复关节软骨损伤最具潜力的种子细胞，具有较高的临床应用价值，然而未来仍然需要进行更多相关基础研究。

二、生长因子

生长因子是具有调控细胞生长和发育的一类生物活性物质，它们通过自分泌或者旁分泌方式调节各种细胞的增殖和分化。软骨组织工程中常用的生长因子包括：转化生长因子（Transforming Growth Factor，TGF）、成纤维细胞生长因子（Fibroblast Growth Factor，FGF）、骨形态发生蛋白（Bone Morphogenetic Protein，BMP）、PRP、血管内皮生长因子（Vascular Endothelial Growth Factor，VEGF）、胰岛素样生长因子（Insulin-like Growth Factor，IGF）等。生长因子不仅可以促进细胞的生长、增殖和分化，而且还具有诱导干细胞向软骨细胞定向分化并维持软骨细胞表型的能力。

TGF是一种多功能的促进细胞生长的因子，并且对软骨组织增殖和分化也具有一定的调节作用。研究证明，TGF在人体内能够促进分化早期或未分化的软骨细胞相关基因的合成与表达，抑制成熟软骨细胞分化，抑制软骨细胞外基质的分解代谢，所以很多研究将TGF用于软骨组织工程。然而也有研究证明，单纯应用TGF并不能良好诱导组织工程移植物生成新的透明软骨样再生组织，反而会诱导移植物向纤维软骨成分转化。此外，目前研究比较热门的PRP也被用作生长因子而广泛用于软骨组织工程中。通过全血离心得到的浓缩PRP内含有大量的生长因子，如血小板衍生生长因子、TGF-β、IGF、表皮生长因子以及VEGF等，这些生长因子可以促进软骨细胞增殖及软骨细胞外基质合成，促进移植处的透明软骨组织修复。BMP又称为骨形成蛋白，是一类主要由成骨细胞分泌的具有类似结构的高度保守的功能蛋白。BMP是目前已知对骨再生促进作用最强的生长因子，可以通过多种途径促进间充质干细胞向成骨部位趋化、募集和向成骨细胞定向分化。但是目前尚未明确BMP是否能够持续的促进组织修复，同时也有研究报道，BMP可能会导致移植部位出现异位骨化以及局部炎症反应，这些不良反应在一定程度上限制了BMP的研究和应用。FGF由垂体和下丘脑分泌的多肽，能够促进成纤维细胞增殖，刺激新生血管形成，在骨骼系统中能够促进成软骨细胞的生成，抑制破骨细胞的活性。

虽然上述生长因子都能够在特定条件下促进软骨损伤的修复，但是生长因子作为软骨组织工程中的外源性添加剂，虽然自身具有多向调控能力，而这种调控能力与其来源、纯度、使用剂量、种子细胞自身条件以及有无其他生长因子辅助等很多因素有关。目前很多研究采用单一生长因子用于软骨组织工程，但是在实际生理环境下软骨细胞的生长是多种生长因子共同协同完成的。因此，软骨组织工程中理想的细胞因子或者复合细胞因子还有待进一步研究。

三、细胞支架

目前，用于软骨组织工程的支架材料很多，包括天然支架材料和人工合成材料，支架作为承载种子细胞和细胞因子的载体，对软骨缺损区组织修复的成功与否至关重要。理想的软骨组织工程支架材料应当具备以下特点：具有良好的生物安全性和生物相容性、可生物降解、具有良好的机械性能、有利于体内组织长入、具有适度的孔径和孔隙率、较高的表面积、修复方式简单可靠、并发症少等。根据细胞支架来源不同，可以分为天然支架材料、人工合成支架材料以及复合支架材料。

常用天然材料包括胶原、壳聚糖、丝素蛋白、海藻酸盐、透明质酸、硫酸软骨素、羟基磷灰石、β-磷酸钙等。天然支架材料具有良好的生物相容性、低免疫原性、良好的细胞结合能力和生物降解性等，因此大量用于组织工程的研究。然而天然支架材料的力学性能相对较弱，这一因素限制了天然支架材料在临床上的广泛应用。

在此条件下，很多学者开始寻求生物力学性能更好的支架材料，人工合成的高分子支架材料也应运而生。人工合成支架材料具有良好的生物力学性能，降解时间可以人为调控，材料来源不受限制，但其生物相容性不及天然材料。软骨组织工程中用于软骨修复的人工合成高分子支架材料主要有以下几种：聚乳酸-羟基乙酸、聚乙烯醇、聚乳酸、聚己内酯以及聚乙二醇等。人工合成高分子材料可以良好控制支架材料力学性能及其内在结构，从而更好地满足软骨组织修复的实际需求。但是人工合成的高分子支架材料也有其不足之处，大多的合成材料都存在不同程度的细胞毒性或者是降解产物具有细胞毒性，而且人工合成的支架材料表面细胞黏附力弱、缺乏细胞识别位点，这些因素不利于细胞特异性基因的激活及特异性黏附，在一定程度上限制了其研究和应用。随着软骨组织工程支架材料学的不断发展以及对软骨支架材料研究的逐渐深入，相信可以找到生物相容性良好、生物力学性能优良的理想支架材料。

第二节　关节软骨缺损的修复方法

一、自体软骨细胞移植技术及基质诱导的自体软骨细胞移植技术

人体关节表面的关节软骨成分为透明软骨组织，其本身缺乏血管、神经组织，营养主要来源于关节液，损伤后再生能力非常有限。区别于其他的软骨组织，透明软骨具有良好的耐磨损性能，而软骨损伤后，机体再生的软骨大多为纤维软骨成分，其耐磨损性能显著差于透明软骨。关节软骨一旦损伤，尤其是Outerbridge Ⅲ级和Ⅳ级的软骨损伤极易发展为症状性KOA。

目前临床上治疗膝关节软骨缺损的方法很多，常用的技术包括微骨折法、自体骨软骨移植、同种异体软骨移植及自体软骨细胞移植术（Autologous Chondrocyte Implantation，ACI）等。微骨折术和自体骨软骨移植术的临床操作简便而且不需要特殊器械和准备工作，目前在临床中应用非常广泛。但是微骨折术后再生的软骨成分为纤维软骨，其生物力学性能和机械耐磨损性能都明显差于透明软骨，后期退变风险很大。自体骨软骨移植术通过将关节内非负重区的骨软骨移植到软骨损伤处进行修复，虽然可以获得透明软骨修复，但是受限于供区软骨取材有限，通常仅用于损伤面积较小的

患者，而对于软骨损伤面积大于 $4cm^2$ 的患者，则不建议选择。ACI技术理论上可以通过软骨细胞移植达到透明软骨样组织再生，从而修复骨缺损，因此具有更好的临床应用前景，这也使ACI技术成为治疗膝关节软骨缺损的研究热点。

ACI技术最早由Brittberg教授和Peterson教授于1987年进行报道，随着医学技术的进步以及组织工程技术的快速发展，自体软骨细胞移植技术由最初的第一代技术发展到如今的第三代技术。第一代ACI技术为标准化的移植程序，包括自体软骨细胞体外培养、获取自体骨膜后缝合覆盖缺损区并植入软骨细胞以及胶原封闭。第二代ACI技术改用胶原膜替代自体骨膜缝合覆盖缺损区后注入软骨细胞悬浮液，简化了手术操作同时也避免了获取自体骨膜可能导致的并发症。如今，第三代ACI技术主要基于生物细胞支架技术，因此也被称为基质诱导的自体软骨细胞移植技术（Matrix-induced Autologous Chondrocyte Implantation，MACI），其方法是首先将软骨细胞种植于可生物降解、无细胞毒性且具有一定柔韧性的生物细胞支架材料上，种植成功后将生物细胞支架按照软骨缺损区域剪裁成相应形状，最后将其移植到软骨缺损区域，达到治疗软骨缺损的目的。

ACI技术相对成熟，目前已经应用于临床。很多研究报道ACI技术治疗软骨损伤可以获得良好的临床效果，但此技术不适用于存在下肢力线异常、膝关节失稳以及半月板损伤的患者，上述因素均会导致ACI术后疗效明显变差。此外也有文献报道，经过ACI治疗后的软骨活检组织中，ACI技术并不能对关节软骨缺损区进行持续修复并达到透明软骨修复效果，这也是目前ACI技术所面临的最严峻的问题。

组织工程学的发展对ACI技术的不断进步具有重要意义，这主要体现在细胞支架材料领域。理想的组织工程生物支架材料应具备良好的生物相容性、可降解性、机械稳定性及无细胞毒性等特点，支架材料高度多孔的三维立体结构有利于细胞黏附与生长，从而为种子细胞提供良好的生长环境，促进细胞分化与代谢。一些支架材料具有外源性细胞载体的作用，可以促进软骨细胞的移动、黏附、增殖及分化。MACI技术利用这些支架材料作为载体对软骨损伤进行修复，理论上比传统的ACI技术更为优越。

MACI技术中细胞黏附和细胞种植密度是影响治疗效果至关重要的因素。细胞、细胞外基质与支架材料黏附的过程中需要整合素引导。研究发现，自体软骨培养时加入硫酸软骨素可增加纤维连接蛋白的表达，有助于软骨细胞早期黏附以及后期的软骨修复。软骨细胞的接种密度也是影响组织工程疗效的因素，早期很多研究倾向于采用高细胞密度的方法，但实践发现，细胞接种密度和临床疗效之间没有显著的正相关性，而软骨细胞密度受支架材料、患者年龄、细胞增殖能力等很多因素影响，目前关于软骨细胞的接种密度仍然存在争论，其在软骨修复过程中的作用仍需进一步研究。此外，还有研究在MACI基础上加入对软骨细胞增殖、分化及代谢具有重要作用细胞因子，比较常用的有TGF、人BMP及血小板衍生生长因子，这些细胞因子可以更好地促进软骨持续稳定的再生，从而达到治疗软骨损伤的目的。

MACI技术是ACI技术的延伸和发展，这两种技术都是目前临床治疗关节软骨缺损的重要方法，而且很多临床研究报道两者均可获得良好的治疗效果。虽然ACI技术和MACI技术还在不断完善，但是目前仍然不能理想地对软骨缺损区域持续稳定的进行透明软骨修复，来恢复关节软骨良好的生物力学性能。软骨组织工程依然是今后软骨损伤研究的热点，结合支架材料、间充质干细胞在软骨修复方面的研究的进展，相信未来能够找到一种可以良好修复软骨缺损的组织工程技术。

二、KOA的干细胞治疗

针对KOA的干细胞治疗最常用的方法是间充质干细胞治疗技术。间充质干细胞（Mesenchymal Stem Cells，MSC）最早由Alexander Friedenstein等在20世纪60年代末期报道，最初是在骨髓中被分离出来，具有良好的多向分化能力，因此又被称为多潜能干细胞，在不同细胞因子的作用下能够向成骨细胞、软骨细胞和脂肪细胞分化。此类干细胞同样存在于其他组织中，包括外周血、脐带血、骨骼肌、心脏和脂肪组织等，从不同部位获取的MSC在免疫表型、多向分化能力上存在差异。研究证明，BMSCs和AD-MSCs都具有向软骨细胞分化的能力，因此临床上也经常使用这两种MSC作为"种子细胞"治疗KOA。

MSC除具有多向分化潜能外，还能够分泌多种酶物质和营养因子参与旁分泌过程，促进新生血管生成和抑制软骨细胞凋亡，发挥强大的免疫调节能力和抗炎活性，促进损伤软骨组织修复。关节软骨损伤后局部会呈现炎症因子浸润，导致软骨细胞外基质分解，其代谢产物会引发巨噬细胞和免疫细胞释放更多的炎症因子而加速软骨退变。间充质干细胞可以通过参与旁分泌过程抑制免疫细胞的增殖，调节免疫系统抑制局部炎症反应，从而减轻软骨损伤。

MSC具有取材方便和向软骨细胞分化能力强的特点，已经被广泛用于KOA治疗的相关研究。目前采用MSC治疗KOA的方式包括干细胞结合生物支架或载体材料移植以及干细胞直接关节腔内注射治疗。KOA患者大多存在弥漫性软骨损伤，因此多数医生采用关节内直接注射的方法进行治疗。相关研究报道关节内直接注射MSC能够改善膝关节功能，其机制是MSC通过旁分泌改善软骨细胞功能状态，并对软骨细胞凋亡有一定的保护作用，并具有预防骨关节炎疾病进展的潜在作用。虽然多数文献报道关节内注射MSC治疗KOA具有良好的临床疗效，但是仍存在干细胞的治疗浓度不易维持，不能提供持久、稳定的软骨修复等问题。因此，目前如何持续获得MSC的软骨修复作用依然是干细胞治疗KOA的关键问题，也是干细胞治疗KOA的研究热点。

随着软骨组织工程学的发展，MACI技术逐渐成为治疗软骨缺损的研究热点。由于具有良好的向软骨细胞定向分化的能力，间充质干细胞被用作软骨组织工程中的种子细胞与支架载体共同培养，最终将带有干细胞的支架材料植入软骨缺损区域，达到修复软骨损伤的目的。此项技术尤其适用于局部的软骨缺损的治疗。然而间充质干细胞结合生物支架材料治疗KOA的问题主要在于干细胞在体内定向分化的稳定性难以把控，而且分化后的软骨细胞表型存在不确定性，修复过程中难以维持足够的干细胞数量。这就要求我们在今后的研究中找到更为理想的细胞因子来诱导干细胞向软骨细胞定向分化，以期促进软骨缺损区域持续的透明软骨样组织修复。

目前临床研究结果的不一致性是MSC治疗KOA存在争议的主要原因，相信随着科技的不断发展以及对MSC研究的不断深入，MSC会更多地用于KOA的临床研究与治疗。

三、KOA的PRP治疗

PRP是从自体外周血中分离获得的血小板浓缩物，血小板浓度可达正常血液的3～5倍，而且含有大量FGF、VEGF、TGF等内源性生长因子，这些生长因子有利于促进软骨细胞的增殖和新生软骨形成加速组织修复，从而达到治疗OA的目的。自体PRP取自患者自身，通过静脉血离心得到高血小板浓度的血浆，具有无免疫排斥反应及不良反应等优点。目前，在国内外很多医院都已经开展自体PRP治疗KOA。临床研究报道显示，PRP治疗KOA在改善膝关节功能和减轻疼痛评分方面具有良好的治疗效果。目前，PRP治疗KOA的作用机制尚未完全明确，大多学者认为PRP主要通过促进软骨细胞增殖、促进软骨细胞外基质形成、抑制炎症因子表达及促进BMSCs增殖分化等发挥治疗KOA的作用。

OA软骨损伤后局部的炎症反应、氧化应激以及线粒体功能失调等因素会进一步加速软骨细胞凋亡和细胞外基质降解，最终导致骨关节炎的进展。关节内注射PRP在一定程度上可以抑制局部炎症反应，并促进软骨细胞增殖，从而发挥修复关节软骨的作用。我们的前期研究证明，OA软骨细胞中MMPs的表达量会增加，尤其是MMP1、3和13的表达量升高尤为显著，MMP增多会加速关节软骨内蛋白多糖和Ⅱ型胶原蛋白的降解。采用PRP治疗可以抑制骨关节炎软骨细胞中IL-6和TNF-α等炎性因子的表达，从而减轻关节软骨细胞周围的炎症反应。并且PRP可以通过促进软骨细胞增殖、蛋白多糖和Ⅱ型胶原蛋白表达，阻止骨关节炎的进展。

在KOA的临床治疗中，关节内注射玻璃酸钠的应用较为广泛。而很多研究证明，关节内注射PRP比玻璃酸钠在缓解膝关节疼痛症状和改善膝关节功能方面更具优势，且不增加其他风险。因此近年来，随着PRP制备技术的成熟和简化，关节内注射PRP被广泛的应用于KOA治疗。也有研究认为，PRP治疗KOA的良好临床效果只是暂时性的，注射剂量的PRP不能持久的修复关节软骨和抑制炎症反应，其长期疗效还有待进一步研究。由于缺乏高等级的循证医学证据，美国骨科医师学会指南对使用PRP治疗症状性KOA持不赞成也不反对的推荐强度。理论上使用PRP治疗KOA可以获得良好疗效，但在实际操作中PRP的制备、PRP成品血小板浓度都会影响治疗效果，这也是很多临床研究报道PRP治疗KOA疗效不一致的主要原因。

四、KOA的基因治疗

OA发病和许多因素相关，如年龄、肥胖、激素水平、骨密度、体力活动和创伤等。此外，遗传因素在KOA发病机制中也有重要影响，既往研究显示，某些特定的候选基因在KOA发病中发挥着重要作用。软骨细胞外基质降解和软骨细胞过度凋亡是引起关节软骨退变导致OA发病的主要病理机制，在此过程中很多miRNA及编码基因参与其中。针对KOA的发病机制，基因治疗的策略主要是基因修饰减轻炎症反应、抑制软骨基质降解以及促进软骨基质合成。

　　KOA基因治疗的作用机制主要是将载有治疗基因片段的载体导入细胞内，从而增强软骨细胞的功能和再生能力，抑制软骨基质降解，达到治疗OA的作用。将目的基因片段引入到机体需要采用基因编辑技术。基因编辑是一种对生物体基因组特定目标基因进行精确修饰的基因工程技术。将目的基因引入机体后，其表达产物能够在软骨组织中稳定的、可控的长期表达，从而持续发挥修复软骨损伤和避免软骨继续退变的作用。OA基因治疗的原则是调控特定基因的表达，包括抑制参与软骨基质降解基因的合成以及提高软骨修复基因的表达。

　　OA基因治疗的重要环节包括：候选基因、传递载体以及基因传递的候选细胞。确定候选基因的关键在于识别出在OA发病机制中导致软骨退变发挥主要作用的目的基因。目的基因是一段已知功能或者需要进行研究的基因序列，通常可以通过"鸟枪法"直接分离，也可以通过DNA合成仪或者聚合酶链式反应技术获得。目前，治疗软骨损伤的目的基因主要包括生长因子基因、转录因子基因和抗炎因子基因等，被广泛用于OA治疗的基础和临床研究。OA基因治疗的转移载体主要包括：逆转录病毒载体、腺病毒载体、HVJ-脂质体复合载体、腺相关病毒载体及非病毒载体等，利用载体进行基因转移的过程称为转导。基因表达的发生必须将载有目的基因片段的载体转导入细胞核，然后再整合到宿主细胞同源染色体上或保持游离基因的形式，从而控制OA软骨退变的发生和发展。大量文献证实，IL-1在OA发病过程中发挥着重要作用，因此很多OA基因治疗的研究将IL-1受体拮抗蛋白（hIL-1ra）基因通过载体转移到关节软骨细胞或者滑膜细胞，使该基因在关节内大量表达，表达出的hIL-1ra可以和病理状态下产生的IL-1相互作用，从而阻断IL-1对关节软骨的破坏作用，达到预防和治疗OA的目的，同时也可以长期稳定地减轻OA患者的临床症状。基因治疗KOA的研究中，基因传递候选细胞主要是指和关节软骨退变关系最为密切的细胞，包括关节软骨细胞和关节滑膜细胞，两者在基因治疗的应用中各有优劣。理论上软骨细胞是基因治疗OA最理想的基因传递细胞，但是软骨细胞周围存在丰富的细胞外基质，导致带有目的基因片段的病毒载体难以接近。滑膜细胞分布在整个膝关节囊壁，分泌大量的关节液为软骨细胞提供营养，因此滑膜细胞被认为是KOA基因治疗最可行的基因传递候选细胞。关节滑膜均匀分布在关节腔内侧面，无论直接基因传递还是移植细胞关节内注射，操作都非常方便。很多研究也已证明，基因转移至滑膜细胞比基因转移至软骨细胞的效果更好、技术更为成熟。

　　目前已经证明TGF-β家族、IGF-I家族和FGF等生长因子均能刺激透明软骨样组织修复。此外，将经过TGF-β1病毒转导的基因工程软骨细胞注射到关节腔内，与对照组比较在软骨形态、骨质增生以及骨质磨损等方面都有不同程度的改善，说明基因治疗技术可以弥补传统治疗方法的不足，增加新的治疗手段。OA的基因治疗是一个复杂的过程，涉及到诸多方面的因素，在未来OA基因治疗的研究中，需要不断寻找最佳的基因治疗靶点，通过基因治疗调控软骨退变，避免内源性生长因子的影响，这将是未来骨关节炎基因治疗的研究热点。

参考文献

［1］Davies RL，Kuiper NJ. Regenerative Medicine：A review of the evolution of autologous chondrocyte implantation（ACI）therapy［J］. Bioengineering（Basel），2019，13，6（1）：22.

［2］Krill M，Early N，Everhart JS，et al. Autologous chondrocyte implantation（ACI）for knee cartilage defects：a review of indications，technique，and outcomes［J］. JBJS Rev，2018，6（2）：e5.

［3］Mistry H，Connock M，Pink J，et al. Autologous chondrocyte implantation in the knee：systematic review and economic evaluation［J］. Health Technol Assess，2017，21（6）：1-294.

［4］兰伟伟，陈维毅，黄棣. 骨软骨组织工程研究进展［J］. 生物医学工程学杂志，2019，36（3）：504-510.

［5］Harris JD，Siston RA，Pan X，et al. Autologous chondrocyte implantation：a systematic review［J］. J Bone Joint Surg Am，2010，92（12）：2220-2233.

［6］Batty L，Dance S，Bajaj S，et al. Autologous chondrocyte implantation：an overview of technique and outcomes［J］. ANZ J Surg，2011，81（1-2）：18-25.

［7］Welch T，Mandelbaum B，Tom M. Autologous chondrocyte implantation：past，present，and future［J］. Sports Med Arthrosc Rev，2016，24（2）：85-91.

［8］谢慧锋，周伟，白波，等. 软骨组织工程中种子细胞接种密度和比例的研究进展［J］. 中国修复重建外科杂志，2022，36（4）：470-478.

［9］孙东东，孙明林，高丽兰. 生长因子在软骨组织工程中的研究进展［J］. 中华骨科杂志，2019（10）：645-652.

［10］Hevesi M，Krych AJ，Saris DBF. Treatment of cartilage defects with the matrix-induced autologous chondrocyte implantation cookie cutter technique［J］. Arthrosc Tech，2019，8（6）：e591-e596.

［11］唐文宝，谭洪波，周田华，等. 间充质干细胞治疗骨关节炎的临床研究进展［J］. 生物骨科材料与临床研究，2021，18（3）：87-91.

［12］Harrell CR，Markovic BS，Fellabaum C，et al. Mesenchymal stem cell-based therapy of osteoarthritis：current knowledge and future perspectives［J］. Biomed Pharmacother，2019，109：2318-2326.

［13］Im GI，Kim DY，Shin JH，et al. Repair of cartilage defect in the rabbit with cultured mesenchymal stem cells from bone marrow［J］. J Bone Joint Surg Br，2001，83（2）：289-294.

［14］Grigolo B，Lisignoli G，Desando G，et al. Osteoarthritis treated with mesenchymal stem cells on hyaluronan-based scaffold in rabbit［J］. Tissue Eng Part C Methods，2009，15（4）：647-658.

［15］Freitag J，Bates D，Wickham J，et al. Adipose-derived mesenchymal stem cell therapy in the treatment of knee osteoarthritis：a randomized controlled trial［J］. Regen Med，2019，14（3）：213-230.

［16］Lopa S，Colombini A，Moretti M，et al. Injective mesenchymal stem cell-based treatments for knee osteoarthritis：from mechanisms of action to current clinical evidences［J］. Knee Surg Sports Traumatol Arthrosc，2019，27（6）：2003-2020.

［17］Harrell CR，Markovic BS，Fellabaum C，et al. Mesenchymal stem cell-based therapy of osteoarthritis：Current knowledge and future perspectives［J］. Biomed Pharmacother，2019，109：2318-2326.

［18］Kim YG，Choi J，Kim K. Mesenchymal stem cell-derived exosomes for effective cartilage tissue repair and treatment of osteoarthritis［J］. Biotechnol J，2020，15（12）：e2000082.

［19］Mianehsaz E，Mirzaei HR，Mahjoubin-Tehran M，et al. Mesenchymal stem cell-derived exosomes：a new therapeutic approach to osteoarthritis?［J］. Stem Cell Res Ther，2019，10（1）：340.

［20］周立波，李克文，张国秋.脂肪间充质干细胞治疗膝关节骨关节炎应用进展［J］. 国际骨科学杂志，2022，43（1）：51-54.

［21］Rashid H，Kwoh CK. Should platelet-rich plasma or stem cell therapy be used to treat osteoarthritis?［J］. Rheum Dis Clin North Am，2019，45（3）：417-438.

［22］何翔鹏，刘永明，陈海生，等.富血小板血浆治疗膝骨关节炎的研究进展［J］. 中国骨科临床与基础研究杂志，2020，12（3）：169-176.

［23］De Bari C，Roelofs AJ. Stem cell-based therapeutic strategies for cartilage defects and osteoarthritis［J］. Curr Opin Pharmacol，2018，40：74-80.

［24］Meheux CJ，McCulloch PC，Lintner DM，et al. Efficacy of intra-articular platelet-rich plasma injections in knee osteoarthritis：a systematic review［J］. Arthroscopy，2016，32（3）：495-505.

［25］Belk JW，Kraeutler MJ，Houck DA，et al. Platelet-rich plasma versus hyaluronic acid for knee osteoarthritis：a systematic review and meta-analysis of randomized controlled trials［J］. Am J Sports Med，2021，49（1）：249-260.

［26］Tang JZ，Nie MJ，Zhao JZ，et al. Platelet-rich plasma versus hyaluronic acid in the treatment of knee osteoarthritis：a meta-analysis［J］. J Orthop Surg Res，2020，15（1）：403.

［27］Southworth TM，Naveen NB，Tauro TM，et al. The use of platelet-rich plasma in symptomatic knee osteoarthritis［J］. J Knee Surg，2019，32（1）：37-45.

［28］王养发，刘军，潘建科，等.富血小板血浆与透明质酸治疗膝骨关节炎疗效对比的Meta分析［J］.中国组织工程研究，2020，24（27）：4421-4428.

［29］Dhillon MS，Behera P，Patel S，et al. Orthobiologics and platelet rich plasma［J］. Indian J Orthop，2014，48（1）：1-9.

［30］Charousset C，Zaoui A，Bellaïche L，et al. Does autologous leukocyte-platelet-rich plasma improve tendon healing in arthroscopic repair of large or massive rotator cuff tears?［J］. Arthroscopy，2014，30（4）：428-435.

［31］Braun HJ，Wasterlain AS，Dragoo JL. The use of PRP in ligament and meniscal healing ［J］. Sports Med Arthrosc Rev，2013，21（4）：206-212.

［32］Moussa M，Lajeunesse D，Hilal G，et al. Platelet rich plasma（PRP）induces chondroprotection via increasing autophagy，anti-inflammatory markers，and decreasing apoptosis in human osteoarthritic cartilage ［J］. Exp Cell Res，2017，352（1）：146-156.

［33］Medina-Porqueres I，Ortega-Castillo M，Muriel-Garcia A. Effectiveness of platelet-rich plasma in the management of hip osteoarthritis：a systematic review and meta-analysis ［J］. Clin Rheumatol，2021，40（1）：53-64.

［34］Knop E，Paula LE，Fuller R. Platelet-rich plasma for osteoarthritis treatment ［J］. Rev Bras Reumatol Engl Ed，2016，56（2）：152-64.

［35］Ornetti P，Nourissat G，Berenbaum F，et al. Under the aegis of the osteoarthritis section of the French society for rheumatology（société Française de rhumatologie，SFR）. Does platelet-rich plasma have a role in the treatment of osteoarthritis? ［J］. Joint Bone Spine，2016，83（1）：31-36.

［36］马笃军，彭力平，陈锋，等. 基因编辑技术在骨关节炎基因治疗中的作用与意义 ［J］. 中国组织工程研究，2021，25（2）：298-303.

［37］Xie F，Liu YL，Chen XY，et al. Role of microRNA，lncRNA，and exosomes in the progression of osteoarthritis：a review of recent literature ［J］. Orthop Surg，2020，12（3）：708-716.

［39］Tanikella AS，Hardy MJ，Frahs SM，et al. Emerging gene-editing modalities for osteoarthritis ［J］. Int J Mol Sci，2020，21（17）：6046.

［40］Zhao L，Huang J，Fan Y，et al. Exploration of CRISPR/Cas9-based gene editing as therapy for osteoarthritis ［J］. Ann Rheum Dis，2019，78（5）：676-682.

［41］Luo X，Wang J，Wei X，et al. Knockdown of lncRNA MFI2-AS1 inhibits lipopolysaccharide-induced osteoarthritis progression by miR-130a-3p/TCF4 ［J］. Life Sci，2020，240：117019.

［42］Watson Levings RS，Smith AD，Broome TA，et al. Self-complementary adeno-associated virus-mediated interleukin-1 receptor antagonist gene delivery for the treatment of osteoarthritis：test of efficacy in an equine model ［J］. Hum Gene Ther Clin Dev，2018，29（2）：101-112.

［43］Salem HS，Parvizi J，Ehiorobo JO，et al. The safety and efficacy of a novel cell-based gene therapy for knee osteoarthritis ［J］. Surg Technol Int，2019，35：370-376.

［44］胡中岭，李彬彬，崔逸爽，等. 基因治疗骨关节炎的概念、机制及问题 ［J］. 中国组织工程研究，2020，24（27）：4356-4363.

［45］Madry H，Cucchiarini M. Gene therapy for human osteoarthritis：principles and clinical translation ［J］. Expert Opin Biol Ther，2016，16（3）：331-346.

［46］Evans CH，Ghivizzani SC，Robbins PD. Gene delivery to joints by intra-articular injection［J］. Hum Gene Ther，2018，29（1）：2-14.

　　［47］顾晓东，车先达，李鹏翠，等. 骨关节炎基因治疗的研究进展［J］. 中华骨与关节外科杂志，2019，12（5）：396-400.

　　［48］Toyoda E，Maehara M，Watanabe M，et al. Candidates for intra-articular administration therapeutics and therapies of osteoarthritis［J］. Int J Mol Sci，2021，22（7）：3594.